国家级技工教育规划教材

全国技工院校医药类专业教材

U0272510

实用药物学基础

张晓军　赵延武　主编

中国劳动社会保障出版社

图书在版编目（CIP）数据

实用药物学基础／张晓军，赵延武主编 . --北京：中国劳动社会保障出版社，2024
全国技工院校医药类专业教材
ISBN 978－7－5167－6386－5

Ⅰ.①实… Ⅱ.①张…②赵… Ⅲ.①药物学－技工学校－教材 Ⅳ.①R9

中国国家版本馆 CIP 数据核字（2024）第 112083 号

中国劳动社会保障出版社出版发行

（北京市惠新东街 1 号 邮政编码：100029）

*

北京市科星印刷有限责任公司印刷装订 新华书店经销

787 毫米×1092 毫米 16 开本 19.25 印张 413 千字
2024 年 7 月第 1 版 2024 年 7 月第 1 次印刷

定价：55.00 元

营销中心电话：400－606－6496
出版社网址：http://www.class.com.cn

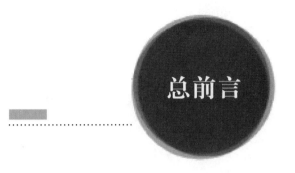

总前言

为了深入贯彻党的二十大精神和习近平总书记关于大力发展技工教育的重要指示精神，落实中共中央办公厅、国务院办公厅印发的《关于推动现代职业教育高质量发展的意见》，推进技工教育高质量发展，全面推进技工院校工学一体化人才培养模式改革，适应技工院校教学模式改革创新，同时为更好适应技工院校医药类专业的教学要求，全面提升教学质量，我们组织有关学校的一线教师和行业、企业专家，在充分调研企业生产和学校教学情况、广泛听取教师意见的基础上，吸收和借鉴各地技工院校教学模式改革的成功经验，组织编写了本套全国技工院校医药类专业教材。

总体来看，本套教材具有以下特色。

第一，坚持知识性、准确性、适用性、先进性，体现专业特点。教材编写过程中，努力做到以市场需求为导向，根据医药行业发展现状和趋势，合理选择教材内容，做到"适用、管用、够用"。同时，在严格执行国家有关技术标准的基础上，尽可能多地在教材中介绍医药行业的新知识、新技术、新工艺和新设备，突出教材的先进性。

第二，突出技工教育特色，重视实践能力的培养。以职业能力为本位，根据医药专业毕业生所从事职业的实际需要，适当调整专业知识的深度和难度，合理确定学生应具备的知识结构和能力结构。同时，进一步加强实践性教学的内容，以满足企业对技能型人才的需求。

第三，创新教材编写模式，激发学生学习兴趣。按照教学规律和学生认知规律，合理安排教材内容，并注重利用图表、实物照片辅助讲解知识点和技能点，为学生营造生动、直观的学习环境。部分教材采用工作手册式、新型活页式，全流程体现产教融合、校企合作，实现理论知识与企业岗位标准、技能要求的高度融合。部分教材在印刷工艺上采用了四色印刷，增强了教材的表现力。

本套教材配有习题册和多媒体电子课件等教学资源，方便教师上课使用，可以通过技工教育网（http://jg.class.com.cn）自行下载。另外，在部分教材中针对教学重点和难点制作了演示视频、音频等多媒体素材，学生可扫描二维码在线观看或收听相应内容。

本套教材的编写工作得到了河南、浙江、山东、江苏、江西、四川、广西、广东等省（自治区）人力资源社会保障厅及有关学校的大力支持，教材编审人员做了大量工作，在此我们表示诚挚的谢意。同时，恳切希望广大读者对教材提出宝贵的意见和建议。

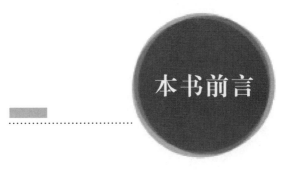

本书前言

　　《实用药物学基础》是药学类专业通用教材，涵盖了初中起点和高中起点药物制剂专业、药物营销专业、生物制药专业基础课程内容。本教材以药物生产和药物经营工作所需知识储备为主线，按照学生中心、能力本位、工学结合一体化课程教学改革精神，根据"需要为准、够用为度、实用为先"的原则设计，以药物生产、经营、贮存和使用的工作任务为分析对象，引出药物的结构特征与理化性质，以及药物药理作用之间的内在联系，从而为学生后续的课程学习、知识技术更新、毕业后在相关领域工作和职业岗位变换以及全面发展提供理论基础和技能支撑。

　　本教材主要内容包括药物基础知识，各系统的药物分类以及典型药物化学结构、理化性质和构－效关系，各系统典型药物的药理作用、临床应用、不良反应等内容。

　　本教材由张晓军、赵延武任主编，宋新焕、孟郅骞、陈迪、叶军妹任副主编，许凌敏、邹桃、张瑞荃、黄伟芳参与教材编写工作，朱炜、卢超担任主审。

编者

2024 年 3 月

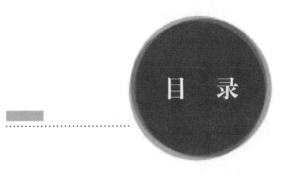

目　录

第一章

药物基础知识

实用药物学是一门研究药物的化学组成、结构特点、理化性质、构-效关系以及药物与机体相互作用及其作用规律的学科。它以有机化学、生理学等学科为基础，以药物的构-效关系作为纽带，与传统的药物化学和药理学内容进行了有机融合，与药剂学、药物分析等学科密不可分，是药学领域的一门重要学科。

实用药物学基础不仅阐述药物的来源、名称、结构特点、一般性状、化学性质，而且阐述药物的药理作用、作用机制、临床应用、不良反应及药物相互作用的影响，使学生对药物知识有较为全面的理解和掌握，为药物的生产、检验和应用奠定基础。

第一节　认识实用药物学

学习目标

◆ 熟悉药理学、药物化学的性质和任务；

◆ 了解药理学、药物化学与新药研究开发的关系；

◆ 熟悉药物的化学结构和活性之间的关系；

◆ 掌握药物治疗的主要任务、基本程序和药物选择。

实用药物学包括各系统典型药物的结构与性质、药理作用及作用机制、临床应用与不良反应、常用制剂及贮存要求等四个方面内容。

一、药物学专业知识

1. 药理学的性质和任务

（1）药理学的性质

药理学（pharmacology）是研究药物与机体（包括病原体）相互作用规律及其原理的一门学科，是以生理学、生物化学、病理学等为基础，为指导临床合理用药提供理论基础的桥梁学科。药物（drug）是指能够影响机体器官生理功能和（或）细胞代谢活动，用于预防、诊断、治疗疾病的化学物质。药理学研究的内容包括药物效应动力学（pharmacodynamics，简称药效学）和药物代谢动力学（pharmacokinetics，简称药动学）两个方面。前者研究药物对机体的作用，包括药物的药理作用、作用机制、临床应用和不良反应等；后者研究机体对药物的影响，包括药物的吸收、分布、生物转化和排泄等体内过程，以及血药浓度随时间变化的动态变化规律等。

（2）药理学的任务

1）阐明药物与机体相互作用的基本规律和原理，改善药物质量，提高药物疗效；作为临床药物治疗学的基础，指导临床合理用药，使药物发挥最佳疗效，减少不良反应。

2）研究开发新药，发现药物新用途，推动医药学发展。

3）为探索生命科学提供重要的科学依据和研究方法，为探索细胞生理生化及病理过程提供实验资料，促进生命科学的发展。

学习药理学的主要目的是要理解药物的药理作用、作用机制以及如何充分发挥其临床疗效，要理论联系实际地了解药物在发挥疗效过程中的因果关系。

2. 药物化学的性质和任务

（1）药物化学的性质

药物，无论是天然药物（植物药、抗生素、生化药物），还是合成药物、基因工程药物，就其化学本质而言，都是一些如 C、H、O、N、S 等化学元素组成的化学物质。然而，药物不仅仅是一般的化学物质，它们还是人类用于预防、治疗、诊断疾病的化学物质，或为了调节人体功能、提高生活质量、保持身体健康的特殊化学物质。因而从学科的角度来看，化学科学是阐明药物内在本质的科学，生命科学（包括解剖学、生理学、生物学、药理学、细胞学、遗传学、免疫学等）是解释药物的药理作用理论及临床应用基础的科学。

药物化学（medicinal chemistry）成为连接化学科学与生命科学并使其融合为一体的交叉学科，是一门发现与发明新药、合成化学药物、阐明药物化学性质、研究药物分子与机体细胞（生物大分子）之间相互作用规律的综合性学科，是药学领域重要的带头学科。

药物化学是一门历史悠久的经典科学，具有坚实的发展基础，积累了丰富的内容，为人类健康做出了重要贡献。随着人类寿命的不断延长、人们生活质量的不断提高、社会医学发展的广泛需求，对药物也提出了更高要求。近年来，一些严重的人类新疾病，如艾滋病（AIDS）、重症急性呼吸综合征（SARS）、疯牛病、禽流感等的威胁及耐药性的不断增加，人类迫切地希望不断研究出治疗疾病的新药，以满足需要和解决燃眉之急。随着现代科学技术的快速发展，特别是近年来信息技术、计算机技术及分子生物学等的发展成就又充实了药物化学的内容，使得它又成为一门新兴的极具生气的朝阳学科。

由此可见，药物化学研究内容既包含着化学科学的内容，又涉及了生命科学的内容；既要研究化学药物的化学结构特征以及与此相联系的理化性质、稳定性状况，又要了解药物进入体内后的生物效应、毒副作用及生物转化等化学－生物学内容。为了设计、发现及发明新药，必须研究和了解药物的构－效关系、药物分子在机体中作用的靶点以及药物与靶点结合的方式，这些内容建立在细胞学及分子生物学的基础之上，通常利用计算机进行研究。为了让这些研究成果付诸现实，使人们能够使用疗效确切、质量优良、价格便宜的药物，药物合成也是药物化学的重要内容。

（2）药物化学的任务

药物化学是研究用于预防、诊断和治疗疾病的药物的科学。药物化学涉及生理活性物质的发现、开发和鉴定，以及在分子水平对生理活性物质作用机制的研究。

药物化学的主要任务包括三个方面。一是发现具有进一步研究、开发价值的先导化合物，对其进行结构改造和优化，创造出疗效好、毒副作用弱的新药。改造现有药物或有效化合物，以期获得更安全有效的药物，并在此基础上，不断探索研究开发新药的途径和方法。二是研究药物的合成原理和路线，选择和设计适合我国国情的产业化工艺。三是研究药物的理化性质、变化规律、杂质来源和体内代谢等，为质量控制标准制定、剂型设计和临床药学研究提供依据。药物化学总的目标是创制新药以及有效利用或改进现有药物，不断提供新品种，促进医药工业的发展，为保障人类健康服务。

【知识链接】

药物化学研究主要包括以下三个阶段。

（1）发现阶段：包括治疗靶体（受体、酶、传导组织、细胞或体内模型）的选择、鉴定（或发现），以及可与治疗靶体相互作用的新生理活性物质的制造。这些化合物通常被称作先导化合物，主要通过合成有机化学、天然药物化学和生物技术得到。

（2）优化阶段：主要是对先导化合物的结构进行修饰。优化过程主要是提高先导化合物的活性和选择性，降低毒性。这个阶段以构-效关系的确立和分析为特征。

（3）开发阶段：是继续对先导化合物的药动学性质进行改良，并调整先导化合物的理化性质，以便临床应用。

3. 药理学与新药研究开发

新药研究开发是一个非常严格而复杂的过程，投资多、周期长、风险大、效益高。新药研究阶段包括四个环节，即靶体的选择与确认、模型的建立、先导化合物的发现和先导化合物的优化。新药开发阶段大致可分为临床前研究、临床研究、新药申请、批准上市和上市后药物监测五个环节。临床前研究主要由药学研究和药理学研究两部分组成，前者包括药物制备工艺路线、理化性质及质量控制标准等，后者以实验动物为研究对象，研究药物的药效学、药动学及毒理学等。临床前研究是新药从实验研究过渡到临床应用必不可少的阶段，但由于种属差异的存在，以动物为研究对象得出的结论最终必须依靠以人为研究对象的临床研究，才能对药物的安全有效性作出准确而科学的评价。

新药的临床研究一般按其目的分为四期：Ⅰ期临床试验，是在 20～30 例正常成年志愿者身上进行初步的药理学和人体安全性试验，主要目的是研究人对新药的耐受程度，了解新药在人体内的药动学过程，提出新药安全有效的给药方案；Ⅱ期临床试验，为随机盲法对照临床试验，由临床药理基地组织有条件的医院进行临床试验，观察病例不少于 100 例，其目的是确定药物的疗效适应证，了解药物的毒副反应，对该药的有效性与安全性作出初步评价，并推荐临床给药剂量；Ⅲ期临床试验，为扩大的多中心试验，是Ⅱ期临床试验的延续，多中心临床试验单位应在临床药理基地中选择，一般不少于 3 个，观察病例不少于 300 例，目的是在较大范围内进行新药安全性和有效性评价；Ⅳ期临床试验，也称上市后监测，其目的在于进一步考察新药的安全有效性，即新药上市后，在大范围的社会人群中，对新药的疗效、适应证、不良反应、治疗方案做进一步评价，指导临床合理用药。Ⅰ~Ⅲ期临床试验为新药上市前必经阶段，Ⅳ期临床试验为药品上市后的监督性研究。

药理学研究是新药研究的主要内容，为寻找和发现新药提供线索，也通过临床前研究和临床研究为新药的安全性和有效性提供依据。

4. 药物化学与新药研究开发

近代药物化学的进展十分迅速。药物化学家们一直在研究如何能够通过合理的药物设计发现新药，尤其是在结构生物学、分子生物学、计算机科学等学科以及生物技术、合成及分离技术等技术高度发展的今天，人们更希望能够通过对生物靶分子结构的了解，用计算机模拟设计、组合合成药物，加快新药发现的速度，降低新药开发成本。但这一理想目前离现实还有一段距离。为了开发一种具有发展前途的新的活性物质，平均要实验 10 000 种合成或天然化合物，耗资数亿美元。新药研究开发成为一项科学技术含量极高且十分艰难的任务。现代新药设计大致可分为基于疾病发生机制的药物设计和基于药物作用靶点的药物设计。据统计，现有已知的药物作用靶点有 480 多个，其中受体占 45%、酶占 28%。但由于这些靶点的三维结构和功能的复杂性，特别是大多的受体是跨膜蛋白和糖蛋白，其三维结构清楚的不多，这使新药合理设计受到限制。

（1）以受体作为药物作用靶点

只要可能，就要尽可能把药物与特定的受体联系起来，或者根本就以受体作为靶点进行新药研究开发。与受体有关的药物可区分为激动剂和拮抗剂。

（2）以酶作为药物作用靶点

酶是一种维持生命正常运转的重要催化剂，酶的功能情况与许多疾病有关。随着生物化学与分子技术的进步、X 衍射技术的精细化，至今已分离出许多酶，并能够测定出它们的三维结构，通过计算机技术能够清楚地知道酶的活性部位，因而酶成为一类重要的药物作用靶点，特别是酶抑制剂，其高度亲和力和特异性使得药物具有更专一的治疗价值。在世界上销量最大的 20 种药物中有近一半为酶抑制剂。

（3）以离子通道作为药物作用靶点

从发现二氢吡啶类化合物硝苯地平用于高血压有良好效果以来，钙离子通道剂作为一类新作用靶点药物迅速发展起来，至今已上市的"地平"类药物已不下几十种，同时也促进了离子通道的生物学、细胞学的深入研究，成为新的药物作用靶点。除钙离子通道外，钾离子通道、钠离子通道及氯离子通道的研究也越来越多，并且已联系着重要的适应证。

（4）以核酸作为药物作用靶点

核酸（RNA 和 DNA）是人类基因的基本组成单位，也是生命过程中重要的化学物质，提供产生蛋白质的信息、模板和工具。肿瘤主要是由于基因突变导致基因表达失调而引起的细胞无序增殖。以核酸为药物作用靶点的新药发现主要是发现新的抗肿瘤及抗病毒药。目前反义技术（antisense technology）是以核酸为药物作用靶点的新药设计的体现，应该认为这是真正分子水平的工作。

中华人民共和国成立后，我国药物化学事业有了很大发展，药品生产和新药研究开发从无到有，建立了比较完整的生产和研究体系。20世纪50年代，我国医药工业研究和生产主要是青霉素、四环素、氯霉素等抗生素类药物；20世纪60年代，我国主要发展了计划生育药、甾体激素类药；20世纪70—80年代，我国主要发展了半合成青霉素和头孢菌素抗生素药、抗肿瘤药、心血管药、消化系统药和喹诺酮类抗菌药等药物。新药创制工作也取得了一定成绩，在从中草药分离出有效成分发展成新药方面成绩显著。我国从传统抗疟中药青蒿中分离出的青蒿素，对对氯喹有抗药性的疟原虫有效，由青蒿素结构修饰得到的双氢青蒿素、蒿甲醚和青蒿琥酯，抗疟作用增强，毒性降低，已在国外注册，进入国际市场。

我国药物化学事业的发展虽然取得了很大进步，但与国际先进水平相比，还有很大差距。原料药生产大多是仿制品，新药研究薄弱，具有自主知识产权的药物很少。特别是加入世界贸易组织（WTO）后，药物化学面临着更为严峻的挑战。但是几十年来，我国已经形成了一支成熟的科研队伍和一套完备的科研、生产、教学体系，随着改革开放和现代化建设事业的发展，药物化学事业必将充满希望。

二、药物的化学结构和生物活性之间的关系

1. 理化性质和生物活性

理化性质是影响生物活性的重要因素，在生物体内，分子与分子之间的相互作用和化学反应都与理化性质密切相关。因此，深入研究理化性质对生物活性的影响，对于发现新的生物活性分子以及优化已有的药物分子具有重要意义。

（1）溶解度

药物的溶解度是其与生物介质相互作用的重要手段。药物必须在生物体中溶解，才能被生物体吸收、传输和代谢，从而发挥药效。因此，药物的溶解度是影响其生物活性的重要因素之一。理化性质对药物的溶解度有着显著影响。例如，极性分子与水分子之间的相互作用会增加药物在水中的溶解度，而非极性分子则会减少药物在水中的溶解度。

（2）脂水分配系数

在人体中，大部分的环境是水相环境，体液、血液和细胞浆液都是水溶液，药物要转运扩散至体液或血液，需要溶解在水中，要求药物有一定的水溶性（又称为亲水性）。而药物在通过各种生物膜（包括细胞膜）时，由于这些生物膜是由磷脂组成的，因此又需要药物具有一定的脂溶性（称为亲脂性）。由此可以看出药物亲水性或亲脂性过高或过低都会对药效产生不利影响。

在药学研究中，评价药物亲水性或亲脂性大小的标准是药物的脂水分配系数，用 P 来表示，其定义为：药物在生物非水相中物质的量浓度与在水相中物质的量浓度之比，见

式（1-1）。

$$P = C_0 / C_W \tag{1-1}$$

由于药物在生物非水相中物质的量浓度难以测定，通常使用在正辛醇中的浓度来代替。C_0 表示药物在生物非水相或正辛醇中的量浓度，C_W 表示药物在水相中的量浓度。P 值越大，则药物的脂溶性越高，为了客观反映脂水分配系数的影响，常用其对数 $\lg P$ 来表示。

药物分子结构的改变对药物脂水分配系数的影响较大。影响药物水溶性的因素比较多，当分子中官能团形成氢键的能力和官能团的离子化程度较大时，药物的水溶性会增大；相反，若药物结构中含有较大的脂环等非极性结构时，则药物的脂溶性增大。

（3）解离度

有机药物多数呈弱酸性或弱碱性，在体液中只能部分解离，以解离形式（离子型）或非解离形式（分子型）同时存在于体液中，通常药物以非解离的形式被吸收，通过生物膜进入细胞后，在生物膜内的水介质中解离成离子型而起作用。由于体内不同部位，酸碱度（pH）的情况不同，会影响药物的解离程度，使离子型和分子型药物的比例发生变化，这种比例变化与药物的解离常数（pKa）和体液介质的酸碱度有关。

酸性药物的 pKa 值大于消化道体液 pH 值时（pKa > pH），分子型所占比例高；当 pKa = pH 时，分子型和离子型各占一半。通常酸性药物在 pH 值低的胃中、碱性药物在 pH 值高的小肠中，分子型增加，吸收也增加，反之都减少。例如，弱酸性药物如水杨酸和巴比妥类药物，在酸性胃液中几乎不解离，呈分子型，易在胃中吸收；弱碱性药物如奎宁、麻黄碱、氨苯砜、地西泮，在酸性胃液中几乎全部呈离子型，很难吸收，在肠道中，由于 pH 值比较高，呈分子型，容易被吸收；碱性极弱的咖啡因和茶碱，在酸性介质中解离也很少，呈分子型，在胃中易被吸收；强碱性药物如胍乙啶，在整个胃肠道中多是呈离子型，消化道吸收很差。

2. 药物-靶细胞相互作用

药理效应多种多样，是不同药物分子与机体不同靶细胞间相互作用的结果。药物作用的性质首先取决于药物的化学结构，包括基本骨架、活性基团、侧链长短及立体构型等因素。这些构-效关系是药物化学研究的主要问题，药理效应是机体细胞原有功能水平的改变。从细胞功能角度来说，药物作用机制主要有以下九种。

（1）理化反应

如抗酸药物中和胃酸以治疗溃疡病、甘露醇在肾小管内提升渗透压而利尿等，分别是通过简单的化学反应及物理作用而产生的药理效应。

（2）参与或干扰细胞代谢

补充生命代谢物质以治疗相应缺乏症的药例很多，如铁盐补血、胰岛素治糖尿病等。有些药物化学结构与正常代谢物非常相似，掺入代谢过程却往往不能引起正常代谢的生理效果，实际上导致抑制或阻断代谢的后果，称为伪品掺入或抗代谢药。例如，5-氟尿嘧啶结构与尿嘧啶相似，掺入癌细胞 DNA 及 RNA 中干扰蛋白合成而发挥抗癌作用。

（3）影响生理物质转运

很多无机离子、代谢物、神经递质、激素等在体内主动转运需要载体参与，干扰这一环节可以产生明显药理效应。例如，一些利尿药是通过抑制肾小管 $Na^+ - K^+$、$Na^+ - H^+$ 交换而发挥排钠利尿作用。

（4）对酶的影响

酶参与所有细胞生命活动，并且极易受到各种因素影响，是药物作用的一类主要对象。多数药物能抑制酶的活性，例如，新斯的明竞争性抑制胆碱酯酶，奥美拉唑不可逆性抑制胃黏膜 $H^+ - K^+ - ATP$ 酶（抑制胃酸分泌）。有些药物能提高酶的活性，例如，尿激酶激活血浆纤溶酶原，苯巴比妥诱导肝微粒体酶，解磷定能使遭受有机磷酸酯抑制的胆碱酯酶复活。而有些药本身就是酶，如胃蛋白酶等。

（5）作用于细胞膜的离子通道

细胞膜上无机离子通道控制 Na^+、Ca^{2+}、K^+、Cl^- 等离子跨膜转运，药物可以直接对其作用，从而影响细胞功能。

（6）影响核酸代谢

核酸（DNA 及 RNA）是控制蛋白质合成及细胞分裂的生命物质。许多抗癌药是通过干扰癌细胞 DNA 或 RNA 代谢过程而发挥疗效的；许多抗生素（包括喹诺酮类）也是作用于细菌核酸代谢而发挥抑菌或杀菌作用。

（7）影响免疫机制

除免疫血清及疫苗外，免疫增强药（如左旋咪唑）及免疫抑制药（如环孢霉素）通过影响免疫机制发挥疗效。此外，某些免疫成分也可直接入药。

（8）非特异性作用

一些药物并无特异性作用机制，如消毒防腐药对蛋白质的变性作用，因此，它们只能用于体外杀菌或防腐，而不能内用；一些麻醉催眠药对于细胞膜脂质结构的扰乱对各种细胞均有抑制作用，是由于中枢神经系统较敏感；还有一些药物作用在于改变细胞膜兴奋性，但不影响其静息电位，如局部麻醉药阻止动作电位的产生及传导。

（9）受体与配体结合

受体是细胞膜上或细胞内的一种特殊蛋白质，能识别周围环境中某种微量化学物质（即配体，如神经递质、激素、自身活性物等），并与之结合，然后通过中介的信息传导与放大系统，触发随后的生理效应或药理效应。

三、药物治疗

1. 药物治疗的主要任务

疾病的治疗包括药物治疗和非药物治疗。药物治疗是通过应用药物的手段，达到预防、控制和消除疾病，从而提高生活质量的目的。非药物治疗手段包括物理疗法、手术治疗、放射治疗、心理治疗等。不同的治疗方法都有各自不同的适应证。但药物治疗在各种治疗方法中是应用最广泛的治疗方法。

药物治疗涉及病理生理学、诊断学、内科学、药学、物理化学、细胞生物学、微生物学、免疫学和基因学等多个医药学科，是医学和药学的结合点，其主要任务是依据疾病的病因和发病机制、患者的个体特征、药物的作用特点，制定和实施合理的个体化药物治疗方案，避免药物不良反应，达到消除或控制病因与致病因素，减轻或解除患者痛苦，维持机体内环境的稳定性，缓解或治愈疾病，保护或恢复劳动力，保持患者生活质量以及预防疾病复发的目的，以获得最佳的治疗效果并承受最低的治疗风险。

药物治疗的对象是患者，治疗药物产生的疗效和不良反应是药物、机体、疾病三者相互作用的结果。药物、机体、疾病是影响药物疗效的三个重要方面。在药物方面，除了药物本身的理化性质、药物质量和药理作用特性外，给药的剂量、途径、时间、疗程、配伍等都能影响药物疗效，同时使用的不同药物之间在体内外也能产生相互作用而影响疗效；在机体方面，除了个体遗传差异和种族特征可影响药动学（吸收、分布、代谢、排泄）过程和药物反应外，机体的心理状态（乐观、悲观）、生理状态（如性别、年龄等）和患者遵医嘱用药的依从性等也都影响药物疗效；在疾病方面，除了疾病的病因和病理变化外，疾病的分类、分型、病程和病情也影响药物疗效，患者同时患有的其他疾病或并发症也可能影响机体对药物的反应。因此，对疾病的药物治疗不能简单地把病名和药名对号入座，而是要将相关的基础和临床医药学知识与特定患者的实际生理特征和病情变化相结合，实施个体化药物治疗，个体化给药是合理用药的重要原则。在药物治疗方案实施的过程中还应该结合临床观察和血药浓度监测，适当调整治疗方案，达到最佳的治疗目标。

2. 药物治疗的基本程序

药物治疗过程包括以下四个阶段。

（1）药剂学阶段

药物以不同制剂的形式，通过不同给药途径，从给药部位进入患者体内的过程，是药物治疗的最初阶段。

（2）药动学阶段

进入体内的药物随血液分散到各器官组织，到达病变部位，使该部位的药物浓度达到能发挥治疗作用的水平并能维持一定的作用时间。

（3）药效学阶段

药物到达靶器官或组织后，通过与组织细胞内受体结合或其他作用途径，发挥药理作用。

（4）药物治疗学阶段

药物通过药理作用对病变部位或疾病的病理生理过程产生影响，从而产生治疗作用。

3. 治疗药物的选择

治疗药物的选择原则包括药物的安全性、有效性、经济性、方便性。

（1）安全性

用药安全是药物治疗的前提。药物安全性和有效性是治疗药物最基本的选择原则，药物的使用应该遵循"安全第一"的原则。

（2）有效性

有效性是选择药物的首要标准。依据疾病的诊断和分级，选择适当的药物。各种疾病均有相应的药物进行治疗，且不同疾病的药物疗效和使用方法各不相同。

（3）经济性

治疗药物的选择要考虑其经济性，即治疗总成本，而不是单一的药费。

（4）方便性

治疗药物的选择要遵循方便性原则，这可能影响患者对治疗的依从性。

总之，治疗药物的选择应该充分考虑患者的情况，依据医学实践和科学原则，选择安全、有效、合理的药物，以达到治疗疾病的最佳效果。

【练一练】

案例分析

案例介绍：小王是一名大学生，因感冒发热，头疼不适，上课注意力难以集中，下课后到药房购药，药师推荐了对乙酰氨基酚缓释胶囊，并告知其药物用法用量以及保存注意事项，临走前嘱咐如有什么不清楚的，可以自己看看包装里的说明书。

请问患者日常用药时，为了保障安全合理用药，需重点关注说明书中的哪些内容？

我们时刻与疾病打交道，治疗疾病最重要的武器就是药物。药物是人类用来预防、治疗、诊断疾病的物质，或为了调节人体功能、提高生活质量、保持身体健康的特殊化学物质。在药物的使用过程中我们应关注用法用量，严格按照说明书使用，还应关注毒副作用和贮藏条件，避免不当保存使药物变质失效。

思考与练习

1. 简述药理学和药物化学的任务。
2. 实用药物学是一门怎样的学科？
3. 治疗药物的选择原则有哪些？

第二节　药物代谢动力学

 学习目标

◆ 掌握药物的体内过程；
◆ 了解药动学的模型与参数。

药物代谢动力学简称药动学，主要研究药物体内过程及体内药物浓度随时间变化的规律，即药物吸收、分布、代谢和排泄过程，并运用数学原理和方法阐述药物在机体内的量变规律。药物在体内虽然不一定集中分布于靶器官，但在分布达到平衡后药理效应的强弱与药物血浆浓度成比例，因为药物必须在其作用部位达到一定的有效浓度才具有药理作用并发生相应效应。而药动学就是研究药物在体内转运和转化速率变化规律及影响因素的方法。我们可以利用药动学规律科学地计算药物剂量，以获得良好疗效，防止或减少不良反应的发生。

一、药物的体内过程

1. 药物吸收

药物吸收是指药物自体外或给药部位进入血液循环的过程。吸收的速率和程度直接影响着药物起效的快慢和作用的强度。多数药物按简单扩散机制进入体内，除静脉（血管内）给药外，其他各种给药途径均存在吸收过程。药物的吸收速率和程度常与给药途径、药物的理化性质及环境密切相关。

（1）消化道吸收

口服给药是最常用的给药途径，具有方便、经济、安全等优点。小肠内 pH 值接近中性，并且肠腔内黏膜表面有绒毛，吸收面积大，血流丰富，缓慢蠕动可以增加药物与黏膜的接触机会，是药物主要吸收部位。药物吸收后通过门静脉进入肝脏，有些药物首次通过肝脏就发生转化，减少进入体循环量，称为首关消除，也称首过效应。首关消除多的药物，不适用于昏迷及婴儿等不能自行口服的患者。舌下及直肠给药可避免首关消除，吸收也较迅速，如硝酸甘油可舌下给药控制心绞痛急性发作等。

（2）注射部位吸收

注射给药的主要给药途径是静脉注射、肌内注射和皮下注射。静脉注射可使药物迅速而准确地进入体循环，没有吸收过程，静脉注射药物水溶液可以避免一些可能影响吸收的因素，可以准确而迅速地获得所需血药浓度，这是其他给药方法所不能做到的。肌内注射药物也可全部吸收，一般较口服快。药物水溶液经肌内注射后吸收十分迅速，注射部位的血流速度影响吸收速率，可以通过局部热敷、按摩加以调整。将药物溶于油内注射可减慢药物吸收速度从而起到存储作用，有的一次注射后数星期内仍能维持较高的血药浓度。抗生素就常以肌内注射方式给药。皮下注射吸收较慢，有刺激性的药物还可能引起剧痛。此法仅适用于对组织无刺激性的药物，否则可引起剧痛、坏死和形成溃疡。

（3）呼吸道吸收

肺泡表面积大，血流量大，药物只要能到达肺泡，吸收极其迅速，气体及挥发性药物（如全身麻醉药）可直接进入肺泡。气雾剂可将药液雾化为直径达 5 μm 左右的微粒，使之到达肺泡而被迅速吸收，如用异丙肾上腺素治疗支气管哮喘等。较大雾粒的喷雾剂只能用于鼻咽部的局部治疗，如抗菌、消炎、祛痰、通鼻塞等。

（4）经皮吸收

除汗腺外，皮肤不透水，但脂溶性药物可以缓慢通透。利用这一原理，可以经皮给药以达到局部或全身药效。近年来有许多促皮吸收剂，如氮酮等，可与药物制成贴皮剂（如硝苯地平贴皮剂），以达到持久的全身疗效，对于容易经皮吸收的硝酸甘油也可制成缓释贴皮剂预防心绞痛发作，每天只贴一次。许多杀虫药可以经皮吸收而导致中毒。

2. 药物分布

药物分布是指药物从体循环向组织液和细胞内液转运的过程。药物分布与血浆蛋白结合率、药物与组织的亲和力、体内屏障等有关。

（1）血浆蛋白结合率

血液中的药物有两种存在形式，即游离型药物和与血浆蛋白结合的结合型药物，两者处于动态平衡之中。结合型药物分子量大，不能通过生物膜跨膜转运，暂时失去药理活性，又不被代谢或排泄，是药物的暂时贮存形式。当血液中游离型药物浓度降低时，结合型药物可释放出游离型药物。游离型药物分子量小，易转运到作用部位产生药理效应。因此，血浆蛋白结合率越高的药物越不易分布，起效慢，作用时间长。

（2）药物与组织的亲和力

药物对某些组织的亲和力越高，在该组织中分布得越多，如碘制剂主要分布在甲状腺组织中。血流丰富的器官以及亲和力大的组织，药物分布较快且较多。因此，即使在药物分布平衡时，各组织器官中的药物浓度也不均匀。药物在靶器官的浓度决定药理效应强弱，故测定血药浓度可以估算药理效应强度。

（3）体内屏障

1）血脑屏障。脑是血流量较大的器官，但药物在脑组织浓度一般较低，这是由血脑屏障所致。脂溶性越高的药物越容易通过血脑屏障。

2）胎盘屏障。即胎盘绒毛与子宫血窦间的屏障，由于母亲与胎儿间交换营养成分与代谢废物的需要，其通透性与一般毛细血管无显著差别，只是到达胎盘的母体血流量少，几乎所有药物都能穿透胎盘屏障进入胚胎循环，所以妊娠期用药应慎重，禁用对胎儿发育有影响的药物，以免对胎儿造成不良影响。

3. 药物代谢

药物代谢是指药物在体内发生化学结构的改变。

药物代谢过程分为两个时相：在Ⅰ相反应中药物结构中的某些官能团发生化学变化，药物在体内所发生的Ⅰ相反应主要包括氧化反应、还原反应和水解反应，在药物分子结构中引入极性基团，如羟基、羧基、巯基、氨基等；Ⅱ相反应为结合反应，将药物分子结构中的极性基团与体内的葡萄糖醛酸、甘氨酸、谷胱甘肽等经共价键结合，生成极性大、易溶于水的结合物排出体外。大多数药物经代谢后活性降低，称为"灭活"，也有少部分药物代谢后活性增强，称为"活化"。药物代谢的主要方式有氧化、还原、水解和结合等。结合后的产物药理活性降低或消失，水溶性增强，易从肾脏排出。

药物代谢的酶主要是肝药酶，即细胞色素 P450 酶系。某些药物可影响肝药酶的活性，使其增强或减弱。药酶诱导剂是能增强药酶活性的药物，如苯巴比妥能加速自身及其他药物的代谢；药酶抑制剂是能减弱药酶活性的药物，如氯霉素能减慢自身及某些药物的代谢。在联合用药时，需特别注意药物间的相互影响。

4. 药物排泄

药物排泄是指药物从体内排出体外的过程。肾脏是药物排泄的主要器官，其次是胆道、腺体、呼吸道等。

（1）肾脏排泄

药物原型经肾脏排泄的药物在肾小管可被重吸收，使药物作用时间延长。重吸收程度受尿液 pH 值影响，应用酸性药或碱性药来改变尿液 pH 值，从而影响药物排泄，减少肾小管对药物的重吸收。碱化尿液使酸性药物在尿中解离多，酸化尿液使碱性药物在尿中解离多，结果药物极性增大，重吸收减少，加速其排泄，这是药物中毒常用的解毒方法。

（2）胆道排泄

有些药物如洋地黄毒苷，在肝细胞与葡萄糖醛酸等结合后排入胆中，随胆汁到达小肠后被水解，游离型药物被重吸收，称为肝肠循环（hepato-enteral circulation）。肝肠循环可使血药浓度下降减慢，药物作用时间延长。胆管引流患者，药物的血浆半衰期将显著缩短。

（3）乳腺排泄

某些药物可经乳汁排出体外，乳汁 pH 值略低于血浆，且富含脂质，故脂溶性高的药物和弱碱性药物可自乳汁排泄。从乳汁排泄量较多的药物应注意对婴儿的影响。

二、药动学的基本理论

1. 药动学模型

（1）房室模型

房室模型是药动学研究中广泛采用的模型之一，药物应用后，其吸收、分布、代谢、排泄等过程是同时进行的，故药物在体内的量随时间变化而不断变化。房室模型的提出是为了使复杂的生物系统简化，从而能定量分析药物在体内的动态过程。它是一个数学上的抽象概念，不代表具体的解剖部位。

房室模型是将机体视为一个系统，系统内部按药动学特点分为若干房室，如果体内某些部位的转运速率相同，均视为同一房室。因在大多数情况下，药物可进出房室，故称为开放性房室系统。通常有两种开放性模型，即开放性一室模型（one-compartment open model）和开放性二室模型（two-compartment open model）。如果给药后，体内药物瞬时在各部位达到平衡，即血药浓度和全身各组织器官部位药物浓度迅速达到平衡，可看作开放性一室模型。但在大多数情况下，药物在某些组织器官部位的药物浓度可以和血药浓度迅速达到平衡，而在另一些组织器官部位中的转运有延后的、彼此近似的速率过程，迅速和血药浓度达到平衡的组织器官部位被归并为中央室，随后达到平衡的组织器官部位归并为周边室，称开放性二室模型。若转运到周边室的速率过程仍有较明显的快慢之分（中央室、浅室、深室），就称为开放性三室模型。

属于开放性二室模型的药物在一次快速静脉注射后，若将其血药浓度的对数值与相应时间作图时，即可见各实验点所连成的曲线是呈两段不同直线构成，也就是说，其药－时曲线呈双指数衰减（如图 1 - 1 所示）。前一段直线主要反映了分布过程，称分布相或 α 相，此期血药浓度迅速下降；后一段直线主要反映消除过程，称消除相或 β 相，此期血药浓度缓慢下降。必须指出的是，机体并无实际存在的房室解剖学空间，而且房室模型也不是特定的药动学指标。加上很多因素如采血时间的设定、药物浓度分析方法等，影响房室的判定，故实际上多已采用非房室模型法。

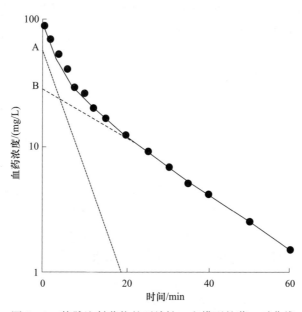

图 1 - 1　静脉注射药物的开放性二室模型的药 - 时曲线

（2）非房室模型

非房室模型是以概率论和数理统计学中的统计矩（statistical moment）方法为理论基础，对数据进行解析。以矩（moment）来表示随机变量的某种分布特征。非房室模型中，机体被看作是一个系统，给药后所有药物分子在最终离开机体前都将在体内驻留一段时间。就不同分子来说，驻留时间有长有短，驻留时间决定着体内血药浓度的时长。因此，药物体内过程便是这些随机变量的总和，血药浓度 - 时间曲线就可视为某种概率统计曲线，可用药物分子驻留时间的频率或概率加以描述，进而用统计矩加以分析。其特征参数包括零阶矩、一阶矩和二阶矩。在药动学研究中，零阶矩定义为血药浓度 - 时间曲线下面积（area under the concentration-time curve，AUC），是一个反映量的参数；一阶矩为平均驻留时间（mean residence time，MRT），反映药物分子在体内的平均停留时间；二阶矩为平均驻留时间方差（variance of mean residence time，VRT），反映药物分子在体内的平均停留时间的差异大小。统计矩分析与前述房室模型分析比较具有以下优点：不依赖房室模型，克服了房室模型分析时判断模型的随意性，只要药物在体内的过程符合线性过程即可；计算较为简单。基于这些优点，该模型在药动学领域中的应用更广泛。

（3）生理药动学模型

房室模型是抽象的，没有考虑到机体的生理、生化、解剖等因素。生理药动学模型则是一种整体模型，它根据生理学、生物化学、解剖学等学科知识，将机体的每个组织器官部位作为一个单独的房室看待，房室间模拟生理情况，并以血液循环连接形成一个整体。药物在每个组织器官部位的分布和消除遵循物质平衡原理。理论上，该模型可预测任何组织器官部位的药物浓度及代谢产物的经时变化过程，可定量描述病理情况下药物的体内过程变化，可得到药物对靶器官作用的信息，可将动物中获得的结果外推至人，从而预测药物在人体的药动学过程等。但是，该模型结构复杂，建立的数学方程求解困难，需要大量的信息参数和对复杂数学的解析能力，而且一些生理、生化参数也不易获得，因此，在很大程度上限制了该模型的推广和应用。

（4）药动学和药效学结合模型

药动学与药效学关系密切，体内药物的动态变化直接影响其药效强度和持续时间。药动学和药效学结合模型把药动学和药效学所描述的时间、药物浓度、药理效应有机结合在一起进行研究。利用这一模型，可同时明确药物浓度 – 时间 – 效应三者之间的相互关系。根据药物作用方式和机制的不同，药动学 – 药效学结合（PK-PD）模型可分为四类：直接连接与间接连接模型、直接效应与间接效应模型、软连接与硬连接模型、时间依赖和时间非依赖模型。

PK-PD 模型一方面可为临床用药的安全性和有效性提供更为科学的理论依据，另一方面有助于阐明药物作用机制和导致个体差异的因素。近年来，PK-PD 模型在新药研发、个体化给药及临床药物监测等方面有广泛应用。

2. 药动学参数

药动学参数（pharmacokinetic parameter）是反映药物在体内经时过程的动力学特点及动态变化规律的一些参数，可用于阐明药物作用的物质基础和规律性，同时也是临床制定合理给药方案的主要依据之一。

（1）生物利用度

生物利用度（F）是指药物被机体吸收进入体循环的速度和程度，即一种药物进入体循环的相对数量和速度，是评价药物吸收程度的重要指标。生物利用度与药物的质量、给药途径有关，见式（1–2）。

$$F = (A/D) \times 100\% \qquad\qquad (1-2)$$

式中，A 为体内药物总量，D 为用药剂量。生物利用度是区分药物吸收的速率、程度和最终达到体循环药物量的一个重要参数。

除了以进入体循环药物量的多少来表示生物利用度外，生物利用度还有另外一个含义，即药物进入体循环的速度。一般来说，应用不同剂型的药物后，在达到最高血药浓度的时间差反映了生物利用度的速度差异。

静脉注射后全部药物进入体循环，生物利用度等于100%。口服药物的生物利用度小于100%，主要原因是吸收不完全或到达全身血循环前即有一部分在肠道内、肠壁细胞内、门静脉内或肝脏内被代谢（首关消除）。

生物利用度可分为绝对生物利用度和相对生物利用度。生物利用度是通过比较药物在体内的量来计算的。药物在体内的量以血药浓度 – 时间曲线下面积（AUC）表示。因静脉注射后的生物利用度应为100%，因此，如以血管外给药（如口服）的 AUC 和静脉注射的 AUC 进行比较，则可得该药的绝对生物利用度，见式（1 – 3）。

$$F = (AUC_{血管外给药}/AUC_{静脉给药}) \times 100\% \qquad (1-3)$$

如对同一血管外给药途径的某一种药物制剂（如不同剂型、不同药厂生产的相同剂型、同一药厂生产的同一品种的不同批号等）的 AUC 与相同的标准制剂进行比较，则可得相对生物利用度，见式（1 – 4）。

$$F = (AUC_{受试制剂}/AUC_{标准制剂}) \times 100\% \qquad (1-4)$$

生物利用度是评价药物制剂质量及药物安全性、有效性的重要指标，易受药物制剂、生理、食物等多方面因素的影响。

（2）血浆半衰期

血浆半衰期又称消除半衰期，是指血药浓度下降一半所需的时间。它反映了药物在体内消除的快慢程度，是临床制定给药方案的依据。一次给药后经过4~5个血浆半衰期，可以认为药物基本消除；如果每隔一个血浆半衰期给药，经过4~5个血浆半衰期后血药浓度基本达到稳定水平称为稳态血药浓度，又称坪浓度或坪值，此时表明药物的吸收和消除达到平衡。在这种情况下，不会发生药物的蓄积。临床上对于一些必须得到及时治疗的急重患者，为使药物迅速达到稳态血药浓度，常采用负荷剂量法，即首先给予负荷剂量，然后给予维持剂量，这样血药浓度就能始终维持在稳态。例如，口服给药以血浆半衰期为给药间隔时，为使血药浓度迅速达到稳态血药浓度，只要首次剂量增加1倍，即可在1个血浆半衰期内达到稳态血药浓度。

血浆半衰期对临床合理用药的重要意义在于：可反映药物消除的快慢，作为临床制定给药方案的主要依据，有助于设计最佳给药间隔；可预计停药后药物从体内消除时间；可预计连续给药后达到稳态血药浓度的时间。

【知识链接】

血浆半衰期的意义：

（1）确定给药间隔时间，通常给药间隔时间约为1个血浆半衰期；

（2）预测达到稳态血药浓度的时间，通常此时间为4~5个血浆半衰期；

（3）预测药物从体内消除所需的时间，通常此时间为5个血浆半衰期；

（4）作为药物分类的依据，根据血浆半衰期长短，可将药物分为长效药、中效药及短效药。

（3）表观分布容积

表观分布容积（apparent volume of distribution，V_d），是指药物在体内达到动态平衡时，体内药物总量按血药浓度分布所需体液的总体积。其本身不代表真实的容积，是假想的容积，因此无生理学意义。对于开放性一室模型药物，其表观分布容积见式（1 – 5）。

$$V_d = D/C \qquad\qquad (1-5)$$

式中，D 为体内药量，C 为血药浓度。

表观分布容积主要反映药物在体内分布的程度，其大小取决于药物的脂溶性、膜通透性、组织分配系数及药物与血浆蛋白结合率等因素。其意义在于，可计算出达到期望血药浓度时的给药剂量，可以推测药物在体内的分布程度和组织中的摄取程度。

【练一练】

案例分析

案例介绍：某研究小组为了比较左旋多巴两种不同剂型在人体内的代谢，在临床做了以下对照实验。

不同剂型的左旋多巴在人体内的药动学参数（$n=6$）

剂型	T_{max}/h	$C_{max}/$（μg/mL）	$AUC/$（μg·h/mL）
肠溶型泡腾片	27 ± 0.2	2.97 ± 0.28	7.21 ± 0.61
普通胶囊	11 ± 0.2	1.76 ± 0.42	3.89 ± 0.99

结果显示：泡腾片的达峰时间（T_{max}）延长了，但是达峰血药浓度（C_{max}）和血药浓度-时间曲线下面积（AUC）都增加了，显示生物利用度（F）增加了。

（1）试分析其原因？

（2）利用了什么原理设计泡腾片？

分析：

（1）泡腾片的达峰时间延长，说明吸收变慢，但是达峰血药浓度和血药浓度-时间曲线下面积都增加，说明生物利用度增加，吸收进入血液循环的量增加。左旋多巴在胃肠道和肝脏等脱羧酶的作用下代谢为多巴胺，首过效应明显，普通片剂吸收进入血液循环的量少。

（2）将左旋多巴做成在十二指肠迅速释放的制剂（左旋多巴肠溶泡腾片）来增加十二指肠部位的药物浓度，使药酶饱和从而降低左旋多巴的代谢速率，进而增加左旋多巴的吸收量。

思考与练习

1. 试述血浆半衰期的临床意义。

2. 影响药物肾脏排泄的因素有哪些？

3. 药物的血浆蛋白结合率对药物的分布和作用有何影响？

第三节 药物效应动力学

 学习目标

- 了解药物的作用机制与效应关系；
- 熟悉影响药物作用的因素；
- 熟悉药物相互作用与联合用药。

药物效应动力学，简称药效学，是研究药物对机体作用规律及作用机制的学科。主要阐明药物作用于机体引起的效应和机制以及药物的量－效关系、构－效关系和药物的相互作用。药效学既是临床合理用药的基础，又是药学的理论基础。

一、药物的作用机制与效应关系

1. 药物的作用机制

药物的作用机制阐述药物为什么能产生作用以及如何产生作用，是药效学研究的主要内容。药物的作用机制可分为非特异性作用机制及特异性作用机制。

（1）非特异性作用机制

非特异性作用机制产生效应的药物，其作用机制主要与药物的理化性质有关，如 pH 值、渗透压、络合反应等。碱性的抗酸药可中和胃酸，静脉注射的甘露醇溶液可提高血浆渗透压引起组织脱水而消除脑水肿等，即属于非特异性作用机制。

（2）特异性作用机制

大多数药物为特异性作用机制产生效应的药物，其作用机制主要与药物的化学结构有关。通过药物特异性结构与生物机体大分子之间相互作用引起机体生理、生化功能的改变，从而发挥疗效作用。与特异性药物作用的体内特殊生物大分子可以看作药物作用的靶点，可以分为受体、酶、离子通道、核酸、免疫系统、基因等。

2. 药物作用与受体

（1）受体的概念

受体（receptor）是位于细胞膜或细胞内，能特异性地与特定化学物质结合而引起一定效应的特殊蛋白质；能与受体特异性结合的物质称为配体（ligand），如神经递质、激素、自体活性物质和药物等。药物与受体结合多数是通过氢键、离子键或分子间引力（范德华力），结合不甚牢固，容易解离，属可逆性结合，作用时间较短；少数以共价键结合，比较牢固，不易解离，故作用持久。药物与受体结合能否产生效应，取决于亲和力（即药物与受体结合的能力）和内在活性（药物激活受体产生效应的能力）。根据药物与受体的亲和力、内在活性不同可将药物分为以下三类。

1）激动剂（agonist），药物与受体结合既有强大的亲和力又有明显的内在活性，如肾上腺素是 α 和 β 受体的激动剂。

2）拮抗剂（blocker），药物与受体结合虽有强大的亲和力，但几乎没有内在活性而且能拮抗激动剂的作用，如普萘洛尔是 β 受体拮抗剂。

3）部分激动剂（partialagonist），药物与受体结合有一定的亲和力，但内在活性较弱，单独应用时为弱的激动剂，但与另一激动剂合用时往往出现拮抗作用。例如，烯丙吗啡是阿片受体的部分激动剂，当与吗啡合用时，可对抗后者镇痛效应的发挥。

（2）受体的特性

【知识链接】

受体的类型及特点

（1）离子通道受体。此类受体组成贯通细胞膜内外的离子通道，当受体激动时，离子通道开放，膜去极化或超极化，引起兴奋或抑制效应，如 N 胆碱受体、GABA 受体等。

（2）G 蛋白偶联受体。此类受体是通过 G 蛋白连接细胞内效应系统的膜受体。当受体与激动剂结合后，经过 G 蛋白的传导将信号传递至效应器引起药理效应，如肾上腺素受体、多巴胺受体等。

（3）酪氨酸激酶受体。此类受体镶嵌于细胞膜上，由三部分组成：细胞外段为配体结合区；细胞中段穿过细胞膜；细胞内段具有酪氨酸激酶活性，能激活细胞内蛋白激酶，加速蛋白质合成，如胰岛素受体、表皮生长因子受体等。

（4）细胞内受体。此类受体位于细胞内，其配体较易通过细胞膜的脂质双分子层结构，与细胞内的受体结合并发生反应，调节核内信号传导和基因转录过程，如肾上腺皮质激素受体、性激素受体等。

1）特异性，受体能特异地识别并结合与其结构相吻合的药物分子，同一类型的激动剂与同一类型的受体结合时产生的效应类似。

2）高灵敏性，只要很低的药物浓度就能产生显著效应。

3）饱和性，由于受体数目是有限的，它能结合的配体的量也是有限的，因此，受体具有饱和性。当药物达到一定浓度后，其效应不再随着浓度的增加而增强。

4）可逆性，配体与受体的结合是可逆的，可被其他特异性配体置换。

5）多样性，同一受体可分布到不同的组织细胞而产生不同效应，受体多样性是受体亚型分类的基础。

（3）受体调节

受体的数目、亲和力和效应力受生理、病理和药理等因素的影响而发生变化，称为受体调节。

1）向上调节，受体的数目增多、亲和力增加或效应力增强称为向上调节。表现为受体对药物的敏感性提高，药理效应增强，此现象称为受体超敏。受体超敏可因长期使用受体阻断剂引起，是造成某些药物突然停药出现反跳现象的原因，例如，高血压患者长期应用 β 受体拮抗剂，可使 β 受体向上调节，突然停药可引起反跳现象。受体超敏也可因合成更多的受体而产生。

2）向下调节，受体的数目减少、亲和力降低或效应力减弱称为向下调节。表现为受体对药物的敏感性降低，药理效应减弱，此现象称为受体脱敏。受体脱敏可因长期应用受体激动剂引起，是产生耐受性的原因之一。

3. 药物的剂量与效应关系

药物的剂量与效应关系密切，药理效应与剂量在一定范围内成比例，这就是剂量－效应关系（dose-effect relationship），简称量－效关系。若药物的剂量太小，可能不引起任何效应，只有剂量达到一定数值时才开始出现效应，能引起效应的最小剂量称为最小有效量（阈剂量）。随着剂量的增加，效应增强。能引起最大效应而不引起中毒的剂量称为最大治疗量（又称极量）。出现中毒症状的最小剂量称最小中毒量。剂量继续增加，引起死亡的剂量称为致死量。以药理效应强度为纵坐标，药物剂量或浓度为横坐标，得到的曲线即量－效曲线（doseeffect curve）。药理效应按性质可以分为量反应和质反应，因此，量－效曲线又可分为量反应量－效曲线和质反应量－效曲线。

量反应（graded response）是指药理效应可用连续性数量值表示的反应，可用具体数量或最大反应的百分率表示，如血压的升降、平滑肌的舒缩强度、心率或尿量的变化等。如果横坐标为药物的普通剂量（在体实验）或浓度（体外实验），以药理效应强度为纵坐标作图，量－效曲线呈直方双曲线（rectangular hyper-bola）；如果横坐标改为对数剂量或浓度，量－效曲线呈对称 S 形曲线。

质反应（quantal response）是指药理效应表现为反应性质的变化，即全或无、阳性或阴性，常用阳性反应的频数或阳性反应率表示，如有效与无效、死亡与存活、惊厥与不惊厥等。如果纵坐标是累积阳性反应频数或累积阳性反应率，横坐标为药物的普通剂量，质反应量－效曲线呈长尾 S 形；如果横坐标改为对数剂量或浓度表示，曲线呈对称 S 形曲线。

二、影响药物作用的因素

药物作用是通过机体表现出来的，药物在体内产生的效应常常存在明显的个体差异，即同样剂量的某一药物在不同个体间不一定都能达到相等的血药浓度，相等的血药浓度也不一定都能达到等同药效，差异可能很大，甚至出现质的差异。产生个体差异是由于药物在体内的作用受到诸多因素的影响，包括药物方面的因素和机体方面的因素。了解影响药物作用的因素，有助于更好地掌握药物的作用特点和作用规律，充分发挥药物的疗效，同时尽可能避免药物引起的不良反应，从而使临床用药更为安全有效。

1. 药物方面的因素

（1）药物的剂量

剂量的大小可决定药物在体内的浓度，因此，在一定范围内，剂量越大，血药浓度越高，作用也越强。但超过一定范围，则会出现质的变化，引起毒性反应，出现中毒甚至死亡。因此，临床用药一定要注意药物剂量与作用之间的关系，严格掌握用药剂量，以期达到较好的疗效。

（2）药物剂型和给药途径

同一药物可有多种剂型以适用于不同给药途径。药物剂型和给药途径可对药物的作用产生非常显著的影响，这是因为两者可直接影响到药物的体内过程。同一药物剂型不同，吸收速率往往不同。口服时液体制剂比固体制剂吸收快；同是固体制剂，胶囊剂吸收快于片剂快于丸剂；肌内注射时，水溶液吸收快于混悬剂快于油剂。

给药途径不同可直接影响药物作用的快慢和强弱，依药效出现的快慢，其顺序为静脉注射快于肌内注射快于皮下注射快于口服。对少数药物不同给药途径甚至可改变药物的作用性质，如硫酸镁肌内注射时可产生镇静、抗惊厥、降压等作用，而口服时则产生导泻作用。有些药物在体内有较强的首关消除，口服给药时药物作用差甚至无效，如硝酸甘油等，常采用舌下给药。

（3）给药时间和次数

给药时间有时可影响药物疗效，需视具体药物而定。例如，催眠药应在睡前服用；某些药物口服后对胃有刺激，应在饭后服用；驱肠虫药宜空腹服用，以便迅速入肠，并保持较高浓度；长期服用糖皮质激素的患者，应根据其分泌的昼夜节律性于上午 8 时左右给药。给药次数应根据病情需要和药物的血浆半衰期而定，在体内消除快的药物其血浆半衰期短，应增加给药次数；在体内消除慢的药物其血浆半衰期长，则应延长用药的时间间隔。

2. 机体方面的因素

（1）年龄

1）幼儿，特别是新生儿与早产儿，各种生理功能，包括自身调节功能尚未充分发育，与成人有巨大差别，对药物的反应一般比较敏感。新药批准上市不需要幼儿临床治疗资料，缺少幼儿的药动学数据。新生儿的体液占体重比例较大，水盐转换率较快；幼儿的血浆蛋白总量较少，药物血浆蛋白结合率较低；幼儿肝肾功能尚未充分发育，药物消除率低，半岁以内的幼儿与成人相差很多；幼儿的体力与智力都处于迅速发育阶段，易受药物影响等，都应引起用药注意，予以充分考虑。例如，新生儿肾功能只有成人的 20%，其庆大霉素血浆半衰期长达 18 小时，为成人（2 小时）的 9 倍；中枢兴奋药安非他明在儿科却用于治疗学龄儿童多动症，作用性质也有所改变。因此，对幼儿用药，必须考虑他们的生理特点，严格遵守药典的明确规定。

2）老年人，在医学方面一般将 65 岁及以上称为老年人。老年人血浆蛋白量较低，体液较少、脂肪较多，故药物血浆蛋白结合率偏低，水溶性药物分布容积较小而脂溶性药物分布容积较大。老年人肝肾功能随年龄增长而自然衰退，故药物消除率逐年下降，各种药物血浆半衰期都有不同程度的延长，例如，在肝灭活的地西泮可自成人的 20～24 小时延长 4 倍，自肾排泄的氨基糖苷类抗生素可延长成人的 2 倍以上。在药效学方面，老年人对许多药物反应特别敏感，例如，中枢神经药物易致精神错乱，心血管药易致血压剧烈变化及心律失常，非甾体抗炎药易致胃肠出血，M 胆碱受体拮抗剂易致尿潴留、大便秘结及青光眼发作等。因此，老年人的用药量应比成人有所减少，一般为成人的 3/4。

（2）性别

妇女月经期不宜服用泻药和抗凝药，以免盆腔充血导致月经量增多。对于已知的致畸药物，如锂盐、华法林、苯妥英钠及性激素等，在妊娠 3～12 周胎儿器官发育期内应严格禁用。此外，在妊娠晚期及哺乳期还应考虑药物通过胎盘及乳汁对胎儿及婴儿发育的影响。孕妇本身对药物反应也有其特殊情况需要注意，例如，抗癫痫药物产前宜适当增量，产前还应禁用阿司匹林及影响子宫肌肉收缩的药物等。

（3）遗传因素

近年来，先天性遗传异常（genetic polymorphism）对药理效应的影响日益受到重视，至少已有一百余种与药理效应有关的遗传异常基因被发现。过去所谓的特异质反应多数已从遗传异常表型获得解释，现在已形成一个独立的药理学分支——遗传药理学（genetic pharmacology）。遗传异常主要表现为药物在体内转化的异常，可分为快代谢型（extensive metabolizer，EM）及慢代谢型（poor metabolizer，PM）。前者使药物快速灭活，后者使药物灭活较缓慢，从而影响血药浓度及药理效应的强弱久暂。例如，葡萄糖 - 6 - 磷酸脱氢酶（G - 6 - PD）缺乏症是一种隐性遗传性酶缺乏病，该病患者对伯氨喹、磺胺药、砜类等药物易发生溶血反应，原因是葡萄糖 - 6 - 磷酸脱氢酶是维持红细胞内谷胱甘肽含量必不可少的酶，而谷胱甘肽又是防止溶血所必需的。

（4）病理情况

疾病的康复固然与药物治疗有关，但同时存在的其他疾病也会影响药物疗效。肝肾功能不全时分别影响在肝转化及自肾排泄药物的消除率，可以适当延长给药间隔和（或）减少剂量。神经功能抑制时，如巴比妥类中毒时能耐受较大剂量中枢兴奋药而不致惊厥，惊厥时却能耐受较大剂量苯巴比妥。此外，要注意一些药物的应用可诱发或加重疾病，如氯丙嗪诱发癫痫、非甾体抗炎药激活溃疡病、氢氯噻嗪加重糖尿病、M 胆碱拮抗剂诱发青光眼等，如果患者原来并发这些疾病则应慎用或禁用。在抗菌治疗时，白细胞缺乏、未引流脓肿、糖尿病等都会影响疗效。

（5）心理因素

患者的心理因素与药物疗效关系密切。安慰剂（placebo）是不具药理活性，但与临床试验药物具有相同性状的剂型（如含乳糖或淀粉的片剂或含盐水的注射剂），对于头痛、心绞痛、手术后痛、感冒咳嗽、神经症等有 30%～50% 的疗效，这就是通过心理因素取得的。安慰剂对受心理因素控制的自主神经系统功能影响较大，如血压、心率、胃分泌、呕吐、性功能等。它在患者信心不足时还会引起不良反应。安慰剂在新药临床研究双盲对照中极其重要，可用以排除假阳性疗效或假阳性不良反应。医生的任何医疗活动，包括一言一行等服务态度都可能发挥安慰剂作用，要充分利用这一效应，对于情绪不佳的患者尤应多加注意。

（6）长期反复用药引起的机体反应性变化

在连续用药一段时间后机体对药物的反应可能发生以下四个方面的改变。

1）耐受性，连续用药后机体对药物的敏感性降低，增加剂量才可保持原有药效，这种现象叫作耐受性。药物在短期内产生的称为快速耐受性，停药后可以恢复。例如，麻黄碱在静脉注射 3～4 次后升压反应逐渐消失，临床用药 2～3 天后对支气管哮喘就不再有效。

2）耐药性，长期应用化学治疗药物后，病原体及肿瘤细胞等对药物敏感性降低称为耐药性，也称抗药性。

3）依赖性，有些药物在产生耐受性后，如果停药患者会发生主观不适感觉，需要再次连续用药。如果是精神上想再用，并有主动觅药行为，称为精神依赖性（psychological dependence），俗称习惯性（habituation），即使停药也不致对机体形成危害。还有一些药物，用药时产生欣快感，停药后会出现严重的生理功能紊乱，导致戒断症状，称为生理依赖性（physiological dependence），俗称成瘾性（addiction）。易成瘾的剧毒化学品称为麻醉药品，吗啡、可卡因、大麻及其同类药物都属于麻醉药品。由于精神依赖性及生理依赖性都有主观连续用药的需求，故统称依赖性。

4）药物滥用，是指无病情根据的长期大量的自我用药，是造成依赖性的主要原因。麻醉药品的滥用不仅对用药者危害极大，对社会危害也极大。

三、药物相互作用

1. 联合用药与药物相互作用

临床上常将两种或两种以上药物同时或先后应用，以提高疗效或减少不良反应，称为联合用药。联合用药不可避免地会出现药物相互作用（drug interaction），包括药动学相互作用和药效学相互作用。药动学相互作用是指一种药物的体内过程被另一种药物所改变，使前者的药动学行为发生明显变化，其结果是药物的血浆半衰期、血浆蛋白结合率、血药浓度、生物利用度、达峰血药浓度等均可发生改变；药效学相互作用是指联合用药后药理效应发生变化，其结果有两种：一种是原有药物的作用增强，称为协同作用（synergism）；另一种是原有药物的作用减弱，称为拮抗作用（antagonism）。联合用药都是利用药物间的协同作用以增加疗效或利用拮抗作用以减少不良反应。不恰当的联合用药往往由于药物间相互作用而使疗效降低或出现意外毒性反应。

2. 药效学方面的药物相互作用

（1）生理性拮抗或协同

两种或两种以上药理作用相似的药物联合用药可产生协同作用，而作用相反的两种药物合用可产生拮抗作用，例如，服用催眠镇静药后饮酒或喝浓茶、咖啡会加重或减轻中枢抑制作用，影响疗效；抗凝血药华法林和抗血小板药阿司匹林合用可能导致出血反应等。

（2）受体水平的协同与拮抗

许多抗组胺药、吩噻嗪类、三环类抗抑郁药都有抗 M 胆碱作用，如与阿托品合用可能引起精神错乱、记忆紊乱等不良反应；β受体拮抗剂与肾上腺素合用可能导致高血压危象等，都是非常危险的反应。

（3）干扰神经递质的转运

三环类抗抑郁药抑制儿茶酚胺再摄取，可增加肾上腺素的升压作用而抑制可乐定及甲基多巴的中枢降压作用。

【练一练】

案例分析

案例介绍：赵某某，女性，23岁，由于精神受到刺激一时想不开产生自杀念头，一次性口服了大量的安眠药，急诊入院。体检结果显示，患者意识消失，反射减弱，呼吸变慢变浅，血压90/60 mmHg。诊断为巴比妥类药物中毒。

该患者中毒现象是药理效应中哪种性质的反应？

分析：药理效应与剂量的关系密切，药理效应与剂量在一定范围内成比例。量–效关系又分为量反应和质反应，案例中中毒现象为量反应，该患者服安眠药已超越了治疗量，达到中毒量。

思考与练习

1. 简述药效学的概念。

2. 简述影响药物作用的因素。

3. 案例分析：反应停英文名为"thalidomide"（沙利度胺），化学名为酞胺哌啶酮。20世纪50年代，一家德国公司研究发现该药具有中枢镇静作用，并能够显著抑制孕妇的妊娠反应（如呕吐和失眠）。于是，1957年该药被作为抗妊娠反应药物正式投放欧洲市场。在此后不到1年的时间内，反应停在许多国家畅销。随后，临床医生陆续发现新生儿畸形比例异常升高，这些产下的畸形婴儿患有一种少见的海豹肢症，四肢发育不全，短得就像海豹的四个鳍足。他们的母亲在妊娠期间都曾经服用过反应停。因此，反应停在世界各国陆续被强制撤回，研发反应停的德国公司同意赔偿受害者的损失，被迫倒闭。

请结合案例表述药物量–效关系及注意事项。

第二章

外周神经系统药物

外周神经系统也称周围神经系统，是神经系统的外周部分，它一端与中枢神经系统的脑或脊髓相连，另一端通过各种末梢装置与机体其他器官、系统相联系。外周神经系统根据功能不同，分为传入神经系统和传出神经系统。根据传出神经分泌的化学递质不同，将传出神经分为胆碱能神经和去甲肾上腺素能神经。根据外周神经系统作用的受体不同，将药物分为拟胆碱药、抗胆碱药、拟肾上腺素药和抗肾上腺素药四类。此外，组胺是一种重要的神经化学递质，已被发现的组胺受体主要有 H_1、H_2、H_3 三种，其中，H_1 受体拮抗剂属于外周神经系统药物范畴。

第一节　组胺 H_1 受体拮抗剂

 学习目标

◆ 熟悉组胺 H_1 受体拮抗剂的分类；

◆ 了解组胺 H_1 受体拮抗剂的结构与性质；

◆ 熟悉组胺 H_1 受体拮抗剂药理作用及作用机制；

◆ 掌握组胺 H_1 受体拮抗剂临床应用与不良反应；

◆ 掌握组胺 H_1 受体拮抗剂常用制剂及贮存要求。

组胺（histamine）是广泛存在于动物体内（包括人体）的一种活性物质，由组氨酸在脱羧酶的催化下脱羧而成。组胺通常与肝素和蛋白质结合成无活性的复合物，此复合物存在于肥大细胞和嗜碱性粒细胞的颗粒中。当机体受到毒素、水解酶、食物及一些化学物品等变态原或理化刺激从而损伤这些细胞时，引发抗原－抗体反应，促使肥大细胞脱颗粒，使组胺释放进入细胞间液。组胺具有很强的舒张血管的作用，可以使毛细血管和微静脉的管壁通透性增加，血浆漏入组织，导致组织水肿。组胺在过敏性疾病（如过敏性鼻炎、过敏性结膜炎、过敏性哮喘、特应性皮炎、瘙痒症、食物过敏等）的发生发展中起着关键作用，因此临床治疗上述疾病时通常要使用抗组胺药。

在人的心血管系统、皮肤、平滑肌及胃部的靶细胞中至少有三种亚型的组胺受体，即组胺 H_1、H_2 和 H_3 受体（见表 2-1），组胺与受体结合后可产生强大的生物效应，其中组胺 H_1 受体与 I 型变态反应（过敏反应）的关系较为密切，组胺 H_1 受体激动引起肠道、子宫、血管、血管内皮细胞等器官的平滑肌收缩，严重时导致支气管平滑肌痉挛而呼吸困难，引起毛细血管舒张，导致血管壁渗透性增加，产生水肿和痒感，参与变态反应的发生。组胺 H_1 受体拮抗剂以其对细胞上组胺受体位点的可逆性竞争作用而阻止组胺作用于靶细胞，通过阻滞和拮抗组胺 H_1 受体而发挥抗过敏作用，以达到防止一系列生理反应的发生。

表 2-1　　　　　　　　　　　　组胺受体分布以及效应表

受体类型	效应器官	效应	拮抗剂
H_1	支气管、胃肠道、子宫等平滑肌	收缩	苯海拉明
	皮肤血管	扩张	异丙嗪
	毛细血管	通透性增加	氯苯那敏
	心房、房室结	收缩增强，传导减慢	
H_2	胃壁细胞	胃酸分泌增多	西咪替丁
	血管	扩张	雷尼替丁
	心室、窦房结	收缩加强，心率加快	法莫替丁
H_3	中枢与外周神经末梢	负反馈性调节组胺合成与释放	硫丙咪胺

常用的 H_1 受体拮抗剂根据问世的时间以及作用特点分为第一代和第二代。第一代又称为经典 H_1 受体拮抗剂，第二代又称为非经典 H_1 受体拮抗剂。组胺 H_1 受体拮抗剂按化学结构可分为氨基醚类、乙二胺类、丙胺类、三环类、哌啶类和哌嗪类（见表 2-2）。

表 2-2　　　　　　　H_1 受体拮抗剂的分类代表及代表药物结构

分类	经典 H_1 受体拮抗剂（第一代）	非经典的 H_1 受体拮抗剂（第二代）
乙二胺类	曲吡那敏	无
氨基醚类	苯海拉明	氯马斯汀
丙胺类	氯苯那敏	阿伐斯汀
三环类	异丙嗪	氯雷他定
哌嗪类	布克利嗪	西替利嗪
哌啶类	赛庚啶	咪唑斯汀

第一代 H_1 受体拮抗剂中枢作用强，有明显的镇静和抗胆碱作用。临床表现为（困）倦、耐（药）、（作用时间）短、（口鼻眼）干等。第二代 H_1 受体拮抗剂中枢抑制作用弱，不嗜睡，无阿托品样作用，多为长效缓释剂，对喷嚏、清涕、鼻痒疗效好，对鼻塞疗效差（见

表2-3）。

表2-3　　　　常用 H_1 受体拮抗剂作用特点比较

药物	镇静催眠	防晕止吐	抗胆碱作用	作用时间/h
苯海拉明	+++	++	+++	4~6
异丙嗪	+++	++	+++	4~6
氯苯那敏	+	-	++	4~6
布克利嗪	+	+++	+	16~18
赛庚啶	++	+	+	4~6
阿司咪唑	-	-	-	240
特非那定	-	-	-	12~24
氯雷他定	-	-	-	24~28

一、乙二胺类

【知识链接】

超敏反应

超敏反应，也称过敏反应或变态反应，作为一种常见的免疫学现象，在我们日常生活中时有体现。例如，有的人在春季因花粉而诱发过敏性鼻炎或哮喘；有的人对鱼、虾、蟹等食物过敏，进食后可能出现皮疹、腹痛甚至腹泻等症状。尽管如此，有些人可能认为自己从未经历过过敏反应，这其实是一种错误认知。每个人，不论察觉与否，都曾遭受过过敏反应的困扰。以蚊虫叮咬为例，夏季在户外活动时，不少人会被蚊虫叮咬，叮咬部位随即出现红肿、瘙痒，这都是由于机体对蚊子唾液中的某种物质过敏所致。

超敏反应实质上是一种免疫应答现象，具体来说，这是一种适应性免疫应答。当机体接触到特定过敏原后，会引发以组织功能紊乱或细胞损伤为主要表现的一种免疫病理过程，我们称之为超敏反应。超敏反应，即异常的、过高的免疫应答。在特定条件下，机体与抗原性物质发生相互作用，可生成致敏淋巴细胞或特异性抗体。若此类抗体与再次进入的抗原结合，则可能导致机体生理功能失调，发生组织损伤的免疫病理反应，也称为变态反应。由此可见，免疫应答在保护机体、维持内环境稳定和监视肿瘤细胞的同时，也可能通过超敏机制对组织功能和细胞造成损伤。

1. 代表药物结构与性质

曲吡那敏，1942年发现的芬苯扎胺（phenbenzamine，安妥根）为第一个应用于临床的含乙二胺结构的抗组胺药，其活性高，毒性较低。随后科学家对其结构进行改造，以寻找活性更大、不良反应更小的抗过敏药，如美吡那敏（mepyramin，新安妥根）。美吡那敏的活性虽不高，但嗜睡不良反应较小。1946年发现了曲吡那敏（tripelennamine），其抗组胺活性较强，作用持久，不良反应较小，至今仍为临床常用的抗组胺药之一。曲吡那敏为白色结晶性粉末，无臭，味苦，其熔点为 188～192 ℃。曲吡那敏极易溶于水，易溶于乙醇和三氯甲烷，微溶于丙酮，不溶于苯和乙醚。将乙二胺结构中的两个氮原子分别构成杂环，仍为有效的抗组胺药，如克立咪唑（clem-izole）和安他唑啉（antazoline）。

2. 药理作用及作用机制

（1）药理作用

曲吡那敏抗过敏作用较苯海拉明略强而持久，嗜睡等不良反应较少；镇吐作用较强而镇静作用弱，并有抗胆碱作用和局麻作用。

（2）作用机制

H_1 受体拮抗剂，能竞争性阻断组胺 H_1 受体而产生抗组胺作用。

3. 临床应用与不良反应

（1）临床应用

曲吡那敏常用于荨麻疹、枯草热、过敏性鼻炎、湿疹、皮炎、支气管哮喘等。

（2）不良反应

曲吡那敏可引起眩晕、思睡、口干、头痛、恶心、肌肉震颤、感觉异常、瞳孔放大、皮疹、气喘及咳嗽等不良反应。

4. 常用制剂及贮存要求

盐酸曲吡那敏片：25 mg，遮光密封保存。

二、氨基醚类

1. 代表药物结构与性质

苯海拉明，将乙二胺类药物结构中的 ArCH$_2$（Ar'）N－替换为 Ar（Ar'）CHO－，则得到氨基醚类抗组胺药。1943 年有报道称氨基醚类化合物苯海拉明（dip henhydramine）具有很好的抗组胺活性，为临床常用的抗组胺药物之一，常用其盐酸盐。该药除用于过敏外，还具有防晕动病的作用，但有嗜睡和中枢抑制的不良反应。将苯海拉明与具有中枢兴奋作用的 8－氯茶碱结合成盐，得到茶苯海明（dimenhydrinate，晕海宁、乘晕宁），其不良反应减轻，常用于防治晕动病。苯海拉明为白色结晶性粉末，无臭，味苦，随后有麻痹感。其熔点为 167～171 ℃。苯海拉明极易溶于水，溶于乙醇和三氯甲烷，略溶于丙酮，极微溶于苯和乙醚。苯海拉明为醚类化合物，化学性质不活泼，纯品对光稳定。当含有二苯甲醇等杂质时，遇光可氧化变色。

苯海拉明属氨基醚类化合物，由于分子中有两个苯环与同一个 α－碳原子相连，存在共轭效应，因此，比一般醚更容易受酸的催化而分解，生成二苯甲醇和二甲氨基乙醇。二苯甲醇水溶性很小，分散在水层呈白色乳浊液，若加热煮沸则聚集成油状物，放冷则凝固成白色蜡状固体，紫外线也可催化这一分解反应。苯海拉明在碱性溶液中稳定。

苯海拉明在过氧化氢、酸性重铬酸钾或碱性高锰酸钾溶液作用下，先分解生成二甲氨基乙醇和二苯甲醇，后者继续被氧化生成二苯甲酮、苄醇、苯甲酸及酚。苯海拉明遇硫酸初显黄色，随即变成橙红色，加水稀释即成白色乳浊液。苯海拉明遇过氧化氢和三氯化铁溶液，被氧化及氯代生成2，3，5，6-四氯对苯醌，再经氢氧化钾水解，生成2，5-二氯-3，6-二羟基对苯醌，在311 nm 波长处有最大吸收。苯海拉明具有叔胺结构，有类似生物碱的颜色反应及沉淀反应。如遇苦味酸，生成苦味酸盐，熔点为128～132 ℃；遇钒酸铵-硫酸试液，呈红色油状小球；遇钼酸铵-硫酸试液，呈鲜黄色至橙红色。

苯海拉明服用后，少量以原药排除，大部分经酶催化氧化为 N-氧化苯海拉明和 N-去甲基苯海拉明。

对苯海拉明进一步结构改造得到作用更强的氨基醚类抗组胺药，如多西拉（doxylamine）、卡比沙明（carbinoxamine）、氯马斯汀（clemastine）和司他斯汀（setastine）等。其中氯马斯汀和司他斯汀为新型 H_1 受体拮抗剂，属于第二代抗组胺药，对中枢神经系统的不良反应较小。

2. 药理作用及作用机制

（1）药理作用

苯海拉明为乙醇胺的衍生物，抗组胺作用不及异丙嗪，作用持续时间也较短，镇静作用两药相同，有局麻、镇吐和抗 M 胆碱的作用。

1）抗组胺作用，可与组织中释放出来的组胺竞争效应细胞上的组胺 H_1 受体，从而制止过敏反应。

2）对中枢神经作用，抑制中枢，起到镇静催眠作用。

3）强镇咳的作用。

4）有抗眩晕、抗震颤麻痹作用。

（2）作用机制

苯海拉明与组胺 H_1 受体结合，阻断组胺与受体的结合，从而减少组胺的释放和作用。这一过程能够减轻过敏反应引起的炎症反应和血管渗透性增加。此外，苯海拉明具有一定的抗胆碱作用，可以解除平滑肌的痉挛。同时，它还可以穿过血脑屏障，影响中枢神经系统，产生一定的镇静效果。

3. 临床应用与不良反应

（1）临床应用

苯海拉明常用于皮肤黏膜的过敏，如荨麻疹、过敏性鼻炎、皮肤瘙痒症、药疹；对虫咬症和接触性皮炎也有效，还可用于预防和治疗晕动病。

（2）不良反应

苯海拉明常见头晕、头昏、恶心、呕吐、食欲缺乏以及嗜睡等不良反应。偶见皮疹、粒细胞减少。

【知识链接】

苯海拉明抗晕动作用的发现

1947 年，盖伊（Gay）和卡利纳（Carliner）将苯海拉明送到约翰斯·霍普金斯大学的变态反应门诊部，观察它对荨麻疹的治疗作用。有一位荨麻疹孕妇还患有晕动症，用药治疗荨麻疹后好转，乘车时的晕车反应也明显减轻了。盖伊和卡利纳发现这一情况后，在 485 个士兵身上试验。1948 年 11 月，这些士兵乘船从纽约出发横渡大西洋，证实了苯海拉明的抗晕动作用。

4. 常用制剂及贮存要求

（1）盐酸苯海拉明片：25 mg，密封保存。

（2）盐酸苯海拉明注射液：1 mL∶20 mg，遮光，密闭保存。

三、丙胺类

1. 代表药物结构与性质

马来酸氯苯那敏，将乙二胺类中的 Ar（ArCH$_2$）- N -用（Ar）$_2$CH -置换，或者将氨基醚类中的- O -简化，即成为丙胺类抗组胺药。代表药物有氯苯那敏（chlorphenamine）、吡咯他敏（pyrrobutamine）、曲普利啶（triprolidine）和阿伐斯汀（acrivastine）等。马来酸氯苯那敏分子中含有叔胺结构，能呈现叔胺反应，即加入枸橼酸醋酐试液后置水浴上加热，呈现红紫色。本品分子中具有马来酸，含有碳碳不饱和双键，因此加入稀硫酸，滴加高锰酸钾试液，高锰酸钾红色即消失。马来酸氯苯那敏含有一个手性中心，存在一对对映异构体。S 构型右旋体的活性比消旋体约强两倍，毒性也较小。本品为白色结晶性粉末，无臭，在水、乙醇或三氯甲烷中易溶，其熔点为 131.5 ~ 135 ℃。由于马来酸氯苯那敏分子中具有较强酸马来酸，其 1% 水溶液的 pH 值为 4.0 ~ 5.0，具有升华性。

2. 药理作用及作用机制

（1）药理作用

马来酸氯苯那敏作为组胺 H$_1$ 受体拮抗剂，能对抗过敏反应所致的毛细血管扩张，降低毛细血管的通透性，缓解支气管平滑肌收缩所致的喘息，抗组胺作用较持久，也具有明显的中枢抑制作用，能增加麻醉药、镇痛药、催眠药和局麻药的作用。马来酸氯苯那敏主要靠肝脏代谢。

（2）作用机制

1）增加毛细血管的致密度，抑制血管渗出和减少组织水肿；

2）抑制平滑肌收缩，拮抗组胺引起的支气管、胃肠道等平滑肌的收缩，降低毛细血管的通透性；

3）抑制延髓的催吐化学感受区，阻断前庭核区胆碱能突触迷路冲动的兴奋，起到镇吐和抗晕效果。

3. 临床应用与不良反应

（1）临床应用

1）治疗鼻炎，对常年过敏性鼻炎、季节性过敏性鼻炎、血管舒缩性鼻炎有效，也可用于呼吸道感染引起的鼻黏膜充血和鼻窦炎；

2）缓解皮肤黏膜过敏，主要用于皮肤、黏膜的变态反应性疾病，如血管性水肿、枯草热、过敏性结膜炎等，并可缓解昆虫蜇咬性皮炎、接触性皮炎引起的皮肤瘙痒和水肿；

3）用于儿童疾病，除对儿童的上呼吸道感染有效外，还可用于胃肠道变态反应性疾病；

4）缓解药物反应，用于预防输血、输液反应及药物反应引起的药疹及其他症状；

5）联合用药，与复方阿司匹林或其他解热镇痛药配合用于治疗感冒、缓解流泪、打喷嚏、流涕等感冒症状。

（2）不良反应

1）消化系统，服药后可出现食欲减退、恶心、上腹不适感或胃痛等不良反应；

2）泌尿系统，过量服用时可出现排尿困难、尿痛等不良反应；

3）精神症状，主要表现为烦躁，过量时可出现先中枢抑制，后中枢兴奋症状，甚至可导致抽搐、惊厥等表现，儿童易发生焦虑、入睡困难和神经过敏；

4）其他，一些人服药后还可出现胸闷、口鼻黏膜干燥、痰黏稠、咽喉痛、疲劳、虚弱感、心悸或皮肤瘀斑、出血倾向等不良反应。

4. 常用制剂及贮存要求

（1）马来酸氯苯那敏片：4 mg，遮光，密封保存。

（2）马来酸氯苯那敏注射液：1 mL：10 mg，遮光，密封保存。

四、三环类

1. 代表药物结构与性质

异丙嗪，三环类抗组胺药的结构与前述乙二胺类、氨基醚类和丙胺类的结构仍有共同之处。将上述各类分子中的两个芳环的邻位相互连接，即构成三环类 H_1 受体拮抗剂。当三环类结构通式中的 X 为氮原子、Y 为硫原子时，即成为吩噻嗪类，这是第一种三环类抗组胺药，如异丙嗪。异丙嗪含有吩噻嗪环和苯环，是一种叔胺类化合物。本品为白色或类白色的粉末或颗粒，几乎无臭，在空气中日久变质，显蓝色。

氯雷他定，含有三环环庚酮结构，与苯环和哌啶环相连，有一个氯原子取代苯环上的氢。本品为白色或类白色结晶性粉末，无臭。本品在甲醇、乙醇或丙酮中易溶，在 0.1 mol/L 盐酸溶液中略溶，在水中几乎不溶。其熔点为 133～137 ℃。

2. 药理作用及作用机制

（1）药理作用

异丙嗪为第一代抗组胺药，其药理作用包括以下四个方面。

1）抗组胺作用，与组织释放的组胺竞争组胺 H_1 受体，能拮抗组胺对胃肠道、气管、支气管或细支气管平滑肌的收缩或挛缩，解除组胺对支气管平滑肌的致痉和充血作用；

2）止吐作用，可能与抑制了延髓的催吐化学感受区有关；

3）抗晕动，通过中枢性抗胆碱性能，作用于前庭和呕吐中枢及中脑髓质感受器，主要是阻断前庭核区胆碱能突触迷路冲动的兴奋；

4）镇静催眠作用，由于间接降低了脑干网状上行激活系统的应激性。

氯雷他定是第二代抗组胺药，常用于治疗过敏症状。和第一代抗组胺药相比，起到镇静催眠、抗晕动以及抗胆碱作用。用于缓解过敏性鼻炎有关的症状，以及缓解慢性荨麻疹和其他过敏性皮肤病的症状。

（2）作用机制

异丙嗪能竞争性阻断组胺 H_1 受体，对抗组胺所致的毛细血管扩张，并降低其通透性。同时，通过抑制延髓的催吐化学受体触发区发挥镇吐作用，兼有镇静催眠作用。

氯雷他定通过选择性拮抗外周组胺 H_1 受体，抑制组胺所引起的过敏症状，无明显的抗胆碱和中枢抑制作用。

【知识链接】

冬眠合剂

成分组成：氯丙嗪 50 mg：2 mL／支，异丙嗪 50 mg：2 mL／支，哌替啶 50 mg：1 mL／支。

适应证：①严重感染引起的高热、惊厥；②中枢性高热、中暑；③重症脑外伤及严重烧伤；④甲状腺危象；⑤子痫及各种原因引起的高血压危象。

配制方法：氯丙嗪 50 mg：2 mL＋异丙嗪 50 mg：2 mL＋哌替啶 100 mg：2 mL＋0.9%氯化钠注射液（42 mL）。配成 48 mL 泵（1 剂）。如果以 2 mL/h 泵入，则 48 mL 可用 24 h。根据临床情况，每天可用 1～10 剂（无上限）。

3. 临床应用与不良反应

（1）临床应用

异丙嗪临床应用于皮肤黏膜的过敏，适用于长期、季节性过敏性鼻炎，血管运动性鼻炎，过敏性结膜炎，荨麻疹，血管神经性水肿，对血液或血浆制品的过敏反应，皮肤划痕症；抗晕动，防治晕车、晕船、晕飞机；用于麻醉和手术前后的辅助治疗，包括镇静、催眠、镇痛、止吐；防治放射病性或药源性恶心、呕吐。

氯雷他定临床应用于缓解过敏性鼻炎有关的症状，如喷嚏、流涕、鼻痒、鼻塞以及眼部瘙痒及烧灼感。口服药物后，鼻和眼部症状及体征得以迅速缓解，也适用于缓解慢性荨麻疹、瘙痒性皮肤病及其他过敏性皮肤病的症状及体征。

（2）不良反应

异丙嗪属吩噻嗪类衍生物，小剂量时无明显不良反应，但大量和长时间应用时可出现吩噻嗪类常见的不良反应。较常见的有嗜睡；较少见的有视力模糊或色盲（轻度），头晕目眩、口鼻咽干燥、耳鸣、皮疹、胃痛或胃部不适感、反应迟钝（儿童多见）、晕倒感（低血压）、恶心或呕吐（进行外科手术或并用其他药物时），甚至出现黄疸。增加皮肤对光的敏感性，多噩梦，易兴奋，易激动，幻觉，中毒性谵妄，儿童易发生锥体外系反应，但上述反应发生率不高。心血管的不良反应很少见，可见血压增高，偶见血压轻度降低。白细胞减少、粒细胞减少症及再生不良性贫血则属少见。

氯雷他定常见不良反应有乏力，头痛，嗜睡，口干，胃肠道不适包括恶心、胃炎以及皮疹等。罕见不良反应有脱发、过敏反应、肝功能异常、心动过速及心悸等。

4. 常用制剂及贮存要求

（1）盐酸异丙嗪：12.5 mg、25 mg、50 mg，片剂，遮光，密封保存；25 mg：1 mL、50 mg：2 mL，注射剂，遮光，密封保存。

（2）氯雷他定：10 mg，片剂、胶囊剂；5 mg、10 mg，颗粒剂，遮光，密封保存。

五、其他

H_1受体阻断剂除了有上述的四类之外还有哌嗪类、哌啶类。

哌嗪类代表药物为盐酸西替利嗪，盐酸西替利嗪是安定药羟嗪的主要代谢产物，易离子化，不易透过血脑屏障，进入中枢系统的量极少，属于非镇静抗组胺药物。适用于季节性和常年性过敏性鼻炎、季节性结膜炎以及过敏反应所致的皮肤瘙痒和荨麻疹等。

哌啶类H_1受体阻断剂是一类目前非镇静性抗组胺药物的主要类型，其中第一个上市的是特非那定（terfenadine），其抗组胺作用强，可选择性拮抗外周H_1受体，无中枢神经抑制作用，耐受性好，安全性高，与受体结合、解离均缓慢，故药效持久，临床用于治疗常年性或季节性鼻炎及过敏性皮肤病，效果良好。其他在临床上应用的非镇静性抗组胺药物还有咪唑斯汀（mizolastine，皿治林）和左卡巴斯汀（levocabastine），它们均具有较强的组胺H_1受体拮抗作用，剂量小，起效快，专一性高，常用于治疗过敏性鼻炎、结膜炎和荨麻疹等。不良反应极少，无显著的抗胆碱作用，对体重影响极弱。

【练一练】

案例分析

案例介绍：钱某某，男性，16 岁。放学回家经过学校附近新开张的宠物店，到宠物店玩了一会儿，到家后一直鼻痒、打喷嚏、流鼻涕，夜晚鼻塞难忍，清涕不断，无法入睡，无发热、咽痛等症状。其母知道后，给予盐酸苯海拉明片服用。服药后，该患者打喷嚏、流鼻涕的症状缓解，之后数日一直坚持服用盐酸苯海拉明片。但患者自诉一直昏昏欲睡，上课无法集中注意力。遂前往医院就诊。

入院后治疗经过：结合患者症状、体征及过敏原检测结果，诊断为过敏性鼻炎。给予口服氯雷他定片 10 mg，一日一次，嘱患者早、晚使用生理盐水冲洗鼻腔，清除鼻内刺激物、过敏原和炎性分泌物等，尽量避免与猫、狗等宠物近距离接触，减少过敏原暴露。连续服用一周后复诊，患者症状及体征好转，无头晕、嗜睡等症状，遂停用氯雷他定片，继续早、晚使用生理盐水冲洗鼻腔。

用药分析：

（1）第一代H_1受体拮抗剂苯海拉明可透过血脑屏障，抑制中枢组胺的促觉醒作用。因此，在作为抗变态反应药物时，苯海拉明可引起头晕、嗜睡、注意力不集中等不良反应。而第二代H_1受体拮抗剂氯雷他定较少透过血脑屏障，不易引起中枢抑制，相关不良反应少。

（2）苯海拉明具有抗胆碱作用，可用于镇静、镇吐、抗晕动。第二代H_1受体拮抗剂则无此功效。

（3）少部分患者在使用氯雷他定后会出现心律不齐、心搏骤停等不良反应，过量使用氯雷他定可能导致心律失常，因此，用药时应谨遵医嘱。

思考与练习

1. 简述 H_1 受体阻断剂代表药物以及这类药物的药理作用和临床应用。

2. 简述苯海拉明的临床应用及不良反应。

3. 案例分析：孙某某，男性，35岁，长途汽车司机。因局部皮肤出现片状红色突起，瘙痒难忍，诊断为荨麻疹。请问：

（1）可选用哪些药物治疗？

（2）如果选用 H_1 受体阻断剂进行治疗，应选用哪种？为什么？

第二节　拟胆碱药

 学习目标

◆ 熟悉拟胆碱药的分类；

◆ 了解拟胆碱药的结构与性质；

◆ 熟悉拟胆碱药药理作用及作用机制；

◆ 掌握拟胆碱药临床应用与不良反应；

◆ 掌握拟胆碱药常用制剂及贮存要求。

传出神经系统负责将中枢神经系统的冲动传递到各个组织效应器，从而发挥作用。当中枢神经系统的冲动到达神经末梢时，通过神经末梢释放的神经递质作用于相应组织器官上的受体从而发挥作用。作用于传出神经系统的药物是指直接或间接影响传出神经末梢递质水平或影响其受体活性，以改变组织效应器功能活动的药物。

传出神经系统按解剖学分类分为自主神经和运动神经，自主神经包括交感神经和副交感神经，其共同的特点是自中枢神经系统发出后，中途均在神经节细胞处更换神经元，然后到达所支配的组织效应器，故自主神经有节前纤维和节后纤维之分。肾上腺髓质直接受交感神经节前纤维支配，自主神经主要支配心肌、平滑肌和腺体等组织效应器，其活动是非随意性的，不受人的意识所控制，如心脏搏动、血液分配和食物消化等。运动神经自中枢神经系统发出后，中途不更换神经元，直接到达所支配的骨骼肌，所以运动神经无节前纤维和节后纤维之分。运动神经支配骨骼肌，其活动是随意性的，可受人的意识所控制，如肌肉的运动和呼吸等。

传出神经系统按递质分类主要有胆碱能神经和去甲肾上腺素能神经。胆碱能神经主要包括：①交感神经和副交感神经的节前纤维以及支配肾上腺髓质的交感神经纤维；②副交感神经的节后纤维；③极少数交感神经的节后纤维，如支配汗腺分泌和骨骼肌血管舒张的神经；④运动神经。而绝大部分的交感神经节后纤维属于去甲肾上腺素能神经（如图 2 - 1 所示）。

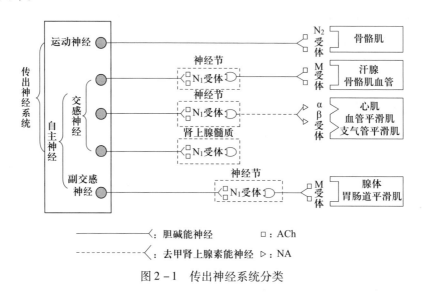

图 2 - 1　传出神经系统分类

传出神经的主要递质有乙酰胆碱（acetylcholine，ACh）和去甲肾上腺素（noradrenaline，NA）。能与乙酰胆碱结合的受体称为胆碱受体。胆碱受体可分为以下两类。

1. 毒蕈碱型胆碱受体

毒蕈碱型胆碱受体是指能与毒蕈碱（muscarine）结合的胆碱受体，简称 M 受体。M 受体位于胆碱能神经节后纤维所支配的组织效应器细胞膜上，如心肌、平滑肌、腺体等处。M 受体可分为 M_1、M_2、M_3、M_4、M_5 五种亚型，各受体亚型分布不完全相同。ACh 激动 M 受体时主要表现为心脏抑制、血管扩张、支气管及胃肠道平滑肌收缩、腺体分泌增加、瞳孔缩小等。M 受体被激动的表现称为 M 样作用。

2. 烟碱型胆碱受体

烟碱型胆碱受体是指能与烟碱（nicotine）结合的胆碱受体，简称 N 受体。N 受体有 N_1 和 N_2 两种亚型。N_1 受体主要位于神经节突触后膜和肾上腺髓质细胞膜上，也叫 N_N 受体。节前纤维末梢释放的 ACh 激动 N_1 受体时，表现为节后神经兴奋和肾上腺髓质分泌。N_2 受体位于骨骼肌细胞膜上，也叫 N_M 受体。运动神经末梢释放的 ACh 激动 N_2 受体时，表现为骨骼肌收缩。N 受体被激动的表现称为 N 样作用。

肾上腺素受体能选择性地与去甲肾上腺素（NA）或肾上腺素（AD）结合，可分为 α

肾上腺素受体和 β 肾上腺素受体两类。

1. α 肾上腺素受体及效应

α 肾上腺素受体（简称 α 受体）可分为 $α_1$ 受体和 $α_2$ 受体两种亚型。$α_1$ 受体主要分布于血管平滑肌、瞳孔开大肌、胃肠和膀胱括约肌等处，激动时可引起血管（皮肤、黏膜、内脏）收缩、瞳孔扩大、胃肠和膀胱括约肌收缩等效应；$α_2$ 受体主要分布于去甲肾上腺素能神经末梢突触前膜、胰岛 B 细胞、血小板等处，激动时可引起 NA 分泌减少、胰岛素分泌减少、血小板聚集、血管收缩等效应。α 受体被激动所产生的效应常被称为 α 型效应。

2. β 肾上腺素受体及效应

β 肾上腺素受体（简称 β 受体）分为 $β_1$、$β_2$ 和 $β_3$ 三种亚型。$β_1$ 受体主要分布于心脏，激动时可引起心肌收缩力增强、心率加快、传导加快、心排血量增加、耗氧量增加等效应，同时在肾脏上也有分布，激动时会引起肾素分泌增加；$β_2$ 受体主要分布于支气管和骨骼肌血管平滑肌、肝脏等处，激动时可引起支气管扩张、骨骼肌血管舒张、糖原分解、血糖升高等效应，突触前膜的 $β_2$ 受体激动可使 NA 分泌增多；$β_3$ 受体分布于脂肪组织，激动时可引起脂肪分解。β 受体被激动所产生的效应通常被称为 β 型效应。传出神经受体效应总结见表 2 - 4。

根据药物与胆碱能受体结合后所产生的效应的不同，可将药物分为胆碱受体激动药（cholinoceptor agonist）和胆碱受体拮抗剂（cholinoceptor antagonist）。胆碱受体激动药也称拟胆碱药（cholinomimetic drug），可直接兴奋胆碱受体，其效应与乙酰胆碱类似。胆碱受体拮抗药亦称抗胆碱药，能与胆碱受体结合，但不产生或极少产生拟胆碱作用，却能阻碍乙酰胆碱或拟胆碱药与胆碱受体的结合，因此，表现为胆碱能神经被拮抗或抑制的效应。

表 2 - 4　　　　　　　　　　　传出神经受体效应

组织效应器		胆碱能神经元兴奋		去甲肾上腺素能神经元兴奋	
		受体类型	效应	受体类型	效应
心脏	窦房结	M_2	心率减慢	$β_1$	心率加快
	传导系统	M_2	传导减慢	$β_1$	传导加快
	心肌	M_2	收缩力降低	$β_1$	收缩力增强
血管	皮肤、黏膜	—	—	$α_1$	收缩
	内脏血管	—	—	$α_1$，$β_2$	收缩，舒张
	骨骼肌血管	—	—	$β_2$，α	舒张，收缩
内脏平滑肌	冠状动脉	—	—	α，$β_2$	收缩，舒张
	支气管	M_3	收缩	$β_2$	舒张
	胃肠壁	M_3	收缩	$α_2$，$β_2$	舒张
	膀胱肌	M_3	收缩	$β_2$	舒张
	胃肠括约肌	M_3	舒张	$α_1$	收缩
	膀胱括约肌	M_3	舒张	$α_1$	收缩
	子宫	M_3	收缩	$β_2$，$α_1$	舒张，收缩

组织效应器		胆碱能神经元兴奋		去甲肾上腺素能神经元兴奋	
		受体类型	效应	受体类型	效应
眼内肌	瞳孔开大肌	—	—	α_1	收缩
	瞳孔括约肌	M_3	收缩	—	—
	睫状肌	M_3	收缩	β_2	舒张
代谢	肝脏	—	—	β_2，α_1	肝糖原分解及异生
	骨骼肌	—	—	β_2	肌糖原分解
	脂肪	—	—	β_3	脂肪分解
其他	汗腺	M_3	分泌增加	α	分泌增加
	神经节	N_N	兴奋	—	—
	肾上腺髓质	N_N	分泌肾上腺素和去甲肾上腺素	—	—
	骨骼肌	N_M	收缩	—	—

一、胆碱受体激动药

1. 代表药物结构与性质

毛果芸香碱，为芳叔胺型生物碱，可与一元酸生成稳定的盐，药用其硝酸盐。毛果芸香碱为顺式结构，受热异构化生成活性较弱的反式异构体——异毛果芸香碱。本品分子中含有一个 γ-羧酸内酯环，在碱性环境下，易水解生成毛果芸香酸而失去活性。pH 值为 4 时水解速率最慢，但作为滴眼剂，需考虑眼睛的生理环境（pH 值 5～9），因此，在配制硝酸毛果芸香碱滴眼剂时，其 pH 值应综合考虑调节为 6。毛果芸香碱对热稳定，可进行热压灭菌；对光敏感，0.2% 水溶液避光放置 21 个月稳定，见光放置 21 个月则有 5% 分解。

【知识链接】

毛果芸香碱的发现

在南美洲的丛林里，有一种灌木植物，叫毛果芸香。当地人很早就知道咀嚼这种植物的叶子会引起唾液分泌，可以生津止渴。1874 年，一位巴西医生古汀哈（Coutinhou）从毛果芸香的叶子中提取出一种生物碱，并将其分离出来，这就是毛果芸香碱。在早期的临床实践中，毛果芸香碱被用来排汗（皮下注射 10～15 mg，可分泌 2～3 L 汗液），并使唾液明显增加。但是现在，毛果芸香碱已经不再用于排汗，而是用于青光眼治疗。

2. 药理作用及作用机制

（1）药理作用

毛果芸香碱直接激动 M 受体，产生 M 样作用，对眼和腺体的作用最为明显。

1）对眼的作用。滴眼后易透过角膜，作用迅速且温和，产生缩瞳、降低眼内压和调节痉挛等作用。

①缩瞳，虹膜由瞳孔括约肌和瞳孔开大肌组成。瞳孔括约肌受动眼神经的副交感神经纤

维支配，瞳孔括约肌上有 M 受体分布，激动时瞳孔括约肌收缩，瞳孔缩小；瞳孔开大肌受去甲肾上腺素能神经支配，瞳孔开大肌上有 α 受体分布，激动时瞳孔开大肌收缩，瞳孔扩大。毛果芸香碱能直接激动瞳孔括约肌上的 M 受体，使瞳孔括约肌收缩，瞳孔缩小。局部用药后作用可持续数小时至一天。

②降低眼内压，房水是由睫状体上皮细胞分泌及血管渗出而产生，经瞳孔流入前房，到达前房角间隙，经滤帘流入巩膜静脉窦，最后进入血液循环。房水使眼球具有一定压力，称为眼内压。任何原因造成房水回流障碍，均可引起眼内压升高，出现头痛、眼胀、视力减退等一系列临床症状。毛果芸香碱通过缩瞳作用，使虹膜向中心方向拉紧，虹膜根部变薄，前房角间隙扩大，房水易经滤帘进入巩膜静脉窦流入血液循环，回流通畅，眼内压降低。

③调节痉挛，眼睛在视物时，通过晶状体聚焦，使物体能成像于视网膜上，从而看清物体，此即为眼睛的调节作用。眼睛的调节作用主要依赖于晶状体曲度的变化，晶状体受悬韧带的外向牵拉，悬韧带又受睫状肌控制，睫状肌由环状和辐射状两种平滑肌纤维组成，前者受胆碱能神经支配，后者受去甲肾上腺素能神经支配。毛果芸香碱能激动睫状肌环状纤维上的 M 受体，使睫状肌向瞳孔中心方向收缩，悬韧带松弛，晶状体因自身弹性而变凸，屈光度增加，此时，远处的物体不能成像在视网膜上，难以视清远物，只有视近物清楚。毛果芸香碱的这种作用称为调节痉挛。

2）对腺体的作用。腺体分泌液增多，尤其汗腺和唾液腺。

（2）作用机制

毛果芸香碱能直接激动 M 受体，瞳孔括约肌收缩，瞳孔缩小，使虹膜向中心方向拉紧，虹膜根部变薄，前房角间隙扩大，房水易经滤帘进入巩膜静脉窦流入血液循环，回流通畅，眼内压降低。同时，毛果芸香碱能激动睫状肌环状纤维上的 M 受体，使睫状肌向瞳孔中心方向收缩，悬韧带松弛，晶状体因自身弹性而变凸，屈光度增加，起到调节痉挛作用。

3. 临床应用与不良反应

（1）临床应用

1）治疗青光眼。青光眼为眼科常见疾病，因房水回流障碍导致眼内压增高，可引起头痛、眼胀、视力减退等一系列临床症状，严重可致失明。低浓度的毛果芸香碱（2%以下）用于治疗闭角型青光眼（充血性青光眼），滴眼后可缩小瞳孔，开大前房角间隙，降低眼内压。不宜使用高浓度，因其可能加重青光眼症状。对开角型青光眼早期也有一定疗效，但机制不明。常用 1% ~2% 毛果芸香碱溶液滴眼，用药后数分钟即可见效，30 ~40 分钟缩瞳作用达到高峰，维持 4 ~8 小时。

2）治疗虹膜炎。毛果芸香碱与扩瞳药交替应用，可防止虹膜与晶状体粘连。

3）解救 M 受体阻断药中毒。全身给药可用于对抗阿托品等 M 受体阻断药中毒引起的外周症状。

（2）不良反应

药液吸收过量可出现 M 受体过度兴奋症状，如流涎、多汗、腹痛、腹泻、支气管痉挛等 M 样症状，可用阿托品对抗处理。滴眼时应压迫内眦，以免药液经鼻泪管流入鼻腔吸收而产生不良反应。

【知识链接】

青光眼

对于大多数人来说，正常眼压值为 $10 \sim 21$ mmHg，青光眼大多数是由于眼压升高超过这一数值引起眼球后部的视神经逐步损伤而影响视力的一种疾病。眼内有结构（睫状体）不断地产生房水，起到维持和营养眼内组织的作用，也有结构（小梁网）将房水引流出眼内。正常情况下，房水的产生与排出总是保持一个动态平衡，从而维持一个稳定的眼压。青光眼患者房水往往能正常产生，但排出通道因各种原因阻塞，动态平衡被破坏，眼内积存房水过多而引起眼压过高。若不及时治疗，长时间的高眼压会压迫视神经，引起视神经萎缩，进而引起视力下降甚至失明。

4. 常用制剂及贮存要求

硝酸毛果芸香碱滴眼液：5 mL：25 mg、5 mL：100 mg、10 mL：50 mg、10 mL：100 mg、10 mL：200 mg，遮光，密封，在凉暗处保存。

二、乙酰胆碱酯酶抑制剂

乙酰胆碱酯酶抑制剂能与胆碱酯酶（AChE）结合，抑制其活性，导致胆碱能神经末梢释放的 ACh 水解减少，在突触间隙蓄积而激动 M 受体和 N 受体，产生 M 样作用和 N 样作用。按药物与 AChE 结合后水解速率的快慢不同，可分为易逆性胆碱酯酶抑制剂和难逆性胆碱酯酶抑制剂两类。前者如溴新斯的明、吡斯的明、毒扁豆碱等，后者主要是有机磷酸酯类杀虫药。

1. 代表药物结构与性质

溴新斯的明，由苯环、氨甲酸酯、季铵离子、溴离子四部分组成，为白色结晶性粉末，无臭。溴新斯的明在水中极易溶解，在乙醇或三氯甲烷中易溶，在乙醚中几乎不溶。

2. 药理作用及作用机制

（1）药理作用

溴新斯的明属于易逆性胆碱酯酶抑制剂，其药理作用表现为以下四个方面。

1）对骨骼肌兴奋作用最强，除能抑制 AChE 外，还能直接激动骨骼肌运动终板上的 N_M 受体，并促进运动神经末梢释放乙酰胆碱，故而对骨骼肌具有强大的兴奋作用；

2）兴奋胃肠和膀胱平滑肌作用；

3）对心血管系统的作用主要表现为心率减慢，心排血量下降；

4）其他，如缩瞳、眼压降低、腺体分泌增多等，但作用均较弱。

（2）作用机制

溴新斯的明能可逆地与胆碱酯酶结合，抑制胆碱酯酶活性，造成乙酰胆碱堆积。本品分子结构中带正电荷的季铵基团和酯结构与 AChE 的阴离子部位结合，同时其分子中的羰基碳与 AChE 酯解部位的丝氨酸羟基形成共价键，生成药物与 AChE 的复合物。药物中的二甲氨基甲酰基转移到丝氨酸羟基上，生成二甲氨基甲酰化 AChE。该酶中二甲氨基甲酰化 AChE

较乙酰化 AChE 水解速率慢，故酶的活性暂时消失，但比有机磷酸酯类短，因此属于易逆性胆碱酯酶抑制剂。

3. 临床应用与不良反应

（1）临床应用

1）兴奋骨骼肌，明显改善肌无力症状。一般患者可采取口服给药，病情较重者可皮下或肌内注射。静脉注射给药时有一定危险性，可出现心律过缓甚至心脏停搏。

2）兴奋胃肠平滑肌和膀胱逼尿肌，用于治疗手术后及其他原因引起的腹气胀和尿潴留。

3）通过减慢心率，缓解阵发性室上心动过速。

4）缓解阿托品和非除极化型肌松药（如筒箭毒碱）中毒。

（2）不良反应

溴新斯的明可致药疹，大剂量时可引起恶心、呕吐、腹痛、腹泻、流泪、流涎等，严重时可出现共济失调、惊厥、昏迷、语言不清、焦虑不安、恐惧甚至心脏停搏等不良反应。

【知识链接】

重症肌无力

重症肌无力（myasthenia gravis，MG）是一种主要累及神经肌肉接头突触后膜上乙酰胆碱受体（acetylcholine receptor，AChR）的自身免疫性疾病。目前 MG 被认为是最经典的自身免疫性疾病，发病机制与自身抗体介导的 AChR 损害有关，主要由 AChR 抗体介导，在细胞免疫和补体参与下突触后膜的 AChR 被大量破坏，不能产生足够的终板电位，导致突触后膜传递功能障碍而发生肌无力。MG 患者肌无力的显著特点是每日波动性，肌无力于下午或傍晚劳累后加重，晨起或休息后减轻，此种波动现象称之为"晨轻暮重"。全身骨骼肌均可受累，以眼外肌受累最为常见，其次是面部、咽喉肌及四肢近端肌肉受累。肌无力常从一组肌群开始，范围逐步扩大。女性发病高峰在 20～30 岁，男性在 50～60 岁，多合并胸腺瘤。起病隐匿，整个病程有波动，缓解与复发交替。晚期患者休息后不能完全恢复。多数患者迁延数年至数十年，靠药物维持。少数患者可自然缓解。

4. 常用制剂及贮存要求

（1）溴新斯的明片：15 mg，密闭保存。

（2）甲硫酸新斯的明注射液：1 mL∶0.5 mg、2 mL∶1 mg，遮光，密闭保存。

【知识链接】

有机磷酸酯类急性中毒症状以及解救措施

有机磷酸酯类属于难逆性胆碱酯酶抑制剂，主要为杀虫剂，如美曲磷酯（敌百虫）、敌敌畏、乐果、对硫磷（1605）、内吸磷（1059）、甲拌磷（3911）、拉硫磷（4049）等；有些则为战争毒气，如塔崩、沙林和梭曼等。此类物质对人畜均有强烈毒性（见下页表）。作用机制与溴新斯的明相似，只是与胆碱酯酶的结合更为牢固，生成难以水解的磷酰化胆碱酯酶，结果使胆碱酯酶失去水解乙酰胆碱的能力，造成乙酰胆碱在体内大量积聚，引起一系列中毒症状。若不及时抢救，胆碱酯酶在几分钟或几小时内就"老化"。"老化"过程会生成更稳定的单烷氧基磷酰化胆碱酯酶，此时即使使用胆碱酯酶复活药，也不能恢复胆碱酯酶的活性，必须等待新生的胆碱酯酶出现，才有水解乙酰胆碱的能力，此恢复过程需 15~30 天。因此一旦发生中毒，必须迅速抢救，而且要持续进行。

有机磷酸酯类急性中毒症状

作用		中毒症状
M样作用	兴奋虹膜括约肌、睫状肌	缩瞳、视力模糊、眼痛
	促进腺体分泌	口吐白沫、流涎、大汗淋漓、分泌物增加
	呼吸道平滑肌兴奋	支气管痉挛、呼吸困难、肺水肿
	胃肠道平滑肌兴奋	恶心、呕吐、腹痛、腹泻、大便失禁
	膀胱平滑肌兴奋	小便失禁
	心脏抑制	心率减慢
	血管扩张	血压下降
N样作用	兴奋神经节 N_N 受体	心动过速、血压升高
	兴奋骨骼肌 N_M 受体	骨骼肌震颤或抽搐，严重者肌无力、呼吸麻痹
中枢作用	先兴奋后抑制	兴奋、惊厥、昏迷、血压下降、呼吸衰竭

针对有机磷酸酯类急性中毒解救方法如下。

（1）迅速清除毒物，限制毒物吸收。一经确诊中毒，迅速脱离中毒环境，清除呼吸道阻塞，清洗皮肤，脱去污染衣物，及时更换患者衣物，用清水或肥皂水清洗被污染的皮肤、毛发和指甲，常用2%碳酸氢钠溶液（敌百虫忌用）、30%乙醇皂和氧化镁溶液。因几乎所用的有机磷酸酯类都可经皮肤吸收毒性，并且大多数品种对皮肤没有刺激性，在全身中毒症状出现前不易察觉。眼部污染可用0.9%氯化钠注射液连续冲洗。

（2）洗胃。及时、正确、彻底地洗胃是抢救成败的第一个关键。最有效的洗胃是在口服毒剂30分钟内，但服毒后危重昏迷患者即使超过24小时仍应洗胃。

（3）解毒剂的应用。对中毒患者立即建立静脉通路，早期合理应用阿托品是提高有机磷酸酯类中毒抢救成功的关键。阿托品化的判断标准是：瞳孔扩大不再缩小；颜面潮红，皮肤干燥；腺体分泌减少，口干无汗；肺部啰音减少或消失；心率加快。达到阿托品化后，由于毒物仍在吸收，仍需应用阿托品，适当减量维持3~7天，不可过早骤然停药，以防反跳。

（4）对症治疗。有机磷酸酯类中毒主要致死原因有肺水肿、休克、心脏损害，特别是中枢性呼吸衰竭和急性肺水肿。因此，应加强对重要脏器的监护，保持呼吸道通畅，吸氧或使用机械辅助呼吸，发现病情变化及时处理。

【练一练】

案例分析

案例介绍：陈某某，男性，38岁。主诉近日出现视物模糊，四肢无力，咀嚼、吞咽困难。检查结果为眼睑下垂，肌张力下降。诊断为重症肌无力。药物治疗方案为溴新斯的明片，一次 15 mg，一日三次，口服。

用药分析：

（1）重症肌无力是一种主要累及神经肌肉接头突触后膜上乙酰胆碱受体的自身免疫性疾病。常用药物为乙酰胆碱酯酶抑制剂溴新斯的明。

（2）常用量，一次 15 mg，一日三次，重症肌无力的患者用量视病情而定，极量为一次 30 mg，一日 100 mg。

（3）过量时可导致胆碱能危象，表现为大量出汗、大小便失禁、瞳孔缩小、睫状肌痉挛、前额疼痛、心动过缓和其他类型的心率失常，亦可见低血压、肌痉挛、肌无力、肌麻痹、胸腔紧缩感及支气管平滑肌痉挛等。

思考与练习

1. 简述毛果芸香碱的临床应用和不良反应。
2. 简述溴新斯的明的药理作用和临床应用。
3. 案例分析：周某某，女性，56 岁。两个月前开始感到左眼疼痛，视物模糊，视灯周围有红晕，偶伴有轻度同侧头痛，但症状轻微，常自行缓解。三天前突然感觉左侧剧烈头痛、眼球胀痛，视力极度下降。在地方医院诊断为左眼急性闭角型青光眼。遂嘱用 2% 毛果芸香碱频点左眼，两小时后自觉头痛、眼胀减轻，视力有所恢复。但四小时后患者出现全身不适，流泪、流涎、心悸、上腹不适而急诊求治。体格检查：左眼视力为 0.6，右眼视力为 1.4；左眼睫状充血，瞳孔约 2 mm 大小，对光反射较弱；左眼眼压为 26 mmHg，右眼眼压为 16 mmHg；前房角镜检左窄，右眼基本正常。

（1）该患者使用毛果芸香碱滴眼后症状为何能够缓解？

（2）四小时后患者出现全身不适，出汗、流泪、流涎、心悸、上腹不适，原因是什么？

第三节　抗胆碱药

 ## 学习目标

◆ 熟悉抗胆碱药的分类；

◆ 了解抗胆碱药的结构与性质；

◆ 熟悉抗胆碱药药理作用及作用机制；

◆ 掌握抗胆碱药临床应用与不良反应;
◆ 掌握抗胆碱药常用制剂及贮存要求。

抗胆碱药是一类能与胆碱受体结合,通过阻断乙酰胆碱或拟胆碱药与胆碱受体结合,而产生抗胆碱作用的药物。根据其对胆碱受体选择性的不同,可分为 M 受体拮抗剂和 N 受体拮抗剂。

一、M 受体拮抗剂

1. 代表药物结构与性质

阿托品,其结构为含酯键和叔胺结构,酯键水解后生成莨菪醇和消旋的莨菪酸,故碱性环境中更易水解,水溶液 pH 值 3.5~4 时最稳定,药用其硫酸盐。本品为无色结晶或白色结晶性粉末,无臭。本品在水中极易溶解,在乙醇中易溶。

2. 药理作用及作用机制

(1)药理作用

阿托品作用广泛,不同器官 M 受体对其敏感性也不同,随着剂量加大,可依次出现腺体分泌减少,扩瞳、升高眼内压和调节麻痹,松弛内脏平滑肌,加快心率、加速房室传导。大剂量时可出现扩张血管及兴奋中枢。

1)腺体分泌减少。阿托品可阻断 M 受体,抑制腺体分泌。对汗腺和唾液腺的作用最敏感,在使用 0.5 mg 阿托品时,即可见汗腺及唾液腺分泌减少。对呼吸道腺体作用较强。大剂量也能抑制胃液分泌,但对胃酸分泌影响较小。

2)对眼的作用。①扩瞳,阿托品能阻断瞳孔括约肌上的 M 受体,致瞳孔括约肌松弛,使去甲肾上腺素能神经支配的瞳孔开大肌功能占优势,瞳孔扩大;②升高眼内压,由于瞳孔扩大,使虹膜退向四周外缘,前房角间隙变窄,阻碍房水回流入巩膜静脉窦,导致眼内压升高,故青光眼患者禁用;③调节麻痹,阿托品能阻断睫状肌 M 受体,使睫状肌松弛而退向外缘,悬韧带拉紧,晶状体变扁平,屈光度降低,导致视远物清楚而视近物模糊,这一作用称为调节麻痹。

3)松弛内脏平滑肌。阿托品通过阻断内脏平滑肌上的 M 受体,能松弛多种内脏平滑肌,尤其对过度活动或痉挛的平滑肌作用更为显著。对胃肠、膀胱平滑肌松弛作用较强,对胆管、输尿管和支气管平滑肌松弛作用较弱,对子宫平滑肌影响很小。

4)兴奋心脏。①加快心率,较大剂量(1~2 mg)的阿托品能阻断窦房结的 M_2 受体,解除迷走神经对心脏的抑制作用,从而引起心率加快,心率加快的程度取决于迷走神经张力,对于迷走神经张力高的青壮年,心率加快作用明显,对幼儿及老年人影响较小;②加速房室传导,阿托品可拮抗迷走神经过度兴奋所致的房室传导阻滞和心律失常。

5)扩张血管。治疗量的阿托品对血管无明显影响,较大剂量的阿托品可扩张血管,解除血管痉挛,出现皮肤潮红、温热,尤其以面颈部皮肤为甚。阿托品扩张血管作用机制未明,与其阻断 M 受体无关,可能是阿托品导致出汗减少,引起体温升高后的代偿性散热反应,也可能是阿托品直接舒张血管的作用。

6）兴奋中枢。治疗量（0.5~1 mg）的阿托品对中枢神经系统兴奋作用不明显；5 mg时中枢兴奋明显增强；较大剂量（12 mg）能兴奋延髓和大脑；中毒剂量（10 mg以上）可产生幻觉、定向障碍、运动失调和惊厥；继续增加剂量，可见中枢兴奋转为抑制，表现为惊厥、昏迷、循环和呼吸衰竭。

（2）作用机制

阿托品竞争性地拮抗 M 胆碱受体，阻断 ACh 或胆碱受体激动药与 M 受体结合，从而拮抗它们的激动作用。

3. 临床应用与不良反应

（1）临床应用

1）解除平滑肌痉挛。阿托品适用于多种内脏绞痛，对胃肠道绞痛、膀胱刺激征（如尿频、尿急等）疗效较好，但对胆绞痛和肾绞痛单用阿托品疗效较差，常需与阿片类镇痛药合用。

2）抑制腺体分泌。阿托品用于麻醉前给药，以减少呼吸道腺体及唾液腺分泌，防止分泌物阻塞呼吸道和吸入性肺炎的发生，也可用于严重盗汗及流涎症的治疗。

3）眼科应用。①治疗虹膜睫状体炎，用0.5%~1%的阿托品滴眼液滴眼，可松弛瞳孔括约肌和睫状肌，有助于炎症消退，还可与缩瞳药交替应用，预防虹膜与晶状体的粘连；②检查眼底，用阿托品滴眼液扩瞳后可以观察视网膜血管的变化及其他改变，为疾病诊断和治疗提供依据；③验光配镜，眼内滴入阿托品滴眼液能使睫状肌松弛，由于晶状体充分固定，可准确测定晶状体的屈光度，但阿托品作用时间较长，其调节麻痹作用可维持一至两周，故现已少用，但儿童验光时仍用阿托品，因儿童的睫状肌调节功能较强。

4）治疗缓慢型心律失常。阿托品可用于治疗迷走神经过度兴奋所致的窦性心动过缓、房室传导阻滞等缓慢型心律失常。

5）抗休克。对暴发型流行性脑脊髓膜炎、中毒性菌痢、中毒性肺炎等所致的感染中毒性休克患者，可用大剂量阿托品治疗，能解除血管痉挛，舒张外周血管，改善微循环，但对休克伴有高热或心率过快者，不宜用阿托品。

6）解救有机磷酸酯类中毒。阿托品通过阻断 M 受体，使堆积的乙酰胆碱不能作用于 M 受体，以迅速缓解 M 样症状。阿托品能少量透过血脑屏障，大剂量可轻度兴奋呼吸中枢和大脑皮质，对抗部分中枢中毒症状，使昏迷患者苏醒。阿托品的缺点是不能阻断 N_2 受体，不能解除骨骼肌震颤，对中毒晚期的呼吸肌麻痹也无效，也不能使被抑制的胆碱酯酶复活。在中度、重度中毒时，需与胆碱酯酶复活药配合应用。

【知识链接】 ┈┈┈┈┈┈┈┈┈┈┈┈┈┈┈┈┈┈┈┈┈┈┈┈┈┈┈┈┈┈┈┈┈┈┈┈

休克

休克是由各种病因引起的急性循环功能障碍，使组织血液灌流量严重不足，导致细胞损伤、重要器官功能代谢紊乱和结构损害的全身性病理过程。根据休克的病因，把休克大致分为失血性休克、创伤性休克、感染性休克、心源性休克和过敏性休克五类。尽管休克的病因不同，但有效灌流量减少使得微循环发生障碍，是多数休克发生的共同基础。其主要临床表现为血压下降、面色苍白、皮肤湿冷、脉搏细速、神志淡漠甚至昏迷。

（2）不良反应

阿托品作用广泛，不良反应较多。常见不良反应有口干、视力模糊、心率加快、瞳孔扩大及皮肤潮红等。过量中毒时，除上述症状加重外，还可出现中枢兴奋症状，表现为烦躁不安、失眠、谵妄甚至惊厥；重者可见中枢兴奋转为抑制，出现昏迷及呼吸衰竭等。成人阿托品的最低致死量为 80~130 mg，儿童约为 10 mg。

阿托品中毒的解救主要为对症治疗。如口服中毒，应立即洗胃、导泻，以促进毒物排出，并可用毒扁豆碱缓慢静脉注射，可迅速对抗阿托品中毒症状，但由于毒扁豆碱体内代谢迅速，患者可在一至二小时内再度昏迷，故须反复给药；如患者有明显中枢兴奋时，可用地西泮对抗。此外，应对患者进行人工呼吸、敷以冰袋及乙醇擦浴，以降低患者体温。

4. 常用制剂及贮存要求

硫酸阿托品注射液：1 mL：0.5 mg、2 mL：1 mg，密闭保存。

【练一练】

案例分析

案例介绍：王某某，女性，58 岁，近日视力下降于医院就诊，因患者瞳孔较小，医师给予眼部滴用阿托品滴眼液并做眼底检查，当晚患者感觉眼睛疼、头疼，伴有恶心、呕吐等症状，于医院进一步检查后诊断为急性闭角型青光眼急性发作期，立即住院，进行治疗。

请分析医师用药有何问题？为什么？

用药分析：

（1）急性闭角型青光眼是由于前房角突然关闭而引起眼压急剧升高的眼部疾病，常伴有明显眼痛，视力下降，同侧偏头痛、恶心、呕吐等症状，如未经及时恰当治疗，可能会短期内失明。临床常用缩瞳药物，如毛果芸香碱等。

（2）阿托品是 M 受体拮抗剂，会起到扩瞳、升高眼压的作用，该医师可能是将疾病误诊为虹膜睫状体炎，用此药不但没有治疗作用，反而使疾病加重，所以患者会眼睛疼、头疼，伴有恶心、呕吐等症状。

二、N 受体拮抗剂

N 受体拮抗剂分为 N_N 受体拮抗剂和 N_M 受体拮抗剂两大类。N_N 受体拮抗剂因不良反应多且严重，现已少用。N_M 受体拮抗剂又称骨骼肌松弛药（简称肌松药），临床上作为全身麻醉的辅助用药，使肌肉松弛，减少麻醉药用量。

1. 代表药物结构与性质

氯化琥珀胆碱，结构中含有两个季铵离子，水溶性大，起效快，外周作用强；含有酯键，易被胆碱酯酶水解失活，因此作用时间短。临床静脉注射适用于一些短时操作，如气管内插管、气管镜、食管镜、胃镜等。静脉滴注适用于较长时间手术的肌松需要。肌束颤动可致肌梭受损，部分患者出现肌肉痛，也可使眼内压升高、胃内压升高、血钾升高，剂量过大、静脉滴注过快可出现呼吸肌麻痹。

2. 药理作用及作用机制

（1）药理作用

本品静注后先引起短暂的肌束震颤，从眉际和上眼睑等小肌开始，向肩胛和胸大肌至上下肢。肌松作用 60 ~ 90 秒起效，维持十分钟左右。重复静注或持续滴注可使作用延长。大剂量可致心率减慢；剂量超过 1 g，易发生脱敏阻滞，使肌张力恢复延迟。本品可引起脑血管扩张，颅内压升高，眼眶平滑肌收缩，眼内压暂时升高，术后肌肉痛，产生肌球蛋白尿等。长时间去极化可导致肌细胞内 K^+ 外流，血钾升高。此外，本品可诱发恶性高热。

（2）作用机制

本品与烟碱样受体结合后，产生稳定的除极作用，引起骨骼肌松弛。

3. 临床应用与不良反应

（1）临床应用

本品为去极化型骨骼肌松弛药，可用于全身麻醉时气管内插管和术中维持肌松等。

（2）不良反应

1）引发高钾血症。本品引起肌纤维去极化时使细胞内 K^+ 迅速流至细胞外。严重烧伤、软组织损伤、腹腔内感染、破伤风、截瘫及偏瘫等患者，在本品作用下引起异常的大量 K^+ 外流致高钾血症，产生严重室性心律失常甚至心搏停止。

2）对心脏产生作用。本品的拟乙酰胆碱作用可引起心动过缓、结性心律失常和心搏骤停，尤其是重复大剂量给药最易发生。

3）眼内压升高。本品对眼外肌引起痉挛性收缩以致眼压升高。

4）胃内压升高。本品可引起饱胃患者胃内容反流误吸。

5）恶性高热。多见于本品与氟烷合用的患者，也多发生于幼儿。

6）术后肌痛。给药后卧床休息者肌痛轻而少，一至两天内即起床活动者肌痛剧而多。

7）肌张力增强。以胸大肌最为明显，其次是腹肌，严重时波及肱二头肌和股四头肌等。这时机体总的氧耗量加大，还能引起胃内压甚至颅内压升高。

4. 常用制剂及贮存要求

氯化琥珀胆碱注射液：1 mL：50 mg、2 mL：100 mg，密闭保存。

思考与练习

1. 简述阿托品的药理作用和临床应用。

2. 简述氯化琥珀胆碱的临床应用。

3. 案例分析：丁某某，女性，40 岁，既往有青光眼病史，患者因腹痛、腹泻六小时就医，诊断为急性胃肠炎。医生给予口服阿托品，每次 0.6 mg，一天三次；氟沙星每次 0.4 g，一天两次。该患者口服两次阿托品后感觉眼部疼痛不适、视物不清，伴头痛、恶心等症状。

试分析患者用药后出现上述症状的原因。

第四节　肾上腺素受体激动药

学习目标

◆ 熟悉肾上腺素受体激动药的分类；
◆ 了解肾上腺素受体激动药的结构与性质；
◆ 熟悉肾上腺素受体激动药药理作用及作用机制；
◆ 掌握肾上腺素受体激动药临床应用与不良反应；
◆ 掌握肾上腺素受体激动药常用制剂及贮存要求。

肾上腺素受体激动药是指能够与肾上腺素受体结合并激动受体，产生与肾上腺素相似作用的药物，故又称拟肾上腺素药。根据对肾上腺素受体选择性的不同，肾上腺素受体激动药可分为以下三大类：α、β 受体激动药，常用药物有肾上腺素、多巴胺、麻黄碱等；α 受体激动药，常用药物有去甲肾上腺素、间羟胺等；β 受体激动药，常用药物有异丙肾上腺素、多巴酚丁胺等。

一、α、β 受体激动药

1. 代表药物结构与性质

肾上腺素，结构含儿茶酚结构与仲氨基结构。本品显酸碱两性，分子中酚羟基具有弱酸性，可与氢氧化钠（NaOH）成盐溶解，但不溶于碳酸钠（Na_2CO_3）溶液及氨溶液。仲胺基结构呈弱碱性，可与强酸成盐溶于水，临床常用其盐酸盐。本品为白色或类白色结晶性粉末，无臭。肾上腺素在水中极微溶解，在乙醇、三氯甲烷、乙醚、脂肪油或挥发油中不溶，在无机酸或氢氧化钠溶液中易溶，在氨溶液或碳酸钠溶液中不溶。

盐酸多巴胺，由苯二酚和氨基乙基两部分组成，在空气中易氧化变色。光照、受热、微量金属离子及溶液 pH 值增大均加速盐酸多巴胺的氧化。本品为白色或类白色有光泽的结晶性粉末，无臭。盐酸多巴胺在水中易溶，在无水乙醇中微溶，在三氯甲烷、乙醚中极微溶。

盐酸麻黄碱，又名麻黄素。分子中具有两个手性碳原子和四个旋光异构体，其中（1R，

2S)（-）麻黄碱的活性最强，为临床主要药用异构体。本品为白色针状结晶或结晶性粉末，无臭。盐酸麻黄碱在水中易溶，在乙醇中溶解，在三氯甲烷或乙醚中不溶。

2. 药理作用及作用机制

（1）药理作用

1）肾上腺素药理作用如下。

①兴奋心脏。激动心肌、传导系统和窦房结的 β_1 受体，使心肌收缩力加强，传导加速，心率加快，心排血量增加；激动 β_2 受体，舒张冠状血管，改善心肌的血液供应，且作用迅速，是一个强效的心脏兴奋药。

②舒张和收缩血管。其作用取决于各器官血管平滑肌 α_1 受体及 β_2 受体的分布密度以及给药剂量的大小。激动血管平滑肌 α_1 受体，使 α_1 受体占优势的皮肤、黏膜和肾脏的血管收缩；激动血管平滑肌 β_2 受体，使 β_2 受体占优势的骨骼肌血管和冠状血管舒张。冠状血管舒张也与其兴奋心脏、代谢产物腺苷（直接舒张冠状血管）的增加有关，对脑及肺血管影响微弱。

③影响血压。肾上腺素对血压的影响与剂量有关，治疗量的肾上腺素可激动 β_1 受体，使心脏兴奋，心排血量增加，故收缩压升高；激动 β_2 受体，骨骼肌血管的舒张作用抵消或超过了皮肤、黏膜血管的收缩作用，故舒张压不变或略下降，脉压增大。静脉注射较大剂量的肾上腺素，除强烈兴奋心脏外，还可使血管平滑肌上的 α_1 受体激动占优势，外周阻力显著增高，使收缩压和舒张压均升高，血压曲线呈双相反应。如先使用 α 受体阻断药如酚妥拉明，再使用原升压剂量的肾上腺素，则肾上腺素激动 α_1 受体的收缩血管作用被取消，激动 β_2 受体的舒张血管作用得以充分表现，此时血压下降，这种现象称为"肾上腺素升压作用的翻转"。故 α 受体阻断药引起的低血压不能用肾上腺素治疗，否则会导致血压进一步下降，应选用主要激动 α 受体的药物去甲肾上腺素。

④扩张支气管。激动支气管平滑肌细胞上的 β_2 受体，发挥强大的舒张支气管作用，并能抑制肥大细胞释放过敏介质，如组胺、5-羟色胺等；激动支气管黏膜血管上的 α_1 受体，使血管收缩，降低毛细血管通透性，有利于消除支气管黏膜水肿。

⑤促进代谢。治疗量的肾上腺素使机体耗氧量即增加 20%~30%。激动 α 受体和 β_2 受体，促进糖原分解，降低外周组织对葡萄糖的摄取，使血糖升高；激动 β_3 受体，加速脂肪分解，使血液中游离脂肪酸升高。

2）盐酸多巴胺药理作用如下。

①兴奋心脏。主要激动心肌 β_1 受体，并可促进去甲肾上腺素释放，使心肌收缩力加强，心排血量增加。一般剂量对心率影响不明显，大剂量可加快心率。与肾上腺素比较，较少引起心悸和心律失常。

②舒张和收缩血管。盐酸多巴胺对血管的作用与剂量有关，治疗量的盐酸多巴胺能激动多巴胺受体（D_1 受体），使肾脏、肠系膜和冠状血管扩张；激动 α_1 受体，使皮肤、黏膜血管收缩；对 β_2 受体的影响十分微弱。大剂量时，则以 α_1 受体激动占优势，引起血管收缩，主要表现为血管收缩。

③升高血压。治疗量盐酸多巴胺能激动 β_1 受体，兴奋心脏，心排血量增加，故收缩压升高，而舒张压无明显变化，这可能是由于血管舒张收缩作用相抵消，总外周阻力变化不大的结果。大剂量时，除激动心肌 β_1 受体，增加心排血量外，α_1 受体激动占优势，引起血管收缩，总外周阻力增加，故收缩压和舒张压均升高。

④改善肾功能。治疗量盐酸多巴胺能激动 D_1 受体，使肾脏血管舒张，肾血流量和肾小球滤过率均增加；直接抑制肾小管对 Na^+ 的重吸收，具有排钠利尿作用。但大剂量盐酸多巴胺主要激动 α_1 受体，可使肾血管收缩，肾血流量减少。

3）盐酸麻黄碱与肾上腺素比较，药理作用有如下特点：

①性质稳定，口服有效；

②中枢兴奋作用显著；

③连续用药易产生快速耐受性，一般认为与受体饱和及递质耗竭有关；

④兴奋心脏、舒张和收缩血管、影响血压以及扩张支气管的作用缓慢、温和而持久。

（2）作用机制

1）肾上腺激素激动 α 受体和 β 受体，产生较强的 α 型作用和 β 型作用。

2）盐酸多巴胺激动 α 受体、β_1 受体和多巴胺受体。

3）盐酸麻黄碱既能激动 α 受体和 β 受体，又能促进去甲肾上腺素能神经末梢释放去甲肾上腺素。

3. 临床应用与不良反应

（1）临床应用

1）肾上腺素的临床应用如下。

①抢救心脏停搏。用于溺水、麻醉、手术意外、药物中毒、传染病和心脏传导阻滞等所致的心脏停搏，可静脉注射或心室内注射，同时进行有效的心脏按压、人工呼吸和纠正酸中毒等措施，以兴奋心脏，恢复心跳；对电击所致的心脏停搏也可使用肾上腺素，并配合心脏电除颤或利多卡因进行抢救。抢救心脏停搏也可用心脏骤停三联针（肾上腺素、阿托品各 1 mg 及利多卡因 50～100 mg）。其中，肾上腺素直接激动 β_1 受体而兴奋心脏，阿托品阻断 M 受体而解除迷走神经对心脏的抑制，利多卡因产生膜稳定作用而抗室颤。

②缓解过敏性休克。过敏性休克时，表现为小血管扩张和毛细血管通透性增加，有效循环血量减少，血压下降，同时伴有喉头水肿、支气管平滑肌痉挛，出现呼吸困难等症状。肾上腺素是抢救过敏性休克的首选药物，因其能激动 α_1 受体，收缩小动脉和毛细血管前括约肌，降低毛细血管的通透性；激动 β_1 受体，兴奋心脏，改善心功能；激动 β_2 受体，舒张冠状血管，缓解支气管痉挛，抑制过敏介质释放，迅速缓解过敏性休克的临床症状，挽救患者生命。

③控制支气管哮喘发作。肾上腺素能激动支气管平滑肌细胞上的 β_2 受体，解除支气管痉挛，并抑制过敏介质的释放；激动 α_1 受体，使支气管黏膜血管收缩，消除黏膜水肿。控制支气管哮喘急性发作，皮下或肌内注射数分钟即可奏效，但由于其兴奋心脏，故禁用于心源性哮喘，以防出现严重的心律失常。

④与局麻药配伍。在局麻药中加入少量肾上腺素，可使局部血管收缩，延缓局麻药的吸收，既减少了吸收中毒的可能性，又延长了局麻药的作用时间。一般浓度为1∶250 000，一次用药量不超过0.3 mg。但肢体末端手术，如手指、脚趾、阴茎等处，不宜加用肾上腺素，以免血管收缩引起组织缺血坏死。

⑤局部止血。当鼻黏膜和齿龈出血时，可将浸有0.1%盐酸肾上腺素的纱布或棉花球填塞出血处，通过收缩血管而止血。

【知识链接】

心脏骤停及抢救药物

心脏骤停又称心脏性猝死，指突然发生的心脏有效搏动停止。心脏骤停时的心脏电活动大多是心室纤颤，少数为室性心动过速。心脏骤停最重要的急救措施是国际规范化心肺脑复苏术，使用的主要药物有肾上腺素、利多卡因、碳酸氢钠、血管收缩药、血管舒张药和其他心脏兴奋剂等。其中，肾上腺素是目前被公认为最有效且被广泛用于抢救心脏骤停的首选药，配合利多卡因消除心室纤颤或室性心动过速，再合用阿托品可解除迷走神经对心脏的抑制，上述三者合称为心脏骤停三联针，静脉给药的同时，可行心外按摩、挤压，形成人为的血液循环，促进药物通过血液循环到达心肌而发挥药效。

2）盐酸多巴胺临床应用如下。

①抗休克。盐酸多巴胺是临床常用的抗休克药物，治疗量盐酸多巴胺对心脏有正性肌力作用，兼有扩张肾血管、利尿作用，在保持升压的同时并不增加外周阻力。临床用于治疗各种休克，如感染性休克、心源性休克、出血性休克等，对于伴有心收缩力减弱、尿量减少而血容量已补足的休克患者疗效较好。

②治疗急性肾衰竭。因盐酸多巴胺能改善肾功能，增加尿量，常与利尿药合用，治疗急性肾衰竭。

3）盐酸麻黄碱临床应用如下。

①防治支气管哮喘。扩张支气管作用较肾上腺素弱，仅用于预防支气管哮喘发作和轻症的治疗。

②缓解鼻黏膜充血。0.5%～1%盐酸麻黄碱溶液滴鼻，可缓解鼻黏膜充血、肿胀，消除鼻塞。

③防治低血压。主要用于防治硬膜外麻醉和蛛网膜下隙麻醉所引起的低血压。

④缓解荨麻疹和血管神经性水肿所致的皮肤黏膜症状。

（2）不良反应

1）肾上腺素。治疗量即可出现心悸、烦躁、失眠、头痛、出汗和血压升高等不良反应。剂量过大或静脉注射速度过快时，可使血压骤升，有发生脑出血的危险。兴奋心脏，增加心肌耗氧量，可引起心律失常，甚至心室纤颤，故应严格掌握剂量。

2）盐酸多巴胺。一般剂量时不良反应较轻，偶见恶心、呕吐，使用前应补足血容量及纠正酸中毒。剂量过大或静脉滴注速度过快时，可出现心动过速、心律失常、血压增高和肾血管收缩导致肾功能下降等，应减慢滴速或停药。输注时不能外溢，以免引起局部组织缺血坏死。用药期间，应密切观察患者血压、心率、尿量和一般状况等。

3）盐酸麻黄碱。有中枢兴奋症状如不安、失眠等，晚间服用宜加用镇静催眠药。老年患者和前列腺肥大者易引起急性尿潴留，用药前应先排尿。

4. 常用制剂及贮存要求

（1）盐酸肾上腺素注射液：1 mL:1 mg，遮光，密闭，不超过20 ℃保存。

（2）盐酸多巴胺注射液：2 mL:20 mg，遮光，密闭保存（10 ~ 20 ℃）。

（3）盐酸麻黄碱注射液：1 mL:30 mg，遮光，密闭保存。

【练一练】

案例分析

案例介绍：胡某某，女性，19 岁，因面色潮红、高热、咽痛、咽部不适等入院治疗。诊断为急性扁桃体炎。皮试后医生给予青霉素肌内注射，10 分钟后，患者出现面色苍白、手脚发凉、胸闷、呼吸困难、血压骤降、抽搐等症状，医生立即给予0.1%肾上腺素0.5 mL皮下注射抢救。经过一系列抢救处理后，患者逐渐好转。

用药分析：

（1）胡某被诊断为急性扁桃体炎后给予抗生素药物青霉素治疗，但因对青霉素过敏，出现了面色苍白、手脚发凉、胸闷、呼吸困难、血压骤降、抽搐等这些过敏性休克症状。

（2）对于过敏性休克，用药首选肾上腺素，肾上腺素通过收缩小动脉和毛细血管前括约肌，降低毛细血管的通透性，兴奋心脏，改善心功能，同时舒张冠状血管，缓解支气管痉挛，抑制过敏介质释放，迅速缓解过敏性休克的临床症状，挽救患者生命。

（3）用药过程中需要注意，高血压、脑动脉硬化、器质性心脏病、糖尿病及甲状腺功能亢进症患者禁用。

二、α 受体激动药

1. 代表药物结构与性质

重酒石酸去甲肾上腺素，化学名为（R）-4 -（2 -氨基 -1 -羟基乙基）-1，2 -苯二酚重酒石酸盐 -水合物，本品具有邻苯二酚结构，遇光、空气或弱氧化剂易氧化变质，故注射剂加入抗氧化剂焦亚硫酸钠，并避光保存。本品为白色或类白色结晶性粉末，无臭，在水中易溶，在乙醇中微溶，在三氯甲烷或乙醚中不溶。

2. 药理作用及作用机制

（1）药理作用

1）收缩血管。激动血管平滑肌的 α_1 受体，产生强大的血管收缩作用。小动脉、小静脉均收缩，皮肤、黏膜血管收缩最明显，其次是肾脏血管的收缩，脑、肝、肠系膜甚至骨骼肌的血管也都呈收缩反应。冠状血管舒张，是因为激动心脏 β_1 受体，心脏兴奋，心肌的代谢产物腺苷增加，同时血压升高也提高了冠状血管的灌注压力，故冠脉血流量增加。

2）兴奋心脏。对心脏 β_1 受体有较弱的激动作用，可使心肌收缩性加强，但在整体情况下，心率可由于血压升高而反射性地减慢；剂量过大时，也会引起心律失常，但较肾上腺素少见。

3）升高血压。小剂量静脉滴注，收缩血管作用尚不十分剧烈时，兴奋心脏可使收缩压升高，而舒张压升高不明显，脉压加大。较大剂量时，因血管强烈收缩，外周阻力显著增高，收缩压和舒张压均升高，脉压变小。α 受体阻断药可拮抗去甲肾上腺素的升压作用。

4）影响代谢。治疗量重酒石酸去甲肾上腺素对代谢影响不明显，大剂量可出现血糖升高的现象。

（2）作用机制

强大的激动 α 受体作用，对 β_1 受体作用较弱，对 β_2 受体几乎无作用。

3. 临床应用与不良反应

（1）临床应用

1）治疗休克和低血压。目前去甲肾上腺素类血管收缩药物在休克治疗中已不占主要地位，仅用于早期神经源性休克或药物中毒（氯丙嗪、酚妥拉明）所引起的低血压，且为小剂量、短时间应用，使收缩压维持在 12 kPa（90 mmHg）左右，以保证心、脑等重要器官的血液供应。因其强烈的收缩血管作用，大剂量、长时间应用，反而加重微循环障碍，减少重要脏器的供血。现主张重酒石酸去甲肾上腺素与 α 受体阻断药酚妥拉明合用，以拮抗其收缩血管作用，保留其心脏兴奋作用。

2）上消化道止血。取重酒石酸去甲肾上腺素 1～3 mg，适当稀释后口服。通过激动 α 受体，使食管、胃黏膜血管收缩，达到止血效果。

（2）不良反应

1）局部组织缺血坏死。静脉滴注时间过长、浓度过高或药液漏出血管，均可引起局部血管强烈收缩，导致局部组织缺血甚至坏死。如发现外漏或注射部位皮肤苍白，应立即停止注射或更换注射部位，进行热敷，并用普鲁卡因或 α 受体阻断药如酚妥拉明作局部浸润注射，以扩张血管。

2）急性肾衰竭。静脉滴注时间过长或剂量过大，可使肾脏血管剧烈收缩，产生少尿、无尿和肾实质损伤，故用药期间尿量至少保持在每小时 25 mL 以上。

4. 常用制剂及贮存要求

重酒石酸去甲肾上腺素注射液：1 mL∶2 mg，遮光，密闭，不超过 25 ℃保存。

三、β 受体激动药

1. 代表药物结构与性质

盐酸异丙肾上腺素，化学名为 4 -[（2 -异丙氨基-1 -羟基)乙基]-1，2 -苯二酚盐酸盐，本品分子中的烃氨基呈弱碱性,可与多种酸成盐。本品为白色或类白色结晶性粉末,无臭。盐酸异丙肾上腺素在水中易溶,在乙醇中微溶,在三氯甲烷或乙醚中不溶。

2. 药理作用及作用机制

(1) 药理作用

1) 兴奋心脏。激动心脏 β_1 受体,表现为心肌收缩力加强,心率加快,传导加速,心排血量增加。与肾上腺素比较,盐酸异丙肾上腺素加快心率、加速传导的作用较强,耗氧量增加,对窦房结有显著兴奋作用,虽能引起心律失常,但较少引起心室颤动。

2) 舒张血管。主要是激动 β_2 受体,使骨骼肌血管舒张,对肾血管和肠系膜血管舒张作用较弱,对冠状血管也有舒张作用。

3) 影响血压。心脏兴奋使心排血量增加,血管舒张导致外周血管阻力降低,故收缩压升高而舒张压下降,脉压增大。

4) 扩张支气管。激动支气管平滑肌上的 β_2 受体,使支气管平滑肌松弛,其作用比肾上腺素略强,也具有抑制肥大细胞释放组胺等过敏介质的作用。但因无 α 样作用,对支气管黏膜血管无收缩作用,故消除黏膜水肿的作用不如肾上腺素。

5) 影响代谢。增加糖原分解,增加组织耗氧量。升高血中游离脂肪酸的作用与肾上腺素相似,而升高血糖作用较弱。

(2) 作用机制

对 β_1 受体和 β_2 受体均有强大的激动作用,对 α 受体几乎无作用。

3. 临床应用与不良反应

(1) 临床应用

1) 控制支气管哮喘发作。舌下含服或气雾吸入给药,用于控制支气管哮喘急性发作,疗效快而强。

2) 治疗房室传导阻滞。舌下含服或静脉滴注给药,用于治疗二、三度房室传导阻滞。

3) 抢救心脏停搏。用于抢救各种原因,如溺水、手术意外、药物中毒、高度房室传导阻滞和窦房结功能衰竭所致的心脏停搏,常与去甲肾上腺素或间羟胺合用。

(2) 不良反应

1) 一般不良反应,常见如心悸、头晕、心动过速、头痛、面色潮红等不良反应。

2) 心律失常,哮喘患者已明显缺氧,气雾剂剂量不易掌握,剂量过大易引起心律失常,甚至产生心室纤颤,用药过程中应注意控制患者心率。

3) 耐受性,长期使用可产生耐受性致使疗效下降,停药 7 ~ 10 天后耐受性可消失。应避免擅自盲目加大剂量而发生意外。

4. 常用制剂及贮存要求

(1) 盐酸异丙肾上腺素片:10 mg,遮光,密封,在阴凉处保存。

(2) 盐酸异丙肾上腺素注射液:2 mL∶1 mg,遮光,密封,在阴凉处保存。

思考与练习

1. 简述肾上腺素受体激动药的分类及其代表药物。

2. 简述肾上腺素用于治疗过敏性休克的药理学基础。

3. 案例分析：金某某，女性，48 岁。因胸片显示支气管炎症，给予头孢哌酮/舒巴坦钠 3 g + 0.9% 氯化钠注射液 250 mL，静脉滴注。输液约 10 分钟，患者出现呼吸困难、口唇发绀、血压未测及、脉搏消失、意识丧失等不良反应。立即停药，给予吸氧，肾上腺素 1.5 mg 肌内注射、地塞米松 10 mg 缓慢静脉注射以及 10% 葡萄糖酸钙加入 5% 葡萄糖注射液 250 mL 静脉滴注。最后经抢救无效死亡。

以上用药的不合理处在哪里？为什么？应注意哪些问题？

第三章

中枢神经系统药物

作用于中枢神经系统的药物，主要是通过调节神经系统的功能状态而产生作用。按治疗的疾病和药物作用分类，中枢神经系统药物主要有镇静催眠药、抗癫痫药、镇痛药、抗精神障碍药和神经退行性疾病治疗药物等。

第一节 镇静催眠药

 学习目标

◆ 熟悉镇静催眠药的分类；
◆ 了解镇静催眠药的结构与性质；
◆ 熟悉镇静催眠药药理作用及作用机制；
◆ 掌握镇静催眠药临床应用与不良反应；
◆ 掌握镇静催眠药常用制剂及贮存要求。

能够缓和激动、消除躁动、恢复安静情绪，引起镇静、瞌睡和近似生理睡眠的药物，称为镇静催眠药。本类药物对中枢神经系统有广泛的抑制作用，小剂量产生镇静作用，稍大剂量可产生催眠作用，较大剂量可产生抗惊厥、麻醉等作用。本类药物长期使用会产生耐受性和依赖性，突然停药时可产生戒断依赖症状，故应严格控制用药，注意避免长期使用。按照化学结构，本类药品可分为巴比妥类、苯二氮䓬类和非苯二氮䓬类。

一、巴比妥类

巴比妥类药物是临床上使用较早的一类镇静催眠药，为5,5－二取代巴比妥酸（丙二酰脲）的衍生物。巴比妥酸本身无中枢抑制作用，当 C－5 上的两个氢原子都被烃基取代后才产生活性，获得一系列中枢抑制药。这些药按其作用时间的不同可分为四类：长效类（4～12小时），如苯巴比妥、巴比妥；中效类（2～8小时），如异戊巴比妥；短效类（1～4小时），如司可巴比妥、海索巴比妥；超短效类（1 小时左右），如硫喷妥钠等。C – 5 上取代基的氧化反应是巴比妥类药物代谢的主要途径，因此，其作用时间长短主要与 C – 5 上的取代基有关：当取代基为饱和直链烷烃或芳烃时，不易被氧化代谢，作用时间长；当取代基为支链烷烃或不饱和烃基时，易被氧化代谢，作用时间短。

1. 代表药物结构与性质

苯巴比妥，化学名为 5 – 乙基 – 5 – 苯基 – 2，4，6(1H，3H，5H) – 嘧啶三酮，又名鲁米那。本品为白色有光泽的结晶性粉末，无臭，味微苦。苯巴比妥难溶于水，能溶于乙醇、乙醚及氯仿；具有弱酸性，可溶于氢氧化钠溶液或碳酸钠溶液中。固体苯巴比妥在干燥空气中较稳定，由于结构中含有环状酰脲，其钠盐水溶液放置易水解，故将本品钠盐制成粉针剂供药用。

异戊巴比妥，化学名为 5 – 乙基 – 5 – (3 – 甲基丁基) – 2，4，6 – (1H，3H，5H) 嘧啶三酮。本品为白色结晶性粉末，无臭，味苦。异戊巴比妥在乙醇或乙醚中易溶，在三氯甲烷中溶解，在水中极微溶解，在氢氧化钠溶液或碳酸钠溶液中溶解。

2. 药理作用及作用机制

（1）药理作用

巴比妥类药物是中枢神经系统的广泛抑制药，随着剂量增加，抑制作用逐渐增强，依次出现镇静、催眠、抗惊厥、抗癫痫、麻醉等作用，过量则可麻痹延髓呼吸中枢而致死。巴比妥类药物可缩短快速动眼睡眠时相，但停药后使快速动眼睡眠时相延长，易出现反跳现象和产生依赖性。

【知识链接】

生理睡眠的时相

根据睡眠过程中脑电图的变化和眼球运动情况，把睡眠分为"非快速动眼睡眠"（NREMS）和"快速动眼睡眠"（REMS）。NREMS 一般持续 60～90 分钟，此时为深睡眠期间，大脑皮层高度抑制，生长激素分泌达高峰，可促进躯体生长发育，保证体力活动；REMS 一般持续 25 分钟，此时眼动活跃、多梦、呼吸快、心率快、血压高，此期与智力发育、学习记忆和躯体休息有关。一般夜间两种时相相互交替 4～6 次。催眠药物缩短 REMS，停药后易出现反跳现象，而引起多梦、噩梦及心血管疾病等症状，久用会产生耐受性和依赖性。

（2）作用机制

巴比妥类药物可作用于 γ –氨基丁酸（GABA）系统。该类药物与 $GABA_A$受体 – Cl^- 通道复合物上结合位点结合，进而促进 GABA 与受体结合，通过延长 Cl^- 通道开放时间而增加 Cl^- 内流，引起超极化，抑制神经元放电而产生中枢抑制作用；在麻醉浓度时抑制电压依赖性 Na^+ 通道；在镇静催眠剂量下，巴比妥类主要选择性地抑制脑干网状结构上行激活系统。此外，巴比妥类还可减弱或阻断谷氨酸作用于相应受体后去极化导致的兴奋性反应，引起中枢抑制作用。

【知识链接】

γ-氨基丁酸（GABA）

GABA 是中枢神经系统重要的抑制性递质，现已发现 GABA 受体有三种亚型，分别是 $GABA_A$ 受体、$GABA_B$ 受体和 $GABA_C$ 受体。人脑中主要是 $GABA_A$ 受体，该受体位于 Cl^- 通道的周围，与 Cl^- 通道相偶联。当 GABA 与 $GABA_A$ 受体结合时，可形成 GABA 受体 - Cl^- 通道复合物，使 Cl^- 通道打开，Cl^- 从突触后膜外内流，引起突触后膜超极化，抑制神经元放电，从而产生中枢神经的抑制作用。

3. 临床应用与不良反应

（1）临床应用

1）镇静。小剂量巴比妥类药物（为催眠剂量的 1/4 ~ 1/3）可起镇静作用，缓解焦虑、烦躁不安的状态。

2）催眠。中等剂量巴比妥类药物可缩短入睡时间，减少觉醒次数，延长睡眠持续时间。

3）抗惊厥、抗癫痫。大于催眠剂量的巴比妥类药物具有较强的抗惊厥作用，用于小儿高热、破伤风、子痫、药物中毒所致的惊厥。常用苯巴比妥、异戊巴比妥肌内注射或静脉注射。

4）麻醉前给药和静脉麻醉。长效及中效巴比妥类药物可作麻醉前给药，硫喷妥钠静脉给药用于静脉麻醉或诱导麻醉。

（2）不良反应

1）后遗效应。催眠剂量巴比妥类药物服药次晨可出现眩晕、困倦、嗜睡、精神不振、精细运动不协调、定向障碍等症状。

2）抑制呼吸。中等剂量巴比妥类药物即可轻度抑制呼吸中枢，对呼吸功能不全者（严重的肺气肿和哮喘）显著降低每分钟呼吸量和动脉血氧饱和量；大剂量巴比妥类药物可明显抑制呼吸中枢；静脉注射速度过快，治疗剂量巴比妥类药物也可引起呼吸抑制。

3）耐受性和依赖性。本类药物具有诱导肝药酶作用，反复用药可使肝药酶活性增高，加速药物自身和其他药物的代谢，从而产生耐受性，影响药效；突然停药易发生反跳现象，快速动眼睡眠时间延长，梦魇增多，迫使患者连续久服而引起生理依赖性和精神依赖性，停药后戒断症状明显，表现为激动、失眠、焦虑，甚至惊厥。

4）急性中毒。催眠剂量巴比妥类药物的 5 ~ 10 倍即可发生中毒，主要表现为深度昏迷、呼吸抑制、反射减弱或消失、血压降低甚至休克，危及生命。

5）其他。少数人可发生皮疹、血管神经性水肿，偶致剥脱性皮炎等严重过敏反应。

4. 常用制剂及贮存要求

（1）苯巴比妥片：15 mg、30 mg、50 mg、100 mg，密封保存。

（2）注射用苯巴比妥钠：50 mg、100 mg、200 mg，遮光，密闭保存。

（3）异戊巴比妥片：0.1 g，密封保存。

（4）注射用异戊巴比妥钠：0.1 g、0.25 g，遮光，密闭保存。

二、苯二氮䓬类

苯二氮䓬类药物是苯环和七元亚胺内酰胺环骈和的 1,4 -苯二氮杂䓬的衍生物。其分子中的七元亚胺内酰胺环为活性必需结构；在分子的 7 位和 5 位苯环取代的邻位（C－2′位）引入吸电子基，能显著增强活性；在 1，2 位或 4，5 位并入杂环可增强活性。由于此类药物成瘾性小，安全范围大，逐渐取代了巴比妥类药物，在临床上成为镇静、催眠、抗焦虑的首选药物。

1. 代表药物结构与性质

地西泮，化学名为 1 -甲基- 5 -苯基- 7 -氯- 1，3 -二氢-2H - 1，4 -苯并二氮杂䓬-2 -酮，又名安定。本品为白色或类白色结晶性粉末，无臭，味微苦。地西泮易溶于三氯甲烷和丙酮，溶于乙醇和乙醚，微溶于水。在酸性或碱性溶液中，地西泮受热易水解。

三唑仑，化学名称为 1 -甲基- 8 -氯- 6 -（2 -氯苯基)- 4H -[1，2，4]三氮唑［4，3 -α］（1，4）苯并二氮杂䓬，系在安定类结构改造中，为增加药物 1，2 位水解稳定性，提高活性而设计的一种结构类型，为短效镇静催眠药，吸收快。本品为白色或类白色结晶性粉末，无臭。三唑仑在冰醋酸或三氯甲烷中易溶，在乙醇或丙酮中微溶，在水中几乎不溶。

2. 药理作用及作用机制

（1）药理作用

1）抗焦虑作用。小于镇静剂量的苯二氮䓬类药物即有良好的抗焦虑作用，显著改善患者烦躁、激动、紧张、忧虑、恐惧，以及由焦虑引起的胃肠功能紊乱或失眠等症状。这可能与选择性作用于边缘系统苯二氮䓬类药物受体有关。

2）镇静催眠作用。随着剂量的增加，出现镇静及引起近似生理性睡眠。该类药物镇静催眠的特点是抑制非快速动眼睡眠，通过缩短睡眠诱导时间，延长睡眠延续时间，减少觉醒次数，且对快速动眼睡眠影响较小，故停药后代偿性反跳现象较轻。镇静作用发生快但可产生暂时性记忆缺失。抑制呼吸的作用较小，无麻醉作用，安全范围大。

3）抗惊厥、抗癫痫作用。所有苯二氮䓬类药物都有抗惊厥作用，其中地西泮和三唑仑的作用比较明显，通过抑制病灶的放电向周围皮质及皮质下扩散，终止或减轻发作。部分药物有抗癫痫作用。

4）中枢性肌肉松弛作用。作用的产生可能由于在较小剂量时，抑制脑干网状结构下行系统对脊髓 γ 神经元的易化作用；较大剂量时，增强脊髓神经元的突触前抑制，从而抑制多突触反射，进而抑制中间神经元的传递过程。

（2）作用机制

苯二氮䓬类药物作用机制为增强 GABA 与 GABA$_A$ 受体的结合效应，增强 GABA 能神经元的传递功能和突触抑制效应。GABA$_A$ 受体是一个大分子复合物，为配体门控 Cl$^-$ 通道，在通道周围存在五个结合位点，分别为 GABA、苯二氮䓬类、巴比妥类、印防己毒素和神经甾体。当苯二氮草类与 GABA$_A$ 受体结合，促使 Cl$^-$ 通道开放的频率增加，Cl$^-$ 内流增多，产生突触后膜超极化，增强 GABA 的中枢抑制作用。

3. 临床应用与不良反应

（1）临床应用

1）抗焦虑，可用于各种原因引起的焦虑症。对持续性焦虑患者宜选用长效类药物，如地西泮、氟西泮等；对间歇性严重的焦虑患者宜选用中、短效类药物，如氯氮草、硝西泮、三唑仑等。

2）镇静催眠，可用于各种原因引起的失眠。对焦虑症引起的失眠为首选；麻醉前给药，缓解患者对手术的恐惧情绪；心脏电击复律或内窥镜检查前给药，对其中的不良刺激在术后不复记忆。临床常静脉注射地西泮。

3）抗惊厥、抗癫痫。辅助治疗破伤风、子痫、小儿高热惊厥和药物中毒引起的惊厥，其中地西泮和三唑仑的作用尤为明显。静脉注射地西泮是目前治疗癫痫持续状态的首选药，对于其他类型的癫痫发作则以硝西泮和氯硝西泮的疗效较好。

4）中枢性肌肉松弛。可用于大脑麻痹者、脑血管意外或脊髓损伤等中枢病变引起的肌肉僵直，用于缓解关节病变、腰肌劳损等局部病变所致的肌肉痉挛。

（2）不良反应

1）中枢神经系统反应。治疗剂量苯二氮草类药物可见嗜睡、乏力、头昏等不良反应，影响精细动作和驾驶安全；大剂量苯二氮草类药物偶有共济失调。

2）呼吸和循环系统抑制。静脉注射过快时易发生呼吸和循环系统抑制的不良反应，老年人和心肺功能减退者慎用。

3）耐受性、依赖性。本类药物虽无明显药酶诱导作用，但长期用药仍可能产生一定耐受性，需增加剂量；连续数周或数月用药可产生依赖性，突然停药可能产生戒断症状，如失眠、兴奋、焦虑、震颤甚至惊厥，但其反应程度比巴比妥类药物轻。

4）急性中毒。苯二氮草类药物中毒时可致昏迷和呼吸抑制。

5）其他。偶有过敏反应、白细胞减少症等。

4. 常用制剂及贮存要求

（1）地西泮片：2.5 mg、5 mg，密封保存。

（2）地西泮注射液：2 mL：10 mg，遮光，密闭保存。

（3）三唑仑片：0.125 mg、0.25 mg，遮光，密闭保存。

三、非苯二氮草类

除巴比妥类和苯二氮草类镇静催眠药外，还有醛类、氨基甲酸酯类、具有酰胺结构的杂环化合物等作为镇静催眠药。20 世纪 90 年代，随着唑吡坦的上市和使用人群的增加，这些安全性更高的非苯二氮草类新型镇静催眠药，如佐匹克隆、丁螺环酮等逐渐成为欧美国家的主要镇静催眠药。这类药物治疗指数高，安全性高，在提高睡眠质量等方面较苯二氮草类药物更为理想，基本不改变正常的生理睡眠结构，无成瘾性和耐受性。

1. 代表药物结构与性质

酒石酸唑吡坦，为咪唑并吡啶类药物，化学名为 N，N，6 -三甲基 - 2 - (4 -甲基苯基) 咪唑并 [1，2 - α] 吡啶 - 3 -乙酰胺 - L - (+) -酒石酸盐。本品为白色或类白色结晶性粉末，无臭，略有引湿性。酒石酸唑吡坦在甲醇中略溶，在水或乙醇中微溶，在三氯甲烷或二氯甲烷中几乎不溶，在 0.1mol/L 盐酸溶液中溶解。本品对于光和热均稳定，水溶液在 pH 值为 1.5～7.4 时稳定，分子中具有酰胺基，在酸、碱催化下发生水解，药效降低。

佐匹克隆，为吡咯烷酮类化合物，化学名为 6 - (5 -氯吡啶 - 2 -基) - 7 - [(4 -甲基哌嗪 - 1 -基) 甲酰氧基] - 5，6 -二氢吡咯并 [3，4 - b] 吡嗪 - 5 -酮。本品为白色或微黄色结晶性粉末，在二氯乙烷中易溶，在甲醇或 N，N -二甲基甲酰胺中略溶，在水中几乎不溶，在稀盐酸中微溶。

2. 药理作用及作用机制

（1）药理作用

酒石酸唑吡坦通过选择性地与中枢神经系统的苯二氮䓬结合位点的 BZ_1 （ω1） 亚型结合产生药理作用，治疗失眠症作用快。小剂量时，能缩短入睡时间，延长睡眠时间，减少做梦和觉醒次数，不破坏睡眠周期，类似于生理状态，在正常治疗周期内，极少产生耐受性和成瘾性。

佐匹克隆除具有镇静、催眠作用外，还具有抗焦虑、抗惊厥和肌肉松弛作用，与苯二氮䓬类药物相比，具有高效、低毒、成瘾性小的特点。

（2）作用机制

酒石酸唑吡坦可选择性地作用于苯二氮䓬结合位点的 BZ_1 （ω1） 亚型，增加 GABA 对 $GABA_A$ 受体的温和性，导致 Cl^- 通道开放，引起细胞膜超极化；该药只作用于 BZ_1 亚型，对 BZ_2 亚型亲和力很低，BZ_1、BZ_2 亚型在中枢神经系统分布有特异性，小脑主要为 BZ_1 亚型，大脑皮质两种亚型共存，而脊髓只有 BZ_2 亚型，因此，酒石酸唑吡坦有较明显的镇静催眠作用，但抗焦虑、肌肉松弛和抗癫痫作用很弱。

佐匹克隆通过与苯二氮䓬结合位点结合，增强对 GABA 的抑制作用，缩短入睡时间，延长睡眠时间，提高睡眠质量，对记忆功能几乎无影响，催眠时能延长非快速动眼睡眠时相，对快速动眼睡眠时相无明显作用。

3. 临床应用与不良反应

（1）临床应用

酒石酸唑吡坦主要用于各种类型失眠症的短期治疗，如偶发性、暂时性、慢性失眠症；佐匹克隆主要适用于各种原因引起的失眠症，尤其适用于不能耐受后遗效应的患者，具有起效快、半衰期短、成瘾性小、毒性低的特点，成人常用量为睡前口服 7.5 mg，重症可增至 15 mg，中老年、体弱和肝功能不全者减半。

（2）不良反应

酒石酸唑吡坦用药后可发生眩晕、嗜睡、恶心、头痛、记忆减退、夜寝不安、腹泻、易摔倒等不良反应，长期服用可产生依赖性，突然停药可出现戒断症状；佐匹克隆用药后可发生嗜睡、头昏、口苦、口干、肌肉无力、健忘等不良反应，长期应用后突然停药可出现戒断症状。

4. 常用制剂及贮存要求

（1）酒石酸唑吡坦片：5 mg、10 mg，遮光，密封保存。

（2）佐匹克隆片：3.75 mg、7.5 mg，遮光，密封保存。

（3）佐匹克隆胶囊：3.75 mg，遮光，密封保存。

【练一练】

案例分析

案例介绍：成年男性患者胡某，近期因工作压力增大，失眠持续一个月余。就诊后医生给予佐匹克隆片3.75 mg，睡前服用，效果不佳，遂医生加量至7.5 mg，睡眠问题明显改善。但是患者停药后便又睡不着，只得继续服药，连续使用两周后，患者突然出现眼睑下垂，再次就医。

入院后治疗经过：经全面检查及详细问诊，诊断为佐匹克隆导致的肌无力。经详细询问后才知患者有重症肌无力病史，经规范治疗后症状完全缓解，自我感觉良好。因此，患者在失眠就医时并未将既往病史告知医生。医生立即停用佐匹克隆片，给予甲硫酸新斯的明注射液1 mg肌内注射，一日两次。三天后患者症状明显改善后准许出院，改为口服溴吡斯的明片维持治疗。

用药分析：

（1）佐匹克隆禁用于对本品过敏者、重症肌无力患者、重症睡眠呼吸暂停综合征患者。患者没有主动告知医生既往病史，医生没有着重问佐匹克隆上述禁忌证是导致本次不良反应发生的主要原因。

（2）肌无力患者确实需要使用佐匹克隆时，需注意血药浓度检测，并注意不要连续用药。

（3）正常成人使用佐匹克隆时应绝对禁止摄入酒精饮料，尤其是重症肌无力患者、呼吸功能障碍疾病患者。

（4）佐匹克隆用药时间不宜过长（少于四周），可采用间断给药方法，长期用药停药时须逐渐减量。

（5）服药后不宜操作机械及驾车。

思考与练习

1. 简述镇静催眠药的分类及其药理作用。

2. 简述巴比妥类药物的临床应用及不良反应。

3. 案例分析：张某，男性，51岁，近一个月，出现入睡困难、睡眠浅、易被扰醒、睡眠时间明显减少等症状，并且白天精神疲乏、嗜睡、体力不支，近期出现记忆力下降、反应迟钝、心慌、易怒、情绪低落等现象，诊断为失眠症。

应用哪些药物可改善该患者的症状？这些药物有哪些不良反应？除用药外还应采取哪些措施帮助患者建立正常睡眠？

第二节　抗癫痫药

 学习目标

◆ 熟悉抗癫痫药的分类；

◆ 了解抗癫痫药的结构与性质；

◆ 熟悉抗癫痫药药理作用及作用机制；

◆ 掌握抗癫痫药临床应用与不良反应；

◆ 掌握抗癫痫药常用制剂及贮存要求。

癫痫是由多种原因引起的大脑神经元异常放电并向周围脑组织扩散而导致的短暂中枢神经系统功能失常的一种慢性脑部疾病。临床表现为突然发作、反复发作的运动障碍、感觉异常、意识丧失、自主神经功能紊乱以及精神异常等。抗癫痫药以控制癫痫发作为主，常用药物包括酰脲类、二苯丙单杂草类、γ-氨基丁酸类似物、脂肪羧酸类及其他类药物。

【知识链接】

癫痫病的临床分型

临床上，癫痫通常分为两大类：部分性发作，包括单纯部分性发作、复杂部分性发作和继发强直阵挛性部分发作等；全身性发作，主要包括强直阵挛发作（大发作）、失神性发作（小发作）、肌阵挛性发作和婴儿肌阵挛性发作。

一、酰脲类

1. 代表药物结构与性质

苯妥英钠，本品为二苯乙内酰脲的钠盐，化学名为5,5-二苯基乙酰脲钠，俗称大伦丁钠，是最早最常用的抗癫痫药。本品为白色粉末，无臭，微有吸湿性。苯妥英钠在水中易溶，在乙醇中溶解，在三氯甲烷、乙醚几乎不溶。其水溶液呈碱性，露置空气中会吸收 CO_2 而析出游离的苯妥英，呈现浑浊，故应密闭保存或新鲜配制。本品的水溶液不稳定，因此苯妥英钠注射剂必须制成粉针剂，临用时用注射用水溶解后使用。

2. 药理作用及作用机制

（1）药理作用

1）抗癫痫。苯妥英钠对大脑皮质运动区有高度选择性抑制作用，通过降低神经细胞膜

对 Na^+ 的通透性产生膜稳定作用，阻止癫痫病灶异常放电而向周围正常的脑组织扩散。

2）抗外周神经痛。对神经细胞膜的稳定作用可使疼痛减轻，减少外周神经痛发作次数。

3）抗心律失常。本品主要用于洋地黄类药物中毒所致的室性心律失常。

（2）作用机制

苯妥英钠对高频异常放电神经元的 Na^+ 通道具有显著阻滞作用，可降低细胞膜的兴奋性，从而抑制癫痫病灶神经元的高频异常放电及放电扩散。此外，苯妥英钠还能阻滞神经元的各类 Ca^{2+} 通道，抑制 Ca^{2+} 的内流。高浓度的苯妥英钠可抑制 K^+ 的外流，延长动作电位时程和不应期，也能抑制神经末梢对 GABA 的再摄取，并诱导 $GABA_A$ 受体增多，从而增强 GABA 介导的突触后抑制作用。

3. 临床应用与不良反应

（1）临床应用

1）抗癫痫。苯妥英钠是常用的抗癫痫药，对癫痫部分性发作等疗效较好，但对失神性发作无效甚至可能加重症状。目前因其不良反应，其抗癫痫临床应用逐渐退居二线。

2）治疗外周神经痛。用于治疗三叉神经、舌咽神经和坐骨神经等神经性疼痛。其中，对三叉神经痛疗效较好，可使疼痛明显减轻，减少外周神经痛发作次数。

3）抗心律失常。

（2）不良反应

苯妥英钠的不良反应与给药途径、持续时间及剂量有关，具体来说与血药浓度大致平行。10 ug/mL 时可有效地控制癫痫强直阵挛发作，20 ug/mL 时即可出现毒性反应。个体差异大，不良反应多，经调整剂量常可避免。

1）局部刺激性。本品碱性较强，对胃肠道有刺激性，口服可引起厌食、恶心、呕吐和腹泻等不良反应，故宜饭后服用。静脉注射有可能发生静脉炎。

2）齿龈增生。长期用药者齿龈增生发生率达20%，多见于儿童和青少年，这与药物自唾液排出刺激胶原组织增生有关，一般停药 3~6 个月后可自行消退。

3）对神经系统产生反应。药量过大引起中毒，表现为眼球震颤、复视、眩晕、共济失调等。严重者可出现语言障碍、精神错乱，甚至昏迷。

4）对血液系统产生反应。由于苯妥英钠可抑制叶酸的吸收并加速其代谢，并抑制二氢叶酸还原酶活性，长期应用可致巨幼细胞性贫血，宜用甲酰四氢叶酸防治。

5）对骨骼系统产生反应。苯妥英钠能诱导肝药酶而加速维生素 D 的代谢，长期应用可能导致低钙血症、佝偻病样改变和骨软化症。必要时应用维生素 C 预防治疗。

6）引发过敏反应。可发生皮疹、血小板减少、血细胞缺乏、再生障碍性贫血和肝坏死等。长期用药者应定期检查血常规和肝功能，如有异常应及时停药。

7）其他。偶见男性乳房增大、女性多毛症、淋巴结肿大等。本品偶致畸胎，故孕妇慎用。久服骤停可使癫痫发作加剧，甚至诱发癫痫持续状态。

4. 常用制剂及贮存要求

（1）苯妥英钠片：50 mg、100 mg，遮光，密封保存。

（2）注射用苯妥英钠：0.1 g∶0.25 g，遮光，密闭保存。

二、二苯丙氮杂䓬类

1. 代表药物结构与性质

卡马西平，化学名为5H -二苯丙［b，f］氮杂䓬-5 -甲酰胺，又名酰胺咪嗪。本品为白色或类白色结晶性粉末，几乎无臭。卡马西平在三氯甲烷中易溶，在乙醇中略溶，在水或乙醚中几乎不溶。在干燥状态和室温下卡马西平较稳定，长时间光照颜色变橙黄色，应避光保存。

2. 药理作用及作用机制

（1）药理作用

1）抗癫痫。对复杂部分性发作如精神运动性发作效果最好，对继发强直阵挛性部分发作、单纯部分性发作也有效，对多种药物无效的顽固性癫痫加用此药有效。对失神性发作效果较差，对肌阵挛性发作无效。

2）抗外周神经痛。对三叉神经痛、舌咽神经痛的疗效优于苯妥英钠。

3）抗狂躁。可用于治疗碳酸锂无效的躁狂症。

（2）作用机制

卡马西平主要阻滞 Na^+ 通道，抑制癫痫病灶的异常放电及放电扩散。此外，其抗癫痫作用也可能与抑制 L 型 Ca^{2+} 通道，增强 GABA 突触后抑制功能有关。

3. 临床应用与不良反应

（1）临床应用

1）抗癫痫，临床上用于癫痫强直阵挛大发作和部分性发作，现已成为治疗癫痫部分性发作的首选药物。

2）治疗外周神经痛。主要用于治疗三叉神经痛及舌咽神经痛。

3）抗狂躁。可用于治疗碳酸锂无效的躁狂症。

（2）不良反应

常见嗜睡、头晕、恶心、呕吐、乏力等不良反应。少数患者可出现复视、共济失调、手指震颤，还可能出现皮疹及心血管反应，但一般不严重，无须停药。偶见粒细胞缺乏、再生障碍性贫血、肝损伤等。用药期间应定期查血常规及肝功能。

4. 常用制剂及贮存要求

（1）卡马西平片：0.1 g、0.2 g，遮光，密封保存。

（2）卡马西平胶囊：0.2 g，遮光，密封保存。

三、γ-氨基丁酸类似物

1. 代表药物结构与性质

加巴喷丁，化学名为1 -（氨甲基）环己基乙酸，为人工合成的氨基酸，结构与 γ -氨基丁酸相近，但未发现它对经由 GABA 介导的神经抑制过程有任何影响。本品为白色或类白色结晶或结晶性粉末，无臭，在水中易溶，在乙醇中微溶，在三氯甲烷中不溶。

2. 药理作用及作用机制

（1）药理作用

加巴喷丁有明显抗癫痫作用，对癫痫部分性发作和强直阵挛发作有效。本品随 Na^+ 通道经过肠黏膜和血脑屏障，结合于大脑皮层、海马和小脑，通过影响神经细胞膜的氨基酸转运而起到抑制作用。加巴喷丁主要用于 12 岁及以上的患者，小剂量时有镇静作用，并可改善精神运动性功能。

（2）作用机制

加巴喷丁能够选择性地与电压依赖性的 Na^+ 通道结合，并阻止它们在细胞膜上的开放和关闭过程。这导致了神经元的去极化程度降低，从而减少了异常放电的发生。

3. 临床应用与不良反应

（1）临床应用

加巴喷丁常用于常规治疗无效的某些癫痫部分性发作的辅助治疗，亦可用于治疗癫痫部分性发作继发全身性发作。此外，加巴喷丁还用于治疗各种神经痛，如枕大神经痛、三叉神经痛、舌咽神经痛、带状疱疹后神经痛等。

（2）不良反应

加巴喷丁常见不良反应包括嗜睡、头晕、共济失调、疲劳感、震颤、食欲和体重增加等。另外，儿童还可能出现行为异常，表现为攻击性增加、易怒等。

4. 常用制剂及贮存要求

（1）加巴喷丁片：0.3 g，密封保存。

（2）加巴喷丁胶囊：0.1 g、0.3 g、0.4 g，密封保存。

四、脂肪羧酸类及其他类药物

按结构类型分，抗癫痫药物还有脂肪羧酸类的丙戊酸钠、巴比妥类的苯巴比妥、苯二氮䓬类的地西泮、丁二酰亚胺类的乙琥胺和苯基三嗪类的拉莫三嗪等，其中苯巴比妥、地西泮已在上一节镇静催眠药中介绍，这里主要介绍脂肪羧酸类的丙戊酸钠。

1. 代表药物结构与性质

丙戊酸钠，化学名为 2-丙基戊酸钠。本品为白色结晶性粉末或颗粒，有强吸湿性，在水中极易溶解，在甲醇或乙醇中易溶，在丙酮中几乎不溶。

2. 药理作用及作用机制

（1）药理作用

本品为广谱抗癫痫药，对各类癫痫均有不同程度的疗效。对癫痫强直阵挛发作疗效不及苯巴比妥和苯妥英钠；对失神性发作效果优于乙琥胺，但因其肝毒性不作为首选药物；对精神运动性发作疗效近似卡马西平。本品是强直阵挛发作合并失神性发作时的首选药物，对其他药物未能控制的顽固性癫痫可能有效。

（2）作用机制

丙戊酸钠通过多途径增强脑内抑制性 GABA 能神经传递，包括抑制脑内 GABA 转氨酶以减缓 GABA 的代谢，易化 GABA 合成酶 – 谷氨酸脱羧酶的活性而使 GABA 形成增加，抑制 GABA 的转运体以减少 GABA 的摄取，从而使脑内 GABA 含量增高，提高突触后膜对 GABA 的反应性等，还会阻滞电压依赖性的 Na^+ 通道以及阻滞 T 型 Ca^{2+} 通道。

3. 临床应用与不良反应

（1）临床应用

丙戊酸钠多用于其他癫痫药无效的各类癫痫发作，尤以失神性发作为最佳。目前是癫痫全身性发作的首选药物，也可以用于部分性发作等其他发作形式。

（2）不良反应

丙戊酸钠常见不良反应有胃肠道不适、体重增加，部分患者还可出现震颤、脱发等情况。育龄期妇女和儿童使用丙戊酸钠需特别谨慎，因其有致畸作用，且能导致多囊卵巢综合征等其他内分泌方面的问题；儿童还可发生注意力缺陷。罕见但严重的不良反应包括肝功能衰竭、高血氨性脑病、血小板减少和急性坏死胰腺炎等，可能导致生命危险。

4. 常用制剂及贮存要求

（1）丙戊酸钠片：0.1 g、0.2 g，密封，在干燥处保存。

（2）丙戊酸钠缓释片：0.5 g，密封，在干燥处保存。

（3）注射用丙戊酸钠：0.4 g，遮光，密闭保存。

【练一练】

案例分析

案例介绍：金某某，女性，21 岁。九年前，在没有任何刺激和征兆的情况下，出现突然张嘴，接着双手抖动、意识模糊的症状，持续约三分钟。发作几次后，医院诊断为癫痫，经拉莫三嗪、丙戊酸钠治疗，发作次数逐渐减少。约一年未见发作后，患者自作主张停止服药。但同样的发作很快重新出现且次数逐渐增多，只好重新服用拉莫三嗪、丙戊酸钠，发作减少，但仍约半个月发作一次。三个月前，某家医院的医生为该患者开具拉莫三嗪、丙戊酸钠、苯巴比妥、苯妥英钠、卡马西平，声称可治疗所有类型的癫痫发作，但服用这些药物后，发作逐渐增至二至三天一次，每次持续时间延长至约十分钟。遂前往省级医院就诊。

入院后治疗经过：经全面检查，诊断为全身性癫痫失神性发作。血药浓度检测发现丙戊酸钠浓度为 31.95 ug/mL，遂逐渐停用苯巴比妥、卡马西平及苯妥英钠。经治疗，患者一周内未再发作，准许出院，以丙戊酸钠 500 mg 每天一次、拉莫三嗪 150 mg 每天两次维持治疗。嘱患者要按时按量服药，及时随诊并复查血常规、肝肾功能以及丙戊酸钠和拉莫三嗪的血药浓度，注意有无皮疹发生。

用药分析：

（1）患者入院前服用的抗癫痫药各有适应证。其中，卡马西平、苯妥英钠、苯巴比妥对失神性发作无效，甚至恶化发作。所以明确诊断后，医生逐渐停用这三种药物。

（2）治疗癫痫失神性发作的常用药物是丙戊酸钠，对控制不好的患者，可加用新一代抗癫痫药拉莫三嗪。

（3）抗癫痫药合用时，需特别注意药物的相互作用。苯巴比妥和苯妥英钠对肝药酶有诱导作用，可加速丙戊酸钠代谢，降低其血药浓度，患者的丙戊酸钠血药浓度偏低也说明了这一点。丙戊酸钠也可抑制代谢拉莫三嗪的肝药酶，增加拉莫三嗪的血药浓度。

（4）丙戊酸钠和拉莫三嗪可能引起肝功能损害和骨髓抑制，还常引起皮疹，因此需要复查丙戊酸钠和拉莫三嗪的血药浓度，观察药物相关的不良反应，及时调整剂量，以最小的剂量达到最好的抗癫痫效果。

思考与练习

1. 简述抗癫痫药的分类及其药理作用。
2. 简述苯妥英钠的临床应用及不良反应。
3. 案例分析：患者李某某，女性，19 岁，患有癫痫，呈癫痫强直阵挛发作，医生为其用苯妥英钠、苯巴比妥治疗，用药已半年，癫痫时有发作，但近两个月未发作，患者即停药。

请问患者用药是否合理并说明其原因。

第三节　镇痛药

 ## 学习目标

◆ 熟悉镇痛药的分类；
◆ 了解镇痛药的结构与性质；
◆ 熟悉镇痛药药理作用及作用机制；
◆ 掌握镇痛药临床应用与不良反应；
◆ 掌握镇痛药常用制剂及贮存要求。

镇痛药是指作用于中枢神经系统，选择性地消除或减轻疼痛但对其他感觉影响较小的一种药物。由于存在麻醉性、抑制呼吸等不良反应，长期使用可能产生成瘾性，故又称为麻醉性（成瘾性）镇痛药。其应用受到限制，联合国国际麻醉药品管理局将其列为管制药物，按照麻醉药品进行管理。镇痛药按结构和来源分，可分为吗啡及其衍生物、合成镇痛药、其他阿片类药物三大类。

一、吗啡及其衍生物

1. 代表药物结构与性质

吗啡，是从阿片分离得到的生物碱，分子式为 $C_{17}H_{19}NO_3$，分子结构是由 5 个环稠合而成的复杂立体结构，含有五个手性中心。天然吗啡为左旋体，右旋体则无镇痛活性。盐酸吗啡为 17-甲基-4，5α-环氧-7，8-二脱氢吗啡喃-3，6α-二醇盐酸三水合物。吗啡为白色有丝光的针状洁净或结晶性粉末，无臭，遇光易变质，能溶于水，略溶于乙醇，不溶于三氯甲烷或乙醚。吗啡具有酸碱两性，其 17 位的叔氮基团能与无机酸生成稳定的盐，临床常用其盐酸盐形成。

可待因，是一种 17-甲基-3-甲氧基-4，5α-环氧-7，8-二去氢吗啡喃-6α-醇磷酸盐倍半水合物。本品为白色细微的针状结晶性粉末，无臭，有风化性，水溶液显酸性反应。其 17 位叔氮呈弱碱性，饱和水溶液 pH 值为 9.8，可与酸成盐，临床上常用其磷酸盐形成。本品在空气中较吗啡稳定，但露置空气中易风化，遇光易变质，需避光保存。

其他，吗啡酚羟基上的氢被乙基取代可合成乙基吗啡（狄奥宁），中枢性镇痛作用减弱；醇羟基上的氢被取代则合成二乙酰吗啡（海洛因），其中枢作用增强；叔胺氮上的甲基被烯丙基取代可以合成烯丙吗啡或纳洛酮，分别为吗啡受体的部分激动药或拮抗剂。

【知识链接】

"吗啡"名称的由来

1806 年，法国科学家 F. W. A 泽尔蒂纳从鸦片中分离得到了一些白色粉末状物质，在狗和自己身上进行了实验，狗在服用这种物质后很快昏睡过去，用强刺激法也无法使狗很快苏醒，他本人吞下后也昏睡过去。因此，他用希腊神话中的睡眠之神 Morpheus 的名字将这些化学物质命名为"吗啡"。

2. 药理作用及作用机制

（1）药理作用

吗啡药理作用主要包括中枢神经系统、心血管系统、兴奋平滑肌和免疫系统四个方面。

1）中枢神经系统。一是镇痛、镇静，吗啡具有强大的镇痛作用，但对意识和其他感觉影响很小，对各种疼痛均有效，尤其对慢性持续性钝痛的效力大于急性间断性锐痛，对由于组织损伤、炎症及肿瘤等引起的疼痛效果较好，但对神经性疼痛的效果差；二是抑制呼吸，治疗剂量吗啡能直接抑制延髓呼吸中枢及脑桥呼吸调整中枢，降低呼吸中枢对血液中二氧化碳的敏感性，导致呼吸抑制；三是催吐，小剂量吗啡直接兴奋延脑催吐化学感受区（CTZ），引起恶心和呕吐，连续用药时催吐作用可消失；四是镇咳，吗啡直接抑制延脑咳嗽中枢，产生中枢性镇咳作用，使咳嗽减轻或消失，但易成瘾，临床常用可待因代替，用于剧烈的无痰干咳；五是缩瞳，吗啡可兴奋动眼神经缩瞳核，导致瞳孔缩小，针尖样瞳孔是吗啡急性中毒的一个典型特征。

2）心血管系统。治疗剂量吗啡能促进内源性组胺释放和抑制心血管运动中枢，对心率及节律无明显影响，但也可舒张外周血管，降低外周阻力，引起直立性低血压。

3）兴奋平滑肌。一是兴奋胃肠道平滑肌，提高胃肠平滑肌和括约肌张力，使胃排空延迟和推进性肠蠕动减弱，并抑制消化液的分泌，加上其对中枢的抑制作用，可能使患者便意迟钝，引起便秘；二是治疗剂量吗啡可引起胆道平滑肌和括约肌收缩，使胆道排空受阻，导致胆囊内压升高，进而引起上腹部不适，甚至诱发胆绞痛，因此，胆绞痛和肾绞痛患者不宜单独服用吗啡，须与解痉药合用以缓解症状；三是降低子宫平滑肌张力，延长产妇分娩时间，治疗剂量吗啡对支气管平滑肌无明显兴奋作用，但大剂量可引起支气管收缩，诱发或加重哮喘，故支气管哮喘患者禁用。

4）免疫系统。吗啡对细胞免疫和体液免疫均有抑制作用，长期滥用药物可致机体免疫功能低下，从而增加患感染性疾病的风险。

可待因的药理作用和吗啡相似，但镇痛作用较吗啡弱，为吗啡的 1/10 ~ 1/12；镇咳作用为吗啡的 1/4；呼吸抑制作用较吗啡轻，无明显镇静作用；对胃肠道几乎无影响，不引起直立性低血压。

（2）作用机制

实验证明，在体内存在"抗痛系统"，涉及脑啡肽神经元、脑啡肽及阿片受体等关键因素。去极化或刺激脑啡肽神经通路可引起脑啡肽释放，并依赖于 Ca^{2+} 参与。在正常情况下，约有 20% ~ 30% 的阿片受体与脑啡肽结合，引起疼痛感觉的调控作用，维持正常痛阈，从而发挥生理性止痛功能。镇痛药激动痛觉感受神经末梢上的阿片受体，激活了脑内"抗痛系统"，阻断痛觉传导，从而产生强大而持久的中枢性镇痛作用。

3. 临床应用与不良反应

（1）临床应用

吗啡的临床应用主要包括镇痛、缓解心源性哮喘和止泻。

1）镇痛。吗啡对各种疼痛均有效，但反复用药易成瘾。因此，吗啡仅用于其他镇痛药无效时的急性锐痛，如严重创伤、烧伤、手术等引起的剧痛以及晚期癌性疼痛。对于由内脏平滑肌痉挛引起胆绞痛或肾绞痛须合用解痉药如阿托品或山莨菪碱。对于由急性心肌梗死引起的剧痛，如患者血压正常，应用吗啡不仅可以止痛，还有利于消除患者的紧张情绪，减轻心脏负担。

2）缓解心源性哮喘。左心衰竭引发的急性肺水肿导致的呼吸困难，被称为心源性哮喘。除采取吸氧和应用强心苷、氨茶碱等措施外，静脉注射吗啡可产生显著效果，迅速缓解患者气促和窒息感，并促进肺水肿液的吸收。

3）止泻。阿片酊或复方樟脑酊常用于急、慢性消耗性腹泻。若为细菌性感染，应同时服用抗菌药物。

可待因临床上用于中等程度疼痛的止痛，与解热镇痛药合用有协同作用。可待因属于中枢性镇咳药，主要用于无痰干咳及剧烈、频繁的咳嗽等。

（2）不良反应

吗啡的不良反应主要有包括一般性不良反应、耐受性和依赖性、急性中毒等。

1）一般性不良反应。治疗剂量吗啡可引起恶心、呕吐、头晕、嗜睡、便秘、排尿困难、血压下降及中枢抑制等不良反应，偶见烦躁不安等情绪改变。

2）耐受性和依赖性。长期反复应用易产生耐受性和依赖性。耐受性是指长期用药后中枢神经对药物的敏感性下降，需要增加剂量才能达到原有药效；依赖性是指连续用药一至两周即对该药物产生依赖性，一旦停药六至十小时则出现戒断症状，表现为流涕、流泪、出汗、呕吐、腹泻、发热、瞳孔散大、震颤、肌肉疼痛、焦虑、兴奋、失眠等不良反应，严重者可致虚脱。一般连续用药不得超过一周。

3）急性中毒。过量吗啡可致急性中毒，表现为昏迷、呼吸抑制、瞳孔缩小呈针尖样、血压下降，甚至休克或死亡。抢救时应采取人工呼吸、吸氧，使用中枢性兴奋药尼克刹米以及静脉注射吗啡拮抗剂纳洛酮对抗等措施。

可待因常见的不良反应表现为便秘、呼吸微弱或不规则、心理变态或幻想、心律失常等。可待因比吗啡安全，成瘾性小，但仍属于麻醉药品，因此被限制使用。

4. 常用制剂及贮存要求

（1）吗啡

1）盐酸吗啡片：5 mg、10 mg，遮光，密封保存。

2）盐酸吗啡缓释片：10 mg、30 mg、60 mg，遮光，密封保存。

3）盐酸吗啡注射液：0.5 mL∶5 mg、1 mL∶10 mg，遮光，密闭保存。

（2）可待因

1）磷酸可待因片：15 mg、30 mg，遮光，密封保存。

2）磷酸可待因注射液：1 mL∶15 mg、1 mL∶30 mg，遮光，密闭保存。

3）磷酸可待因糖浆：10 mL∶100 mL，遮光，密封，在阴凉处保存。

二、合成镇痛药

1. 代表药物结构与性质

盐酸哌替啶，化学名为1-甲基-4-苯基-4-哌啶甲酸乙酯盐酸盐，又名杜冷丁。本品为白色结晶性粉末，无臭或几乎无臭。盐酸哌替啶在水或乙醇中易溶，在三氯甲烷中溶解，在乙醚中几乎不溶。本品与甲醛硫酸试液反应时，显示橙红色（可与吗啡区别）；本品乙醇溶液与三硝基苯酚反应时会析出黄色结晶性沉淀，其熔点为188～191 ℃，这一特征可用于哌替啶鉴别。盐酸哌替啶可口服或注射使用。

枸橼酸芬太尼，化学名为N-［1-（2-苯乙基）-4-哌啶基］-N-苯基丙酰胺枸橼酸盐。本品为白色结晶性粉末，水溶液呈酸性反应。本品在热异丙醇中易溶，在甲醇中溶解，在水或三氯甲烷中略溶。

盐酸美沙酮，化学名为4，4-二苯基-6-（二甲氨基）-3-庚酮盐酸盐。本品为无色结晶或白色结晶性粉末，无臭，在乙醇或三氯甲烷中易溶，在水中溶解，在乙醚中几乎不溶。取本品约 10 mg 加水 2 mL 溶解后，加甲基橙指示液 2 mL，即生成黄色沉淀。

2. 药理作用及作用机制

（1）药理作用

盐酸哌替啶可作用于中枢神经系统和心血管系统以及兴奋平滑肌。

1）作用于中枢神经系统。治疗剂量盐酸哌替啶具有镇静和呼吸抑制作用，但较吗啡弱，其成瘾性较吗啡强。盐酸哌替啶对延髓化学感应触发带有兴奋作用，并能增加前庭器官的敏感性，引起眩晕、恶心、呕吐；无镇咳和缩瞳作用；约 10% ~ 20% 患者用药后有欣快感，成瘾性发生较慢，戒断症状时间较短。

2）作用于心血管系统。治疗剂量盐酸哌替啶对心血管的作用与吗啡相似，主要表现为血管扩张，引起直立性低血压。盐酸哌替啶可抑制呼吸，使二氧化碳蓄积，从而舒张脑血管，升高颅内压。

3）兴奋平滑肌。盐酸哌替啶对胃肠道平滑肌有兴奋作用，能中等程度地提高肠道上段和胆道的张力，对肠道下段影响较小，较少推进性蠕动，且持续时间短，故不引起便秘，也无止泻作用；能引起胆道括约肌痉挛，使胆囊内压升高，但作用较吗啡弱；治疗剂量盐酸哌替啶对支气管平滑肌无影响，大剂量则引起收缩；对妊娠末期子宫平滑肌无明显抑制作用，不对抗催产素对子宫的兴奋作用，故不延缓产程。

枸橼酸芬太尼为强效镇痛药，镇痛作用强度约为吗啡的 100 倍，本品起效快，维持时间短，镇痛剂量对呼吸抑制较轻，成瘾性较弱。肌内注射 15 分钟起效，维持时间为 1 ~ 2 小时，血浆半衰期为 3 ~ 4 小时。

盐酸美沙酮镇痛作用轻度与吗啡相似，但盐酸美沙酮口服吸收良好，作用持续时间长，血浆半衰期为 15 ~ 30 小时。

（2）作用机制

盐酸哌替啶主要为阿片受体激动药，作用性质与吗啡相似，但无吗啡的镇咳作用；此外，盐酸哌替啶还具有显著的 M 受体拮抗作用，可导致口干和心动过速；盐酸哌替啶也是 α_2 受体的强激动药，其与 α_{2B} 受体的亲和力高。

芬太尼是强效麻醉性镇痛药，属于阿片受体激动药，还可激动 δ 受体和 K 受体，其等效镇痛剂量仅为吗啡的 1%；与吗啡和盐酸哌替啶相比，芬太尼起效快，持续时间短，不释放组胺，对心血管功能影响小。

盐酸美沙酮是阿片受体强效激动药，也是 NMDA 受体拮抗剂和单胺类神经递质的再摄取抑制药。

3. 临床应用与不良反应

（1）临床应用

盐酸哌替啶的临床应用主要包括镇痛、治疗心源性哮喘、麻醉前给药和人工冬眠。

1）镇痛。可代替吗啡用于各种剧痛，如癌症晚期、急性创伤、烧伤、手术后疼痛等。对内脏绞痛如胆绞痛、肾绞痛，因其能提高平滑肌兴奋性，需与解痉药如阿托品等合用；也可用于分娩止痛。由于本品能通过胎盘屏障，新生儿对盐酸哌替啶的呼吸抑制作用极为敏感，故临产前二至四小时内不宜使用。本品有依赖性，慢性钝痛不宜使用。

2）治疗心源性哮喘。盐酸哌替啶可代替吗啡治疗心源性哮喘，且效果良好。

3）麻醉前给药。本品的镇静作用可消除患者手术前紧张、恐惧情绪，减少麻醉药用量，易诱导入睡，并能增加麻醉药、镇静催眠药的作用，可作为麻醉前给药。

4）人工冬眠。盐酸哌替啶与盐酸氯丙嗪、异丙嗪组成人工冬眠合剂，用于人工冬眠疗法。

枸橼酸芬太尼注射剂用于麻醉前给药及诱导麻醉，是目前复合全麻中的常用药物；还可用于治疗手术前、中、后的多种剧烈疼痛。

盐酸美沙酮耐受性和成瘾性发生缓慢，停药后戒断症状轻，因此，广泛用于吗啡或海洛因成瘾者的替代维持和脱毒治疗。近年来，盐酸美沙酮被广泛应用于创伤、术后、癌症引起的重度疼痛的镇痛治疗。

（2）不良反应

治疗剂量盐酸哌替啶可致头晕、出汗、口干、恶心、呕吐、心悸、直立性低血压等不良反应，耐受性和成瘾性较吗啡弱，剂量过大可抑制呼吸。盐酸哌替啶偶致震颤、肌肉痉挛、反射性亢进甚至惊厥，中毒时可用阿片受体拮抗剂纳洛酮对抗，或配合巴比妥类药物对抗，久用可产生耐受性和依赖性。

枸橼酸芬太尼可致恶心、呕吐、眩晕及胆道括约肌痉挛等症状，大剂量可能引起肌肉僵直，可用纳洛酮对抗。静脉注射过快可致呼吸抑制。不宜与单胺氧化酶抑制剂合用。

盐酸美沙酮不良反应常见恶心、呕吐、头晕、便秘、口干等。长期用药可致多汗、淋巴细胞增多、血浆白蛋白和糖蛋白及催乳素含量升高等不良反应。因有呼吸抑制作用，故禁用于分娩止痛。

4. 常用制剂及贮存要求

（1）盐酸哌替啶

1）盐酸哌替啶片：25 mg、50 mg，密封保存。

2）盐酸哌替啶注射液：1 mL∶50 mg、2 mL∶100 mg，密闭保存。

（2）枸橼酸芬太尼

枸橼酸芬太尼注射液：2 mL∶0.1 mg、10 mL∶0.5 mg，遮光，密闭保存。

（3）盐酸美沙酮

1）盐酸美沙酮口服液：10 mL∶1 mg、10 mL∶2 mg、10 mL∶5 mg、10 mL∶10 mg，遮光，密封，在阴凉处保存。

2）盐酸美沙酮片：2.5 mg、5 mg、10 mg，密封保存。

3）盐酸美沙酮注射液：1 mL∶5 mg，密闭保存。

【知识链接】...

癌症三阶梯止痛疗法

癌症三阶梯止痛疗法是在1986年由世界卫生组织（WHO）推荐的，在对癌痛的性质和原因作出正确评估后，根据癌症患者的疼痛程度和原因适当选择相应镇痛药。

轻度疼痛：主要选用解热镇痛抗炎药，如阿司匹林、对乙酰氨基酚、布洛芬、吲哚美辛栓剂等。

中度疼痛：主要选用弱阿片类药，如可待因、氨酚待因、布桂嗪、曲马多等。

重度疼痛：主要选用强阿片类药，如吗啡、哌替啶、美沙酮、二氢埃托啡等。

在用药过程中应按照"口服给药、按时给药、按三阶梯"的原则给药。必要时可加用辅助药物，如解痉药（止针刺样痛、浅表性灼痛）、精神治疗药物（抗抑郁药或抗焦虑药）等。

三、其他阿片类药物

1. 代表药物结构与性质

罗通定，化学名为2，3，9，10 -四甲氧基-5，8，13，13a -四氢-6H -二苯并［a，g］哌嗪。罗通定为白色至微黄色的结晶，无臭，遇光受热易变黄。本品在三氯甲烷中溶解，在乙醇或乙醚中略溶，在水中不溶，在稀硫酸中易溶。

2. 药理作用及作用机制

（1）药理作用

罗通定的药理作用主要包括中枢神经系统抑制、镇痛等，患者需要在医生指导下用药。

1）中枢神经系统抑制。罗通定具有抗惊厥作用，在临床上主要用于治疗神经性头痛以及各种原因引起的顽固性疼痛等症状。

2）镇痛。罗通定具有一定的镇痛效果，可以缓解肌肉痉挛的情况，也可以改善关节肿胀的症状。此外，罗通定还可用于治疗外伤所致的各种急性软组织损伤，如扭伤、挫伤等。

（2）作用机制

罗通定主要是通过与大脑和脊髓中的阿片受体结合，改变疼痛信息在神经系统中的传递方式，从而达到缓解疼痛的目的。罗通定可以与阿片受体结合，激活阿片受体，并使其对内源性阿片样物质的亲和力增加。这一过程会刺激神经元内部的 GABA 能神经元放出更多的 γ -氨基丁酸，同时抑制去抑制性神经元的抑制作用，从而导致大量的 GABA 释放，并抑制 NMDA 受体的活性，降低疼痛信号的传递。此外，罗通定还可以抑制神经元细胞膜上的 Ca^{2+}、Na^+ 和 K^+，干扰神经元动作电位的生成和传递，从而减轻疼痛感受。罗通定还可以抑制谷氨酸释放和神经肽 P 等炎症介质的合成和释放，从而进一步减轻疼痛的程度。

3. 临床应用与不良反应

（1）临床应用

罗通定主要用于胃肠、肝胆等内科疾病引起的钝痛以及头痛、月经痛等；还可用于分娩止痛，对产程及胎儿无不良影响。此外，罗通定还有安定、镇静及催眠作用，常用于治疗失眠，作用持续五至六小时，且醒后无后遗效应。

（2）不良反应

罗通定安全性较高，久用不成瘾，但具有一定耐药性。不良反应偶见眩晕、乏力、恶心和呼吸困难等，剂量过大可致嗜睡与椎体外系等不良反应。

4. 常用制剂及贮存要求

罗通定片：30 mg、60 mg，遮光，密封保存。

【练一练】

案例分析

案例介绍：王某某，女性，53 岁。三年前出现右胸间歇性疼痛，诊断为原发性支气管肺癌，伴有双侧胸膜和骨转移，导致慢性癌性疼痛，口服盐酸羟考酮缓释片 10 mg、一日两次，氨酚羟考酮片 5 mg、一日三次，控制疼痛症状，数字评分量表（NRS）评分 3～4 分。一年前，患者因左髋和大腿疼痛症状加剧，逐渐增加盐酸羟考酮的剂量至 120 mg、一日两次，NRS 评分为 5～6 分。此外，患者还出现躁动、焦虑、睡眠剥夺等精神症状，再次来医院就诊。

入院后治疗经过：入院后诊断为难治性癌痛，伴有疼痛相关抑郁症，在原有治疗方案基础上，每晚服用氟伏沙明 100 mg 抗抑郁治疗，效果不佳。为尽快控制癌痛症状，采用 0.5 mg 二氢吗啡酮的静脉自控镇痛（PCA）泵治疗，泵速为 0.2 mg/h，NRS 评分为 6 分。遂调整为腰椎植入鞘内镇痛泵，内含盐酸吗啡 20 mg、罗哌卡因 0.1 mg 和地塞米松 5 mg，泵速为 0.5 mg/h，疼痛仍不能控制，向泵混合物中加入吗啡 10 mg，并上调泵速至 1 mg/h。患者仍诉明显疼痛，向泵混合物中再次加入 20 mg 吗啡，泵速下调至 0.5 mg/h，NRS 评分为 4～5 分。为进一步缓解疼痛，泵混合物中添加右美托咪定 200 ug，泵速不变。患者症状显著改善，NRS 评分为 2～3 分，无严重副作用。患者带着镇痛泵出院，定期电话随访。

用药分析：

（1）患者入院后诊断为难治性癌痛，呈持续性疼痛，无明确加重或缓解的因素，NRS 评分为 5～6 分，常规药物治疗效果不佳。

（2）根据《难治性癌痛专家公识（2017 年版）》，该患者可采用微创介入治疗。首先采用 PCA 泵治疗，药物选用镇痛作用较强的二氢吗啡酮，经静脉或局部泵给药时，疗效优于口服给药，更适合持续模式给药，但该患者疗效不佳。

（3）PCA 泵治疗疗效不佳，考虑与阿片耐受导致镇痛效果降低有关。鞘内给药可直接作用于大脑及脊髓后角的阿片受体，抑制 P 物质释放，将导管置于最理想的解剖位置，并持续输注药物，可产生最佳镇痛效果。该患者选用吗啡，除了其强大的镇痛作用外，还能改善疼痛引起的焦虑、紧张、恐惧等情绪。根据《难治性癌痛专家共识（2017 年版）》，阿片类药物与局麻药联用可产生系统作用，降低不良反应发生率。

（4）通过最佳给药途径仍未有效控制疼痛，考虑添加局麻药佐剂增强阻滞效果，局部注射右美托咪定可延长感觉神经阻滞时间，从而强化镇痛效果。在原有鞘内镇痛方案基础上添加右美托咪定，患者疼痛得到有效缓解。

（5）长期使用鞘内镇痛泵可能出现呼吸抑制，导致尖端肉芽肿、尿潴留、感觉异常及直立性低血压等不良反应，须密切随访并及时调整用药方案。

思考与练习

1. 简述镇痛药的分类及其药理作用。
2. 简述吗啡的临床应用及不良反应。
3. 案例分析：医师给一位剧烈胆绞痛患者开下列处方，请分析是否合理及其原因。

Rp：盐酸哌替啶注射液，50 mg×1 支。

用法：50 mg/次，肌内注射。

第四节　抗精神障碍药

 学习目标

◆ 熟悉抗精神障碍药的分类；

◆ 了解抗精神障碍药的结构与性质；

◆ 熟悉抗精神障碍药药理作用及作用机制；

◆ 掌握抗精神障碍药临床应用与不良反应；

◆ 掌握抗精神障碍药常用制剂及贮存要求。

精神障碍是由多种原因引起的以精神活动障碍为主的一类疾病，临床上最常见有精神分裂症、躁狂抑郁症及焦虑症等，治疗这些疾病的药物统称为抗精神障碍药。按照化学结构分类，抗精神障碍药主要包括吩噻嗪类、噻吨类、丁酰苯类、二苯并氮杂䓬类及其衍生物类、苯甲酰胺衍生物类等。

【知识链接】

精神分裂症

精神分裂症是一组病因未明的重性精神病，有遗传倾向，多在青壮年发病，以个性、思维、情感、行为的分裂，以及精神活动与环境的不协调为主要特征，这些特征进而影响行为及情感。主要症状有幻觉、妄想等，幻觉包括幻听、幻嗅、幻味及幻触等，其中幻听最为常见；妄想包括被迫害妄想、关系妄想、影响妄想、嫉妒妄想、夸大妄想、非血统妄想等。目前认为精神分裂症与中脑－边缘系统的多巴胺能神经功能亢进有关。

一、吩噻嗪类

1. 代表药物结构与性质

盐酸氯丙嗪，化学名为 N，N－二甲基－2－氯－10H－吩噻嗪－10－丙胺盐酸盐。本品为白色或乳白色结晶性粉末，有微臭，有引湿性；遇光渐变色；水溶液显酸性反应。本品在水、乙醇或三氯甲烷中易溶，在乙醚或苯中不溶。由于吩噻嗪母核易被氧化，因此在空气或日光中放置时会渐变为红棕色，为防止变色，其注射配制时需加入连二亚硫酸钠、亚硫酸氢钠或维生素 C 等抗氧化剂。

2. 药理作用及作用机制

（1）药理作用

1）对中枢神经系统的作用。

①抗精神病作用。正常人服用治疗剂量盐酸氯丙嗪后，出现镇静、安定作用，表现为感情淡漠、对周围事物不感兴趣，环境安静可诱导入睡；精神病患者服药后，能迅速控制兴奋、躁动的临床症状；长期用药，可使精神分裂症患者消除幻觉、妄想，减轻思维障碍，恢复理智，生活自理。目前临床上盐酸氯丙嗪仍是安全有效的精神分裂症首选药。

②镇吐作用。小剂量盐酸氯丙嗪能阻断延脑第四脑室底部极后区的催吐化学感受区的多巴胺受体，大剂量直接抑制呕吐中枢。由于盐酸氯丙嗪不影响前庭神经，因此对刺激前庭引起的呕吐无效（如晕动性呕吐）。临床上主要用于药物、放射病和癌症引起的呕吐。

③对体温调节的影响。盐酸氯丙嗪对下丘脑体温调节中枢有较强的抑制作用，会导致体温调节失灵，使得恒温动物的体温随环境温度的变化而有所升降。较大剂量时，将患者置于冷环境（如冰水浴）中，会出现镇静、嗜睡症状，体温降低至正常以下（34 ℃或更低），基础代谢降低，器官功能活动减少，耗氧量减低，患者至"人工冬眠"状态。

④对内分泌系统的影响。盐酸氯丙嗪能减少下丘脑催乳素抑制因子，使催乳素分泌增加，导致乳房增大、泌乳及停经；此外，还可抑制垂体生长激素、促肾上腺皮质激素和促性腺激素的释放。

⑤加强中枢抑制药的作用。盐酸氯丙嗪可加强麻醉药、镇静催眠药、镇痛药等中枢抑制药物的作用，因此上述药物与盐酸氯丙嗪合用时应适当减量。

2）对自主神经系统的影响。

盐酸氯丙嗪可明显阻断 α 受体，翻转肾上腺素的升压作用，同时还能抑制血管运动中枢并直接舒张血管平滑肌，使血压下降。但反复用药降压作用减弱，故不适用于高血压治疗。盐酸氯丙嗪对 M 受体也有较弱的阻断作用。

（2）作用机制

盐酸氯丙嗪主要阻断多巴胺（DA）受体，此外，对 α 受体也有阻断作用。DA 受体有 D_1、D_2 等多种亚型，脑内的 DA 通路主要有黑质－纹状体通路、中脑－边缘系统通路和中脑－皮质通路、结节－漏斗通路。目前认为盐酸氯丙嗪抗精神病作用主要是由于阻断了与情绪思维有关的中脑－边缘系统和中脑－皮质通路的 DA 受体。而镇静安定作用则与阻断网状结构上行激活系统的 α 受体有关。

3. 临床应用与不良反应

（1）临床应用

1）治疗精神病。主要用于治疗急、慢性精神分裂症，对急性患者疗效较好，能迅速控制患者躁狂、兴奋的状态。

2）止吐。用于治疗多种疾病（如妊娠中毒、尿毒症、癌症、放射病等）和一些药物（如吗啡、洋地黄、四环素等）所致的呕吐。但对晕动病所致的呕吐无效，也用于顽固性呃逆。

3）人工冬眠。临床上配合物理降温，与盐酸哌替啶、异丙嗪等配伍使患者深睡，降低机体体温、代谢及耗氧量，帮助患者度过危险的缺氧、缺能阶段从而争取治疗时间，称为"人工冬眠"疗法，也可用于严重创伤或感染、高热惊厥、中暑、破伤风、甲状腺危象等的辅助治疗。

（2）不良反应

1）椎体外系反应，这是长期大剂量应用盐酸氯丙嗪治疗精神分裂症时最常见的不良反应，包括帕金森综合征、急性肌张力障碍、静坐不能和迟发性运动障碍等。

2）自主神经与内分泌反应，盐酸氯丙嗪可阻断 M 受体，致口干、便秘、视力模糊、眼压升高等；阻断 α 受体，易引起直立性低血压，多发生于药物剂量较大或注射给药，以及伴有心电图异常、心律失常及高血压的患者。长期应用可出现乳房增大、停经、泌乳及不育症等，部分患者体重增加。

3）诱发癫痫发作，禁用于癫痫病使者，必要时加用抗癫痫药物。

4）变态反应，常见皮疹、接触性皮炎及光敏性皮炎，偶见剥脱性皮炎。另有粒细胞缺乏症、溶血性贫血及再生障碍性贫血的报道。肝损害较少见。

5）局部刺激性，对组织有刺激性，应深部肌内注射，反复注射应交替部位。静脉注射可引起血栓性静脉炎，应稀释后缓慢注入。

6）急性中毒，一次性大剂量服用可出现血压下降、昏迷等不良反应。

4. 常用制剂及贮存要求

（1）盐酸氯丙嗪片：12.5 mg、25 mg、50 mg，遮光，密封保存。

（2）盐酸氯丙嗪注射液：1 mL：10 mg、1 mL：25 mg、2 mL：50 mg，遮光，密闭保存。

二、噻吨类

1. 代表药物结构与性质

氯普噻吨，化学名为本品为（Z）－N，N－二甲基－3－（2－氯－9H－亚噻吨基）－1－丙胺。本品为淡黄色结晶性粉末，无臭。本品在三氯甲烷中易溶，在水中不溶，具有碱性，侧链的二甲氨基能与盐酸成盐。

2. 药理作用及作用机制

（1）药理作用

氯普噻吨的药理作用主要包括抗精神病、镇静催眠等，患者需要在医生指导下用药。

1）抗精神病。氯普噻吨属于一种长效的苯丙胺类药物，在临床上可用于治疗精神分裂症。氯普噻吨能够起到阻断多巴胺受体的作用，从而达到改善病情的作用。

2）镇静催眠。氯普噻吨具有一定的镇静催眠功效，通常可用于缓解失眠引起的不适症状，如入睡困难、睡眠质量差等。

3）其他。氯普噻吨还有抗焦虑、抗抑郁等功效。

（2）作用机制

氯普噻吨的作用机制主要是阻断中枢神经系统中的多巴胺 D_2、D_3 受体，这种阻断作用可以抑制脑内多巴胺引起的兴奋性增强和精神运动症状，从而控制精神分裂症患者的精神病性症状。此外，氯普噻吨还可以影响 5-羟色胺、去甲肾上腺素等神经递质的功能，从而改善患者的认知功能障碍和情感障碍等。

3. 临床应用与不良反应

（1）临床应用

氯普噻吨临床用于伴有焦虑或焦虑性抑郁的精神分裂症、更年期精神病及焦虑性神经官能症等。

（2）不良反应

1）过敏反应。可能出现的不良反应包括皮疹，瘙痒伴发烧，皮肤红肿、起水泡或剥落，喘息、喉咙紧绷、呼吸或说话困难，声音异常嘶哑，口腔、嘴唇、舌头或喉咙肿胀等。

2）癫痫复发。对于癫痫患者，可能会诱发或加重癫痫发作。

3）锥体外系反应。可能出现震颤、僵直、流涎、运动迟缓、静坐不能、急性肌张力障碍及其他张力障碍等不良反应。

4）肝功能损害的迹象。可能出现恶心、呕吐、乏力、易倦、嗜睡、眼睛或皮肤黄染等不良反应。

5）抗胆碱能症状。可能出现心悸、口干、便秘、视力模糊、排尿困难等不良反应。

6）抗精神病药恶性综合征。可能出现高热、肌肉强直、精神状态改变、快速性心律失常等不良反应。

7）戒断综合征。可能出现恶心、呕吐、头晕、震颤、焦虑等不良反应。

4. 常用制剂及贮存要求

氯普噻吨片：12.5 mg、15 mg、25 mg、50 mg，遮光，密封保存。

三、丁酰苯类

1. 代表药物结构与性质

氟哌啶醇，化学名为 1-(4-氟苯基)-4-[4-(4-氯苯基)-4-羟基-1-哌啶基]-1-丁酮。本品为白色或类白色的结晶性粉末，无臭。本品在三氯甲烷中溶解，在乙醇中略溶，在乙醚中微溶，在水中几乎不溶。本品对光敏感，在105 ℃干燥时发生部分降解，因此需在室温、避光条件下保存。

2. 药理作用及作用机制

（1）药理作用

氟哌啶醇的药理作用与盐酸氯丙嗪相似，抗精神病作用及抗焦虑作用强于盐酸氯丙嗪，抗狂躁、妄想、幻觉作用较显著，锥体外系反应较强，镇吐作用也较强。

（2）作用机制

氟哌啶醇能阻断中枢多巴胺 D_2 受体，抑制多巴胺神经元，并能促进脑内多巴胺转化，具有抗幻觉、抗兴奋的作用。

3. 临床应用与不良反应

（1）临床应用

氟哌啶醇主要用于急性、慢性精神分裂症，也可用于止吐及顽固性呃逆。

（2）不良反应

氟哌啶醇易引起椎体外系反应，长期大量使用可致心肌损害。

4. 常用制剂及贮存要求

（1）氟哌啶醇片：2 mg、4 mg，遮光，密封保存。

（2）氟哌啶醇注射液：1 mL:5 mg，遮光，密闭保存。

四、二苯并氮杂䓬类及其衍生物类

1. 代表药物结构与性质

丁螺环酮，化学名为 N-[4-[4-(2-嘧啶基)-1-哌嗪基]丁基]-8-氮杂螺 [4，5] 癸烷-7，9-二酮盐酸盐。本品为白色或类白色结晶性粉末，无臭。丁螺环酮在水、甲醇或三氯甲烷中易溶，在乙醇中溶解，在乙醚中几乎不溶。

2. 药理作用及作用机制

（1）药理作用

丁螺环酮为新型抗焦虑药物，口服吸收迅速且完全，半小时后即可达到血药达峰浓度，血浆蛋白结合率高，但生物利用率低，个体差异较大，具有显著抗焦虑作用，但无镇静、肌肉松弛和抗惊厥作用。

（2）作用机制

小剂量丁螺环酮可通过激活突触前膜的 5-HT$_A$ 受体抑制 5-HT 的合成和释放，降低突触后膜 5-HT$_{1A}$ 和 5-HT$_{2A}$ 受体的功能，发挥抗焦虑作用；大剂量可直接激动突触后膜 5-HT$_{1A}$ 受体，发挥抗抑郁作用。此外，抗焦虑作可能与中枢 DA 受体和 α_2 受体的抑制作用有关。

3. 临床应用与不良反应

（1）临床应用

丁螺环酮适用于焦虑性激动、内心不安和紧张等急性或慢性焦虑状态，临床主要用于焦虑症和焦虑性障碍。

（2）不良反应

丁螺环酮不良反应较轻，常见头晕、头痛及胃肠功能紊乱等，与苯二氮䓬类相比，不易产生耐受性和成瘾性。

4. 常用制剂及贮存要求

丁螺环酮片：5 mg，遮光，密封保存。

五、苯甲酰胺衍生物类

1. 代表药物结构与性质

舒必利，化学名为 N -［（1 -乙基-2 -吡咯烷基）甲基］-2 -甲氧基-5 -（氨基磺酰基）苯甲酰胺。本品为白色或类白色结晶性粉末，无臭。本品在乙醇或丙酮中微溶，在三氯甲烷中极微溶解，在水中几乎不溶，在氢氧化钠溶液中极易溶解。

2. 药理作用及作用机制

（1）药理作用

舒必利选择性阻断 D_2 受体，对精神分裂症幻觉、妄想、抑郁等症状有较好疗效；对兴奋躁动作用较弱；椎体外系反应轻微；镇吐作用强，为氯丙嗪的 150 倍；无镇静作用，对于自主神经系统几乎无影响。

（2）作用机制

舒必利的作用机制主要是选择性阻断中脑边缘系统的 DA 受体活性，从而抑制中脑边缘神经递质兴奋传递；且对于其他神经递质受体影响不大，抗胆碱作用轻微，因此没有明显镇静或者是抗兴奋、躁动作用，可起到较强止吐以及抑制胃液分泌的作用。

3. 临床应用与不良反应

（1）临床应用

舒必利是临床常用的抗抑郁精神类药物，患者出现淡漠、抑郁、妄想等症状时，可使用本品来缓解。舒必利可用来治疗单纯型精神分裂症、慢性精神分裂症，如果症状比较严重时，需要及时就医，在医生指导下，根据自身情况搭配其他药物治疗。

（2）不良反应

舒必利不良反应常见失眠、早醒、头痛、烦躁、乏力、食欲不振等，还可能出现口干、视力模糊、心动过速、排尿困难与便秘等抗胆碱能不良等；剂量大于一日 600 mg 时可出现椎体外系反应。较多引起血浆中泌乳素浓度增加；可出现心电图异常和肝功能损害；少数可发生兴奋、激动、睡眠障碍或血压升高；长期大量服用可引起迟发生性运动障碍。

4. 常用制剂及贮存要求

舒必利片：10 mg、100 mg，遮光，密封保存。

思考与练习

1. 简述抗精神障碍药的分类及代表药物。
2. 简述盐酸氯丙嗪的临床应用及不良反应。

第五节 神经退行性疾病治疗药物

 学习目标

◆ 熟悉神经退行性疾病治疗药物的分类；
◆ 了解神经退行性疾病治疗药物的结构与性质；
◆ 熟悉神经退行性疾病治疗药物药理作用及作用机制；
◆ 掌握神经退行性疾病治疗药物临床应用与不良反应；
◆ 掌握神经退行性疾病治疗药物常用制剂及贮存要求。

　　神经退行性疾病是一类原发性神经元退行性病变或凋亡引起的慢性进行性神经系统疾病，主要包括帕金森病、阿尔茨海默病、肌萎缩侧索硬化症等。随着年龄增长，DNA 损伤累积、蛋白质变性等其他因素使神经退行性疾病变得更加常见。本节主要介绍抗帕金森病药和抗阿尔茨海默病药。

【知识链接】

帕金森病和阿尔茨海默病

　　帕金森病（Parkinson's disease，PD）是一种常见的神经系统变性疾病，常见于老年人，平均发病年龄为 60 岁左右，40 岁及以下起病的青年帕金森病较少见。我国 65 岁及以上人群 PD 的患病率大约是 1.7%。大部分帕金森病患者为散发病例，仅有不到 10% 的患者有家族史。帕金森病最主要的病理改变是中脑黑质多巴胺能神经元的变性死亡，由此引起纹状体 DA 含量显著性减少，从而引发疾病。导致这一病理改变的确切原因仍不清楚，遗传因素、环境因素、年龄老化、氧化应激等都可能参与 PD 多巴胺能神经元的变性死亡过程。

　　阿尔茨海默病（AD）是一种起病隐匿的进行性发展的神经退行性疾病。临床上以记忆障碍、失语、失用、失认、视空间技能损害、执行功能障碍以及人格和行为改变等全面性痴呆表现为特征，病因迄今未明。65 岁以前发病的称为早老性痴呆，65 岁以后发病的称为老年性痴呆。

一、抗帕金森病药

1. 代表药物结构与性质

左旋多巴，化学名为 3 -（3，4 -二羟基苯基）- L -丙氨酸。本品为白色或类白色的结晶性粉末，无臭，在水中微溶，在乙醇、三氯甲烷或乙醚中不溶，在稀酸中易溶。

盐酸金刚烷胺，为白色结晶或结晶性粉末，无臭，在水或乙醇中易溶，在三氯甲烷中溶解。

2. 药理作用及作用机制

（1）药理作用

左旋多巴用药后可明显改善帕金森病的肌肉强直、运动障碍，也能减轻震颤；其他运动功能如姿态、步态联合动作、面部表情、言语、书写等，均有所改善；情绪也有所好转，对周围事物反应增强；但对痴呆效果不明显。

盐酸金刚烷胺对缓解帕金森病患者肌肉僵直、震颤和运动障碍的疗效优于抗胆碱药物，但不及左旋多巴。

（2）作用机制

左旋多巴本身无药理活性，口服后透过血脑屏障进入中枢，可在纹状体神经细胞内经多巴脱羧酶作用转变为多巴胺，使帕金森患者纹状体内多巴胺水平增高。

盐酸金刚烷胺的作用机制主要是促进纹状体中残存的多巴胺能神经元释放多巴胺，抑制多巴胺的再摄取，直接激动多巴胺受体和较弱的抗胆碱作用。

3. 临床应用与不良反应

（1）临床应用

1）左旋多巴主要用于抗帕金森病和治疗肝昏迷。

①抗帕金森病。左旋多巴对大多数帕金森病治疗初期有显著疗效，对轻症特别是僵直及运动困难效果好，对重症及震颤症状效果较差，对于其他原因引起的帕金森病也有效，但对吩噻嗪类抗精神病引起的椎体外系症状无效。

②治疗肝昏迷。用于剂型肝功能衰竭所致的肝昏迷抢救。左旋多巴在脑内可转化为去甲肾上腺素，恢复中枢神经功能，使肝昏迷患者苏醒，但不能改善肝功能。

2）盐酸金刚烷胺临床用于不能耐受左旋多巴治疗的帕金森病患者。盐酸金刚烷胺口服吸收完全，起效快，作用时间短，通常服用数天就可达到最大疗效，四周后效果减退，常与左旋多巴合用，发挥协同作用，增强疗效，减少不良反应。

（2）不良反应

1）左旋多巴的不良反应包括胃肠道反应、心血管反应、精神行为异常、不自主的异常运动和"开关现象"。

①胃肠道反应。治疗初期常见恶心、呕吐、食欲减退等，可使消化性溃疡患者出现溃疡出血或穿孔等，故消化性溃疡患者应慎用。此外，还能引起腹胀、腹痛、腹泻或便秘等不良

反应，饭后或减慢剂量递增速度，均可使上述症状减轻。

②心血管反应。部分患者在用药初期出现直立性低血压、心律失常等，故严重心血管病患者禁用。

③精神行为异常。少数患者出现失眠、焦虑、幻觉、抑郁或轻度躁狂等精神病和抑郁症症状，减少剂量或停药均可使症状减轻。

④不自主的异常运动和"开关现象"。长期用药常引起张口、咬牙、伸舌、皱眉和点头等不自主运动，减少剂量可减轻。此外，还可能出现"开关现象"，短时（几分钟）面部、口部、肢体等多处多动（称为"开"），突然转为强直不动状态（称为"关"），严重影响患者正常活动。

2）长期使用盐酸金刚烷胺常见四肢皮肤出现网状青斑和踝部水肿；也会出现激动、抑郁、失眠、嗜睡、口干及胃肠道不适等不良反应，均不严重；偶见惊厥。

4. 常用制剂及贮存要求

（1）左旋多巴

1）左旋多巴片：50 mg、125 mg、250 mg，遮光，密封保存。

2）左旋多巴胶囊：0.25 g，遮光，密封保存。

（2）盐酸金刚烷胺

1）盐酸金刚烷胺片：0.1 g，遮光，密封保存。

2）盐酸金刚烷胺胶囊：0.1 g，遮光，密封保存。

3）盐酸金刚烷胺颗粒：6 g:60 mg、12 g:140 mg，遮光，密封保存。

4）盐酸金刚烷胺糖浆：10 mL、60 mL、100 mL、120 mL、500 mL，遮光，密闭保存。

二、抗阿尔茨海默病药

1. 代表药物结构与性质

盐酸多奈哌齐，化学名为（±）-2 -[（1 -苄基-4 -哌啶基）甲基]-5,6 -二甲氧基-1 -茚酮盐酸盐。本品为白色或类白色结晶性粉末，在三氯甲烷中易溶，在水中溶解，在乙醇中略溶，在盐酸溶液（1→1 000）[①] 中略溶。

盐酸美金刚，化学名为3，5 -二甲基金刚烷-1 -胺盐酸盐。本品为白色结晶或粉末，易溶于水。

2. 药理作用及作用机制

（1）药理作用

盐酸多奈哌齐对中枢神经系统乙酰胆碱酯酶具有高度选择性抑制作用，通过提高中枢神经系统，特别是大脑皮质神经突触间隙中乙酰胆碱的浓度，从而改善认知功能。

盐酸美金刚是第一个对阿尔茨海默病有显著疗效的，非竞争性 NMDA 受体拮抗剂，可

---

① 盐酸溶液（1→1 000）表示将 1 体积的盐酸加入 999 体积的水中，得到的稀释溶液。

以阻断谷氨酸浓度病理性升高导致的神经元损伤。

（2）作用机制

盐酸多奈哌齐属于第二代可逆性乙酰胆碱酯酶抑制剂，通过抑制胆碱酯酶的活性来增加中枢乙酰胆碱的含量。与第一代药物他克林相比，盐酸多奈哌齐对中枢乙酰胆碱酯酶有更高的选择性和专属性，能改善轻度至中度阿尔茨海默病患者的认知能力和临床综合功能。

盐酸美金刚是一种电压依赖性的非竞争性 NMDA 受体拮抗剂，具有低中等程度亲和力，能显著改善阿尔茨海默病患者的认知功能障碍和人格情感障碍，提高患者日常生活能力和社交活动；还可以通过对 5 -羟色胺受体的非竞争电压依赖性抑制及对烟碱型胆碱受体的抑制保护神经细胞。

3. 临床应用与不良反应

（1）临床应用

盐酸多奈哌齐用于轻度至中度阿尔茨海默病患者，能够改善患者的认知功能，并延缓病情发展。盐酸多奈哌齐是目前临床治疗阿尔茨海默病最常用的药物，具有剂量小、毒性低、价格相对较低等优点。此外，本品也可用于治疗重度阿尔茨海默病、血管性痴呆、帕金森病、精神分裂症、脑震荡等原因引起的认知功能障碍等。

盐酸美金刚主要用于治疗中、重度阿尔茨海默病及帕金森病所致痴呆，能有效改善阿尔茨海默病患者的认知功能及日常生活能力，但起效较慢，患者认知障碍的好转多在八周之后出现，因此需要坚持服用以获得最佳疗效。

（2）不良反应

盐酸多奈哌齐的不良反应常见于全身反应、心血管系统反应、消化系统反应、神经系统反应等。

1）全身反应。常见有流感样胸痛、压痛等不良反应。

2）心血管系统反应。常见有高血压、血管扩张、低血压、心房颤动等不良反应。

3）消化系统反应。常见有大便失禁、胃肠道出血、腹部胀痛等不良反应。

4）神经系统反应。常见有谵妄、震颤、眩晕、易怒、感觉异常等不良反应。

盐酸美金刚的不良反应可见轻微眩晕、头重、口干、不安等，饮酒可加重不良反应。

4. 常用制剂及贮存要求

（1）盐酸多奈哌齐

1）盐酸多奈哌齐片：5 mg、10 mg，遮光，密封，阴凉处保存。

2）盐酸多奈哌齐胶囊：5 mg，遮光，密封，阴凉处保存。

（2）盐酸美金刚

1）盐酸美金刚片：10 mg，密封，室温（10～30 ℃）保存。

2）盐酸美金刚口服液：240 mg∶120 mL，密封，室温（10～30 ℃）保存。

思考与练习

1. 简述左旋多巴的临床应用及不良反应。

2. 案例分析：患者张某某，男性，58 岁，近些天出现右侧手指震颤，且安静时症状明显，情绪紧张时加重；同时表现出动作缓慢，运动减少，系鞋带、解衣扣等动作难以完成等，诊断为帕金森病。

请问应选用何种药物治疗？患者的日常生活应注意哪些问题？

第四章

解热镇痛抗炎药、非甾体抗炎药及抗痛风药

解热镇痛抗炎药是一类具有解热、镇痛作用，且大多数还有抗炎、抗风湿作用的药物，按结构来分可分为水杨酸类、苯胺类、吡唑啉酮类等；非甾体抗炎药有芳基乙酸类、芳基丙酸类、1，2苯并噻嗪类、选择性 COX－2 抑制剂类等；抗痛风药按作用机制分为黄嘌呤氧化酶抑制剂和尿酸盐转运蛋白1抑制剂等。它们在化学结构上虽属不同类别，但都可抑制体内前列腺素（PG）的生物合成，目前已有百余个品种上市，成为全球最畅销的药物。

第一节　解热镇痛抗炎药

 学习目标

- 熟悉解热镇痛抗炎药的分类；
- 了解解热镇痛抗炎药的结构与性质；
- 熟悉解热镇痛抗炎药药理作用及作用机制；
- 掌握解热镇痛抗炎药临床应用与不良反应；
- 掌握解热镇痛抗炎药常用制剂及贮存要求。

解热镇痛抗炎药主要作用于下丘脑的体温调节中枢，通过抑制前列腺素的生物合成使发热的体温降至正常范围，但对正常人的体温没有影响。近年来的研究表明，前列腺素（PG）是一种关键的致热物质。解热镇痛药临床多用于治疗感冒发热、头痛、牙疼、神经痛、关节痛、肌肉痛和痛经等，对慢性钝痛具有良好作用，而对创伤性剧痛和内脏痛效果有限，是风湿热及活动型风湿性关节炎的首选药物。这类药物不易产生耐受性及成瘾性。

一、水杨酸类

1. 代表药物结构与性质

水杨酸，水杨酸的结构为邻羟基苯甲酸，为白色结晶性粉末。水杨酸微溶于冷水，易溶于热水、乙醇、乙醚和丙酮。水杨酸是医药、香料、染料、农药、橡胶等精细化学品的重要原料，在医学领域中主要被用于舒缓头痛、发热、关节疼痛等不适症状，还可以用于治疗痤疮、灰指甲、足癣等皮肤问题。水杨酸不良反应较大，可能会引起过敏、哮喘、胃肠黏膜刺激甚至消化道溃疡等不良反应，目前已不作为解热镇痛药的首选药物。

阿司匹林，阿司匹林于1853年被合成，是水杨酸类解热镇痛药的代表，呈弱酸性，解热镇痛作用优于水杨酸及其盐类衍生物，但其副作用较低。阿司匹林结构为苯环上含有邻位关系的羧基和乙酰氧基，是水杨酸在硫酸催化下经醋酐乙酰化制得，因此又称乙酰水杨酸。本品为白色结晶或结晶性粉末，无臭或微带乙酸臭，味微酸，遇湿气则缓慢水解。阿司匹林在乙醇中易溶，在三氯甲烷或乙醚中溶解，在水或无水乙醇中微溶，在氢氧化钠溶液或碳酸钠溶液中溶解但会同时分解。

2. 药理作用及作用机制

水杨酸目前已不作为解热镇痛药的首选药物，因此，下文主要介绍阿司匹林的药理作用和作用机制。

（1）药理作用

阿司匹林的主要药理作用如下。

1）解热镇痛与抗炎抗风湿作用。用于感冒发热、肌肉痛、关节痛、痛经、神经痛和癌症患者的轻、中度疼痛等。抗风湿剂量比解热镇痛剂量高一至两倍，最好用至最大耐受量（每日口服 3~4 g）。

2）抗血栓作用。血栓素 A_2（TXA_2）是一种诱发血小板聚集和血栓形成的关键内源性物质。小剂量阿司匹林能不可逆性抑制血小板的环氧化酶（COX）。由于成熟血小板不再合成新的 COX，受药物影响的血小板永久性丧失了合成 TXA_2 的功能，机体需要新的血小板生成（需八至十日恢复至正常）来代替受影响的血小板，此即阿司匹林抗血栓形成的机制。而大剂量阿司匹林因同时抑制血管内皮细胞合成前列环素（PGI_2），从而促进血小板聚集和血栓形成。故常采用小剂量阿司匹林（75~150 mg/d）预防血栓形成，用于治疗缺血性心脏病和心肌梗死（可使心肌梗死风险下降20%~25%），降低其病死率和再梗死率。此外，阿司匹林也可用于心绞痛、血管或心脏瓣膜形成术、心房颤动以及有脑血栓倾向的一过性脑缺血等，预防栓塞。

3）其他作用。五年规律性服用小剂量阿司匹林可降低结肠癌风险50%。阿司匹林还可预防阿尔茨海默病的发生，与用药剂量有关。此外，阿司匹林也能治疗放射诱发的腹泻，驱除胆道蛔虫。

（2）作用机制

阿司匹林是花生四烯酸环氧化酶的不可逆抑制剂，结构中的乙酰基能使环氧化酶活动中心的丝氨酸发生乙酰化反应，从而阻断酶的催化功能，乙酰基难以脱落，导致酶活性无法恢复，进而抑制前列腺素的生物合成，使体温调节中枢的体温调定点恢复正常并减轻疼痛，并具有中等程度的镇痛作用，对慢性钝痛有效，对急性锐痛、严重创伤剧痛、平滑肌绞痛等无显著效果。长期应用不产生成瘾性。本品对血小板有特异性抑制作用，可抑制血小板中 TXA_2 的合成，而 TXA_2 具有血小板聚集作用，并可引起血管收缩形成血栓，因此，阿司匹林还可用于心血管系统疾病的预防和治疗。

【知识链接】

百年阿司匹林

2 000 多年前，古希腊无论是民间还是名医希波克拉底，早已知道用柳树皮、叶的汁液止痛与退热。1828 年，慕尼黑大学的药剂学教授约翰·毕希纳从柳树皮中分离出了少量的苦味黄色针状晶体，并命名为水杨苷。1838 年，意大利化学家拉斐尔·皮尔通过化学方法从水杨苷中制得一种白色针状晶体，即水杨酸。1853 年，法国化学家查尔斯·弗里德里希·葛哈德首次合成了一种类似水杨酸的化合物，称为乙酰水杨酸。1897 年，在拜耳公司工作的德国化学家费利克斯·霍夫曼，改造水杨酸钠的制备方法，得到了制备纯净乙酰水杨酸的方法。随后，拜耳公司对乙酰水杨酸进行了缜密研究，肯定了乙酰水杨酸的药理功效。1899 年 2 月，拜耳公司以"阿司匹林"（Aspirin）的名字注册了此药。

3. 临床应用与不良反应

（1）临床应用

百余年的临床应用证明阿司匹林具有较强的解热镇痛作用和消炎抗风湿作用，可用于治疗感冒发热、头痛、牙疼、神经痛、肌肉痛和痛经等，是风湿热及活动型风湿性关节炎的首选药物。

（2）不良反应

小剂量或短期使用阿司匹林时不良反应较少，长期大剂量应用则不良反应较多。

1）胃肠道反应。胃肠道反应是最为常见的不良反应，口服可直接刺激胃黏膜，引起上腹不适、恶心、呕吐等。较大剂量口服（抗风湿治疗）可引起胃溃疡及无痛性出血，原有溃疡者症状加重。这与本药抑制胃黏膜生物合成前列腺素有关，内源性前列腺素对胃黏膜有保护作用。服用肠溶片、饭后服药、同服抗酸药或胃黏膜保护药可减轻或避免以上反应。

2）凝血障碍。一般剂量阿司匹林可抑制血小板聚集，延长出血时间。大剂量（5 g/d 以上）或长期服用，还能抑制凝血酶原形成，延长凝血酶原合成时间，维生素 K 可以预防此现象。因此，严重肝损害、低凝血酶原血症、维生素 K 缺乏等患者均应避免服用，术前一周应停用阿司匹林，以防出血。

3）过敏反应。少数患者可出现荨麻疹、血管神经性水肿、过敏性休克等不良反应。某些哮喘患者服用阿司匹林后可诱发哮喘，称为"阿司匹林哮喘"。它不是以抗原－抗体反应为基础的过敏反应，而与它们抑制前列腺素生物合成有关。因前列腺素生物合成受阻，而由花生四烯酸生成的白三烯及其他脂氧酶代谢产物增多，内源性支气管收缩物质居于优势，导致支气管痉挛从而诱发哮喘。肾上腺素对治疗"阿司匹林哮喘"无效。

4）水杨酸反应。阿司匹林剂量过大（5 g/d 以上）时，可出现头痛、眩晕、恶心、呕吐、耳鸣、视力及听力减退等不良反应，总称为水杨酸反应，是水杨酸类中毒的表现。严重者可出现过度呼吸、酸碱平衡失调，甚至精神错乱。严重中毒者应立即停药，静脉滴注碳酸氢钠溶液以碱化尿液，加速排泄。

5）瑞夷（Reye）综合征。据报道患病毒性感染伴有发热的儿童或青年服用阿司匹林后有发生瑞夷综合征的危险，表现为严重肝功能损害合并脑病，虽少见但可致死，因此，儿童或青年病毒感染时不宜使用阿司匹林。

4. 常用制剂及贮存要求

（1）阿司匹林片：50 mg、0.1 g、0.3 g、0.5 g，密封，在干燥处保存。

（2）阿司匹林肠溶片：25 mg、40 mg、50 mg、100 mg、300 mg，密封，在干燥处保存。

（3）阿司匹林胶囊：0.075 g、0.1 g、0.15 g，密封，在干燥处保存。

（4）阿司匹林泡腾片：0.1 g、0.5 g，密封，在干燥处保存。

（5）阿司匹林栓剂：0.1 g、0.15 g、0.3 g、0.45 g、0.5 g，密封，在阴凉干燥处保存。

二、苯胺类

1. 代表药物结构与性质

对乙酰氨基酚（paracetamol）为 1893 年上市的解热镇痛药，化学名为 N -（4 -羟基苯基）乙酰胺，俗称扑热息痛。本品为白色结晶或结晶性粉末，无臭，味微苦，在热水或乙醇中易溶，在丙酮中溶解，在水中略溶。

对乙酰氨基酚具有良好的解热镇痛作用，临床上用于发热、头痛、风湿痛、神经痛及痛经等症状，其毒性低于非那西丁。在对乙酰氨基酚上市 50 年后，才发现它是非那西丁和乙酰苯胺的体内代谢产物。

【知识链接】

苯胺类解热镇痛药的发展

早期苯胺类解热镇痛药的代表药物为乙酰苯胺（acetanilide）。在 1886 年发现乙酰苯胺具有很强的解热镇痛作用并在临床上使用，称为退热冰。但后来发现其毒性太大，特别是高剂量可导致出现高铁血红蛋白和黄疸，故在临床上已不再使用。

随后发现对氨基酚的羟基被醚化后，药理作用增强而毒性可降低，在 1887 年合成非那西丁（phenacetin），对头痛、发热、风湿痛、神经痛及痛经等效果显著，曾广泛应用于临床。非那西丁与阿司匹林、咖啡因制成复方制剂 APC 片，具有较好的解热镇痛作用。但后来发现非那西丁对肾脏有持续性毒性并可导致胃癌以及对视网膜产生毒性，因此被各国陆续废弃使用。1893 年，在某些服用了非那西丁患者的尿液中，科学家们发现了对乙酰氨基酚的存在，并浓缩成白色、稍有苦味的晶体。

2. 药理作用及作用机制

（1）药理作用

对乙酰氨基酚能抑制中枢神经系统前列腺素合成酶，对外周环氧化酶没有明显作用，解热作用与阿司匹林相似或稍低，作用缓和持久，但镇痛作用较弱，无明显抗炎抗风湿作用。这归因于对乙酰氨基酚只能抑制中枢神经系统的前列腺素合成，而不影响外周系统的前列腺素合成。对乙酰氨基酚对血小板凝血机制无明显影响，有研究认为，这是由于炎症区域高浓度的过氧化物削弱其抑制中枢环氧化酶（COX）的作用。对乙酰氨基酚优于阿司匹林之处在于，对肠胃刺激较小，不易引起肠胃出血，阿司匹林过敏患者对对乙酰氨基酚有很好的耐受性。

（2）作用机制

对乙酰氨基酚的解热镇痛作用机制与阿司匹林相同，通过抑制前列腺素在下丘脑的生物合成，使体温调节中枢的体温调定点恢复正常并减轻疼痛；其抑制中枢环氧化酶的作用强度与阿司匹林相似，但在外周对环氧化酶的抑制则远比阿司匹林弱。

3. 临床应用与不良反应

（1）临床应用

对乙酰氨基酚临床可用于感冒发热、关节痛、头痛、神经痛和肌肉痛等症状。阿司匹林过敏、消化性溃疡、阿司匹林诱发哮喘的患者可选用对乙酰氨基酚代替阿司匹林，儿童因病毒感染引起发热、头痛需使用非甾体抗炎药时，应首选对乙酰氨基酚。

（2）不良反应

与阿司匹林相比，当应用治疗剂量且疗程较短对乙酰氨基酚时，不良反应较少，不会引起胃肠道反应和凝血障碍，偶见皮肤黏膜过敏反应如皮疹，严重者伴有黏膜损害。其代谢后的羟化物能氧化血红蛋白形成高铁血红蛋白，导致组织缺氧、发绀及溶血性贫血。大剂量或长期应用对乙酰氨基酚可致急性中毒性肝坏死及肾损害，如肾乳头坏死和慢性间质性肾炎等。过量对乙酰氨基酚可致急性中毒性肝坏死，表现为恶心、呕吐、发热及不适，黄疸及典型肝功能衰竭征象。急性中毒时，可采取洗胃、催吐等措施，并补充巯基进行治疗。

4. 常用制剂及贮存要求

（1）对乙酰氨基酚片：0.1 g、0.3 g、0.5 g，密封保存。

（2）对乙酰氨基酚胶囊：0.3 g，密封保存。

（3）对乙酰氨基酚颗粒：0.1 g、0.16 g、0.25 g、0.5 g，密封，在阴凉处保存。

（4）对乙酰氨基酚泡腾片：0.1 g、0.3 g、0.5 g，密封保存。

（5）对乙酰氨基酚注射剂：1 mL∶0.075 g、1 mL∶0.15 g、2 mL∶0.15 g、2 mL∶0.25 g，避光，密闭保存。

【练一练】

案例分析

案例介绍：韩某某，女性，39岁，两年前患呼吸道感染，未及时治疗。半月后，双手指间疼痛红肿，肩关节僵硬，不能握拳至今，现双膝关节肿胀疼痛五个月。双手X线平片见软骨变薄，有缺损；关节间隙变窄；类风湿因子阳性，诊断为类风湿关节炎。为进一步诊治，遂来咨询，请问该患者首选什么药物治疗？为什么？

用药分析：

（1）类风湿关节炎是一种自身免疫性疾病，以侵蚀性关节炎为主要特征，其病理基础是滑膜炎。发病初期的关节表现为关节晨僵、肿胀、疼痛等症状。最后可发生关节畸形，并丧失关节正常功能。

（2）患有类风湿关节炎，一定要注意抗炎止痛，常用非甾体类抗炎药阿司匹林或对乙酰氨基酚，也可以加用慢作用药物，如甲氨蝶呤、柳氮磺吡啶等。如果疼痛比较严重，不能缓解的话可以加用激素。

（3）阿司匹林最常见不良反应为胃肠道反应。

三、吡唑啉酮类

1. 代表药物结构与性质

吡唑啉酮类药物来源于1884年德国化学家鲁杜里·克诺合成的安替比林，在安替比林分子中引入二甲氨基，合成氨基比林，其解热镇痛作用比安替比林显著但作用稍慢。安替比林、氨基比林的镇痛、解热和抗风湿效果与阿司匹林、水杨酸钠相似，曾广泛应用于临床。但经研究发现，安替比林和氨基比林都可引起白细胞减少及粒细胞缺乏症等，而后各国相继淘汰使用。为了寻找水溶性更大的药物，在氨基比林分子中引入水溶性基团亚甲基磺酸钠得到安乃近。虽然安乃近毒性较低，但仍可引起粒细胞缺乏症，加之稳定性问题限制了其使用。安乃近最大的优点是水溶性大，可以制成注射剂。

为了提高吡唑啉酮类的镇痛效果，瑞士科学家在1946年合成具有3，5-吡唑烷二酮结构的保泰松，这是一种作用于中枢神经系统的药物，呈白色或类白色的结晶性粉末，无臭，略带苦味。保泰松在丙酮或氯仿中易溶，在乙醇或乙醚中溶解，在水中几乎不溶，在氢氧化钠碱溶液中溶解。

2. 药理作用及作用机制

（1）药理作用

保泰松抗炎抗风湿作用强而解热镇痛作用相对较弱，可用于风湿性关节炎、类风湿性关节炎、强直性脊椎炎的治疗，较大剂量保泰松可减少肾小管对尿酸盐的再吸收，从而促进尿酸的排泄，对于治疗急性痛风尤为有效。此外，保泰松偶尔也用于恶性肿瘤、顽固性结核病、急性血吸虫病等引起的高热。

（2）作用机制

保泰松的作用机制在于可抑制抗原抗体反应，降低机体的反应性，抑制结缔组织激活肽、组织胺、缓激肽、白细胞趋化素、透明质酸酶和胶原酶等一系列致炎因子的产生。此外，保泰松还可以减少毛细血管渗出，使血中腺嘌呤核苷三磷酸（ATP）量减少而阻断炎症组织的能量供应，从而发挥抗炎、抗风湿、解热、镇痛和脱敏作用。另外，保泰松能够促尿酸排泄，可抑制痛风患者体内酸性物质形成，从而帮助缓解痛风。

3. 临床应用与不良反应

（1）临床应用

保泰松临床主要用于风湿性关节炎、类风湿关节炎及强直性脊柱炎。较大剂量保泰松可减少肾小管对尿酸盐的再吸收，从而促进尿酸排泄，可应用于急性痛风。由于保泰松不良反应较多，临床较少使用，在有些国家已被淘汰使用。

（2）不良反应

1）胃肠反应。最常见为恶心、上腹不适、呕吐、腹泻等不良反应。饭后服药可减轻。大剂量可引起胃、十二指肠出血及溃疡。

2）水钠潴留。保泰松能直接促进肾小管对氯化钠及水的再吸收，引起水肿。心功能不全者可能出现心力衰竭、肺水肿，故使用保泰松时应忌盐。

3）过敏反应。有皮疹，偶致剥脱性皮炎、粒细胞缺乏、血小板减少及再生障碍性贫血等，可能致死，因此应高度警惕。如见粒细胞减少，应立即停药并用抗菌药防治感染。

4）肝、肾损害。偶致肝炎及肾炎。

5）甲状腺肿大及黏液性水肿。这是保泰松抑制甲状腺摄取碘所致。

4. 常用制剂及贮存要求

（1）保泰松：0.1 g、0.2 g，片剂，遮光，密封保存。

（2）安乃近：0.125 g、0.25 g、0.5 g，片剂，遮光，密封保存。

思考与练习

1. 简述解热镇痛抗炎药的分类及其药理作用。
2. 简述水杨酸类药物的临床应用及不良反应。
3. 案例分析：王某某，女性，63岁，工人。双手腕关节、双侧膝关节肿胀和疼痛六年，疼痛时轻时重，病情反复发作，晨起后关节僵硬，日常生活需要家人帮助照料。近两个月症状加重，伴全身不适，今入院。

试结合患者的职业特点，分析患者得病原因并推荐用药，说明用药需求及临床定位。

第二节 非甾体抗炎药

 学习目标

◆ 熟悉非甾体抗炎药的分类；

◆ 了解非甾体抗炎药的结构与性质；

◆ 熟悉非甾体抗炎药药理作用及作用机制；

◆ 掌握非甾体抗炎药临床应用与不良反应；

◆ 掌握非甾体抗炎药常用制剂及贮存要求。

非甾体抗炎药（NSAIDs）具有解热、镇痛、抗炎、抗风湿作用。这类药物虽有抗炎、抗风湿作用，但在化学结构上与肾上腺皮质激素不同，故称为非甾体抗炎药。非甾体抗炎药在我国应用较广泛，是仅次于抗感染药的第二大类药物，但临床上不合理使用的现象较为普遍。因此，非甾体抗炎药的合理应用非常值得重视和讨论。

一、芳基乙酸类

1. 代表药物结构与性质

吲哚美辛，化学名为 2-甲基-1-(4-氯苯甲酰基)-5-甲氧基-1H-吲哚-3-乙酸。本品为类白色或微黄色结晶性粉末，几乎无臭，无味。吲哚美辛溶于丙酮，略溶于乙醚、乙醇、三氯甲烷及甲醇，微溶于苯，极微溶于甲苯，几乎不溶于水，可溶于氢氧化钠溶液。

双氯芬酸钠，化学名为 2-[(2,6-二氯苯基)氨基]苯乙酸钠。本品为淡黄色结晶，无臭，略溶于水，溶于乙醇。

2. 药理作用及作用机制

（1）药理作用

吲哚美辛抗炎和镇痛作用比阿司匹林强 40 倍，缓解炎性疼痛作用明显，对急性风湿性及类风湿性关节炎的治疗效果与保泰松相似。但由于其毒副作用较多，常用于其他药物疗效不显著的病例，主要治疗急性、慢性风湿性关节炎以及强直性脊柱炎，对癌性发热及其他不易控制的发热也有效。此外，吲哚美辛也能抗血小板聚集，从而防止血栓形成，但疗效不如阿司匹林。

双氯芬酸钠具有显著的解热、镇痛、抗炎和抗风湿作用。于 1974 年首先在日本上市，而后在 120 多个国家上市。双氯芬酸钠具有抗炎、镇痛和解热作用，且作用很强，其镇痛活性为吲哚美辛的 6 倍、阿司匹林的 40 倍；解热作用为吲哚美辛的 2 倍、阿司匹林的 35 倍。本品药效强，不良反应少，剂量小，个体差异小，是世界上使用最广泛的非甾抗炎药之一。

（2）作用机制

吲哚美辛作用机制为非选择性地抑制环氧化酶（COX），减少前列腺素合成，是最强的环氧化酶抑制药之一，对 COX-1 和 COX-2 均有强大的抑制作用，制止炎症组织痛觉神经冲动的形成，抑制炎性反应。此外，吲哚美辛还能抑制磷脂酶 A 和磷脂酶 C，减少中性粒细胞迁移以及 T 淋巴细胞和 B 淋巴细胞增殖。

双氯芬酸钠的作用机制比较特别，除了抑制花生四烯酸环氧化酶系统、减少前列腺素的生物合成和血小板的生成，还能抑制脂氧合酶，该酶能导致白三烯的生成，特别对白三烯 B4 的抑制作用更强。这种双重抑制作用可以避免由于单纯抑制环氧化酶而导致脂氧合酶活性突增所引起的不良反应。此外，本品还能抑制花生四烯酸的释放并刺激花生四烯酸的再摄取。

3. 临床应用与不良反应

（1）临床应用

吲哚美辛临床主要应用于急性风湿性关节炎及类风湿关节炎。对骨关节炎、强直性脊柱炎、癌症发热及其他不易控制的发热也有效。但吲哚美辛不良反应多，仅用于其他药物疗效不显著或不耐受的患者。

双氯芬酸钠临床用于风湿性关节炎及类风湿关节炎、强直性脊椎炎、骨关节病，以及各种炎症所致的发热等。适用于各种中等疼痛，也用于急性痛风及癌症、软组织损伤、手术后疼痛。

（2）不良反应

吲哚美辛的不良反应发生率很高，常见的不良反应有胃肠道反应、中枢神经系统反应、造血系统反应、过敏反应四种。

1）胃肠道反应。恶心、呕吐、腹泻，诱发或加重溃疡，严重者发生出血或穿孔，还可引起急性胰腺炎。饭后服用吲哚美辛可减少胃肠道反应。

2）中枢神经系统反应。20%～50%患者可发生头痛、眩晕，偶见精神异常等不良反应。若症状持续不减患者应及时停药。

3）造血系统反应。引起粒细胞减少、血小板减少，偶有再生障碍性贫血等造血系统不良反应，虽然罕见但后果较为严重。

4）过敏反应。常见皮疹，严重者诱发哮喘、休克等。与阿司匹林有交叉过敏性，也可引起"阿司匹林哮喘"，对阿司匹林过敏者忌用吲哚美辛。

双氯芬酸钠不良反应轻微，常见胃肠道反应，引起消化不良、嗳气、恶心、呕吐、胃痛等，部分患者还有可能会出现消化道溃疡以及出血等，但一般停药后症状就会消失，不会对人体造成太大影响；偶见肝功能异常及白细胞减少、神经系统反应，导致出现头痛、眩晕以及嗜睡等，并且还会出现精神易兴奋的情况，这些都是非常少见的，发生率低。

4. 常用制剂及贮存要求

（1）吲哚美辛

1）25 mg，片剂、肠溶片、缓释片、胶囊剂，遮光，密封保存。

2）25 mg、50 mg、100 mg，栓剂，遮光，密封，在25 ℃以下保存。

3）10 g∶100 mg，乳膏剂，遮光，密封，在阴凉处保存。

4）20 mL∶200 mg、50 mL∶500 mg，搽剂，遮光，密封，在阴凉处保存。

（2）双氯芬酸钠

1）25 mg、50 mg，肠溶片，遮光，密闭保存。

2）50 mg，胶囊剂，密封，在干燥处保存。

3）12.5 mg、50 mg，栓剂，避光，密闭，在30 ℃以下保存。

4）20 mL∶0.2 g，搽剂，遮光，密闭，阴凉处保存。

5）5 mL∶5 mg，滴眼剂，密闭，在干燥处保存。

二、芳基丙酸类

在芳基乙酸的 α-碳原子上引入甲基，即为芳基丙酸类。引入甲基可增强消炎镇痛作用并减小不良反应。

1. 代表药物结构与性质

布洛芬，化学名 α-甲基-4-（2-甲基丙基）苯乙酸，又名异丁苯丙酸，为白色结晶性粉末，稍有特异臭，无味。布洛芬几乎不溶于水；易溶于乙醇、乙醚、三氯甲烷及丙酮；分子结构中有羧基，易溶于氢氧化钠溶液或碳酸钠溶液。布洛芬分子结构含有一个手性碳原子，存在一对旋光异构体，S（+）异构体的活性强于 R（-）异构体。在体内代谢过程中，部分 R（-）异构体转变成 S（+）异构体。供药用为其外消旋体。

萘普生，化学名为（+）-α-甲基-6-甲氧基-2-萘乙酸，为白色结晶性粉末，无臭或几乎无臭，在甲醇、乙醇、三氯甲烷中溶解，在乙醚中略溶，在水中几乎不溶。

2. 药理作用及作用机制

（1）药理作用

布洛芬的药理作用是通过对环氧化酶的抑制而减少前列腺素的合成，由此减轻因前列腺素引起的组织充血和肿胀，降低周围神经痛觉的敏感性。布洛芬通过下丘脑体温调节中心而起解热作用。

萘普生等芳基丙酸类药物抗炎作用较强，具有抗菌、抗炎、抗氧化、促进血液循环、改善睡眠、提高免疫力等功效。萘普生的解热和镇痛活性分别是阿司匹林的 22 倍和 7 倍，还可抑制血小板聚集，使患者的心肌梗死风险下降 10%。

（2）作用机制

布洛芬能够抑制细胞膜的环氧化酶将花生四烯酸代谢为炎性介质前列腺素，由此减轻前列腺素造成的局部组织充血和肿胀，同时也降低局部周围神经对缓激肽等的痛觉敏感性，起到抗炎镇痛的作用。

萘普生主要通过抑制环氧化酶活性，阻断花生四烯酸向前列腺素转化，从而发挥抗炎、镇痛效果。前列腺素是和机体发生疼痛、炎症反应密切相关的物质，萘普生主要就是通过作用于该途径从而起到抗炎、镇痛作用。

【知识链接】

炎症是什么？

炎症，是机体对抗感染、组织损伤等的一种免疫反应，通常伴随着血管扩张、血管通透性增加、免疫物质和凝血因子等外流、环氧化酶（COX－2）激活，在组织学上表现为"红、肿、热、痛"四大症状。非甾体类抗炎药通过靶向环氧化酶来缓解炎症，解热镇痛。

3. 临床应用与不良反应

（1）临床应用

布洛芬主要用于缓解轻度、中度疼痛，如头痛、关节痛、偏头痛、牙痛、肌肉痛、神经痛、痛经等；也可用于治疗普通感冒或流行性感冒引起的发热，以及风湿性关节炎、骨关节炎等。

萘普生临床主要用于风湿性关节炎、骨关节炎、强直性脊柱炎、各种类型风湿性肌腱炎、滑液囊炎等，也可用于痛经，对其他各种疾病引起的疼痛和发热也有良好的缓解作用。

（2）不良反应

布洛芬耐受性较好，不良反应少，最常见的不良反应是胃肠系统症状，发生率为5%～15%，表现为上腹部疼痛、恶心及饱胀感等。严重者会出现出血或消化溃疡复发。偶有头痛或头晕、皮疹，长期大剂量使用时可发生血液病或肾损伤。少数患者出现过敏、血小板减少和视物模糊，一旦出现视力障碍应立即停药。

患者长期使用萘普生多产生耐受，其胃肠反应发生率低，临床应用效果明显优于吲哚美辛和阿司匹林。偶有皮肤黏膜过敏、血小板减少、头痛、头晕和视力障碍等不良反应。

4. 常用制剂及贮存要求

（1）布洛芬

1）布洛芬口服溶液：10 mL∶0.1 g，密封，在阴凉处保存。

2）布洛芬片剂：0.1 g、0.2 g、0.4 g，密封保存。

3）布洛芬胶囊剂：0.2 g，密封保存。

4）布洛芬缓释胶囊：0.3 g，密封保存。

（2）萘普生

1）萘普生片剂：0.1 g、0.125 g、0.25 g，遮光，密封保存。

2）萘普生胶囊剂：0.1 g、0.125 g、0.2 g、0.25 g，遮光，密封保存。

3）萘普生颗粒剂：10 g∶0.25 g，遮光，密闭保存。

三、1，2苯并噻嗪类

1，2苯并噻嗪类是一种具有1，2苯并噻嗪结构的抗炎药，是一类结构中含有烯醇结构的化合物。

1. 代表药物结构与性质

吡罗昔康，化学名为2-甲基-4-羟基-N-（2-吡啶基）-2H-1，2苯并噻嗪-3-甲酰胺-1，1-二氧化物，又名炎痛昔康。吡罗昔康为类白色或微黄绿色的结晶粉末，无臭，无味。本品在三氯甲烷中易溶，在丙酮中略溶，在乙醇或乙醚中微溶，在水中几乎不溶，在酸中溶解，在碱中略溶。

2. 药理作用及作用机制

（1）药理作用

吡罗昔康为速效、强效、长效抗炎镇痛药。口服吸收完全，2～4小时血药浓度达峰值。在体外抑制环氧化酶的效力略强于吲哚美辛。对风湿性及类风湿性关节炎的疗效与阿司匹林、吲哚美辛相当，但不良反应少，患者耐受性好。

（2）作用机制

吡罗昔康的作用机制除了抑制前列腺素的合成，还能抑制白细胞以及软骨中的胶原酶活性，有效减轻炎症反应及软骨损伤。

3. 临床应用与不良反应

（1）临床应用

吡罗昔康临床应用于风湿性关节炎及类风湿关节炎，对腰肌劳损、肩周炎、原发性痛经和急性痛风也有一定疗效，其疗效与阿司匹林、吲哚美辛及萘普生相似。

（2）不良反应

不良反应可见头晕、耳鸣、头痛、皮疹等，停药后可消失，对胃肠道有刺激作用，剂量过大或长期服用可致消化道出血、溃疡，如长期服用应注意血象、肝肾功能，并关注大便色泽的改变。

4. 常用制剂及贮存要求

（1）吡罗昔康普通片、肠溶片、胶囊剂：10 mg、20 mg，遮光，密封保存。

（2）吡罗昔康软膏剂：10 g：0.1 g、20 g：0.2 g，密闭，在阴凉处保存。

（3）吡罗昔康注射液：2 mL：20 mg，遮光，密闭保存。

四、选择性COX-2抑制剂类

传统的解热镇痛抗炎药多为非选择性环氧化酶抑制药，其治疗作用主要与COX-2抑制有关，而COX-1抑制常涉及许多不良反应，如胃肠黏膜损伤和肾功能损害等。为此，近年来人们合成了系列选择性COX-2抑制药，如塞来昔布等。

环氧化酶在人体中至少有两种异构酶，即COX-1和COX-2。COX-1是结构酶，可被多种血管内外激活物如细胞因子、生长因子、肿瘤促进剂等诱导产生，在炎症、组织损伤、肿瘤发生发展过程中表达增加。COX-1参与胃黏膜血流、胃黏液分泌的调节，保护胃肠功能，也参与血管舒缩、血小板聚集及肾功能等的调节。解热镇痛抗炎药对COX-2的抑制作用是其治疗作用的基础，而对COX-1的抑制作用则成为发生不良反应的主要原因。传统的非甾体抗炎药因无选择地对两种环氧化酶都抑制，故在临床上疗效和不良反应并存。选择性COX-2抑制药可减少药物带来的胃肠道不良反应等。

1. 代表药物结构与性质

塞来昔布（celecoxib），塞来昔布分子中具有磺酰氨基样结构，为白色或近白色晶体粉末，无臭，微溶于水，溶解性随碱性的增加而增加。塞来昔布口服吸收良好，约 2~3 小时达血药浓度峰值，血浆蛋白结合率高，在组织中分布广泛，可通过血脑屏障。主要在肝脏通过 CYP2C9[①] 代谢，从尿和粪便排出。炎症刺激可诱导 COX‑2，促进前列腺素的合成（尤其是前列腺素 E2），引起炎症和疼痛。塞来昔布可选择性抑制 COX‑2，阻止炎性前列腺素类物质的产生，达到抗炎、镇痛和退热作用。

帕瑞昔布（parecoxib），又称特耐，为全球第一个注射用选择性 COX‑2 抑制剂，2008 年 3 月在我国上市。本药为前体药物，静脉注射或肌内注射后经肝酶水解，迅速转化为有药理学活性的伐地昔布。帕瑞昔布对 COX‑2 的选择性抑制作用是 COX‑1 的 2.8 万倍，因而与其他选择性 COX‑2 抑制剂相比，肾、胃肠道、出血等不良反应发生率低，耐受性好，安全性高。

罗非昔布（rofecoxib），是一种果糖衍生物，对 COX‑2 有高度选择性抑制作用，具有解热、镇痛及抗炎作用。口服易吸收，血浆蛋白结合率约 87%，血浆半衰期约为 17 小时，可在肝和肠壁代谢。

尼美舒利（nimesulide），是一种新型非甾体抗炎药，对 COX‑2 选择性抑制作用较强，具有抗炎、镇痛和解热作用。口服后约 1.2~2.8 小时达血药浓度峰值，其血浆蛋白结合率高达 99%，血浆半衰期为 2~3 小时，作用持续 6~8 小时。几乎全部从肾脏排泄，不易出现蓄积现象。

2. 药理作用及作用机制

（1）药理作用

该类药物可通过抑制 COX‑2 阻止炎性前列腺素类物质的产生，达到抗炎、镇痛及退热作用。

（2）作用机制

1）抑制 COX‑2。选择性 COX‑2 抑制剂具有独特的作用机制，即特异性地抑制 COX‑2。炎症刺激可诱导 COX‑2 生成，导致炎性前列腺素类物质的合成和聚积，尤其是前列腺素 E2，从而引起炎症、水肿和疼痛。在临床上主要用于缓解类风湿性关节炎、骨关节炎以及强直性脊柱炎所引起的疼痛症状。

2）减少前列腺素的合成。选择性 COX‑2 抑制剂可以通过抑制炎症前列腺素类物质的合成，达到镇痛效果，而且还能起到解热作用。此外，还具有一定的抗炎效果。

3）抑制白细胞介素 1 受体途径。通过抑制白细胞介素 1 受体途径，使局部组织释放出大量的前列腺素和血栓素 A_2，进而发挥止痛功效。

4）阻断肿瘤坏死因子 α 受体。通过与肿瘤坏死因子 α 受体结合，从而减轻机体对疼痛的感受度，并且还有助于改善患者的临床症状。

---

① CYP2C9，细胞色素 P450 第 2 子家族 9 抗原、是一种酶抗原蛋白，主要参与新辅助酶活性药物的代谢过程。

3. 临床应用与不良反应

（1）临床应用

塞来昔布临床上常用于风湿性、类风湿性关节炎和骨关节炎，也可用于术后疼痛、牙痛和痛经。合用 CYP2C9 抑制剂，如氟伐他汀、氟康唑和扎鲁司特等，可通过减少塞来昔布的代谢而增加血药浓度。

帕瑞昔布临床可广泛应用于术后或创伤有关的急性疼痛，可减少吗啡用量，满足围术期非胃肠道途径给药的需求。

罗非昔布主要用于骨关节炎的治疗。

尼美舒利适用于类风湿性关节炎和骨关节炎、手术、急性创伤后的疼痛、痛经及上呼吸道感染引起的发热等。

（2）不良反应

塞来昔布的常见不良反应主要有头痛、眩晕、便秘、恶心、腹痛、腹泻、消化不良、胀气、呕吐等。近年来临床研究显示，与服用安慰剂的患者相比，服用塞来昔布的患者发生心血管疾病的危险性增加。

帕瑞昔布的常见不良反应有术后贫血、低钾血症、焦虑、失眠、感觉减退、高血压或低血压、呼吸功能不全、咽炎、消化不良、瘙痒、背痛、少尿、外周水肿等。

罗非昔布的不良反应与其他非甾体抗炎药相似，但胃肠道反应较轻。

尼美舒利不良反应较小，胃肠道不良反应少而轻微，阿司匹林哮喘者可以使用。近年来有报道尼美舒利偶致肝损伤及多器官衰竭，因此儿童慎用此药。

4. 常用制剂及贮存要求

（1）塞来昔布胶囊：0.2 g，密闭，室温保存。

（2）帕瑞昔布注射剂：40 mg，遮光，密闭保存。

（3）尼美舒利胶囊：50 mg、100 mg，遮光，密封保存。

（4）尼美舒利干混悬剂：0.5 g：50 mg、1 g：0.1 g，密闭，干燥处保存。

【练一练】

案例分析

案例介绍：患者，宋某某，女性，45 岁，两年前无明显诱因下出现疲乏、低热、食欲减退、骨骼肌疼痛，未及时治疗，半月后，双手指间、双足疼痛红肿，肩关节僵硬。两个月前出现双膝关节肿胀疼痛，早晨起床关节僵硬明显，活动后减轻。双手 X 线平片见软骨变薄，有缺损，关节间隙变窄。类风湿因子阳性。请问该患者首选什么药物治疗？为什么？

用药分析：

（1）该患者首选非甾体抗炎药，如阿司匹林、双氯芬酸、布洛芬、塞来昔布等。

（2）类风湿关节炎患者关节滑膜和滑液中前列腺素含量过多，引起关节疼痛、肿胀、功能下降。非甾体抗炎药可以抑制环氧化酶，减少炎症前列腺素类物质的合成，发挥抗炎、抗风湿作用，迅速有效地改善关节肿痛症状。应注意单独使用不能阻止病情进展，需与改善病情药物（如甲氨蝶呤等）联合应用。

思考与练习

1. 简述非甾体抗炎药的分类及其药理作用。
2. 简述选择性 COX－2 抑制剂与传统非甾体抗炎药相比有哪些特点。
3. 某患者因感冒发热需用退热药，但其有胃溃疡病史，医生给其选用吲哚美辛，请分析此用药是否合理并说明原因。

第三节　抗痛风药

 学习目标

◆ 熟悉抗痛风药的分类；
◆ 了解抗痛风药的结构与性质；
◆ 熟悉抗痛风药药理作用及作用机制；
◆ 掌握抗痛风药临床应用与不良反应；
◆ 掌握抗痛风药常用制剂及贮存要求。

痛风（gout）是由于嘌呤生物合成代谢增加、尿酸产生过多或尿酸排泄不良导致血中尿酸升高，过饱和状态的尿酸钠微小结晶析出，沉积于关节、滑膜、肌腱、肾及结缔组织等组织或器官（中枢神经系统除外），形成痛风结石，引发急性、慢性炎症和组织损伤，出现关节炎、尿路结石及肾脏疾病等多系统损害。有 5%～12% 的高尿酸血症者最终发展为痛风。抗痛风药主要包括抑制尿酸合成的药物如别嘌醇、非布司他，以及抑制尿酸盐转运蛋白 1 的药物如苯溴马隆。

一、黄嘌呤氧化酶抑制剂

【知识链接】

什么是痛风

痛风是一种常见的风湿病，古时候称为"帝王病"或"富贵病"，由于嘌呤代谢紊乱和（或）尿酸排泄障碍导致血尿酸增高，其典型表现为关节红肿、畸形及痛石形成等。痛风是一种世界性常见疾病，在欧洲和美国，痛风患病率占 $0.13\% \sim 1.37\%$。随我国经济的发展和人民生活水平的提高，痛风发病逐渐增多，痛风总的患病率为 0.84%。

痛风也是一种代谢性疾病，形成的根本原因是血液中尿酸过高。人体的尿酸增高有三方面原因：一是外源性，由于进食过多含嘌呤的食物，如肉类、动物内脏、脑组织、海鲜、酒类等；二是内源性，即机体合成尿酸增多；三是肾病时出现肾功能减退导致尿酸排泄减少。过多的血中尿酸盐沉积于关节腔内组织，发生急性炎症反应，临床上即表现为痛风。

1. 代表药物结构与性质

别嘌醇，化学名为 1H-吡唑并 [3，4-d] 嘧啶-4-醇，为白色或类白色结晶性粉末，几乎无臭。别嘌醇在水或乙醇中极微溶解，在三氯甲烷或乙醚中不溶，在 0.1mol/L 氢氧化钠溶液或氢氧化钾溶液中易溶。别嘌醇为痛风患者降尿酸治疗的一线用药，口服易吸收，约 70% 经肝脏代谢为有活性的别黄嘌呤。

非布司他，结构上为 2-芳基噻唑衍生物，是一种结晶性固体，常为白色至类白色的结晶粉末。非布司他在常温下几乎不溶于水，可以溶于乙醇和碱性溶液。非布司他是一种新型抗尿酸药物，改变了别嘌醇独占鳌头的现状，为痛风治疗开辟了新的途径。非布司他于 2018 年在我国上市销售，通过对其治疗安全性、有效性和临床应用的综合分析与评价，具有非常广阔的应用前景和开发价值。

2. 药理作用及作用机制

（1）药理作用

别嘌醇是一种次黄嘌呤异构体，可抑制黄嘌呤氧化酶，从而阻止次黄嘌呤及黄嘌呤转化为尿酸，即尿酸合成减少，有助于降低血液中尿酸浓度，并能使组织中的尿酸结晶重新溶解，缓解痛风症状，多用于慢性痛风。但在痛风急性期禁用，因为别嘌醇不仅没有抗炎、镇痛作用，而且会使组织中的尿酸结晶减少和血尿酸下降过快，促使关节内痛风石表面溶解，形成不溶性结晶而加重炎症反应，从而引起痛风性关节炎急性发作。

非布司他是一种全新高效的降尿酸药物，通过抑制黄嘌呤酶来抑制次黄嘌呤生成黄嘌呤，从而抑制尿酸形成，因此能有效降低痛风患者体内的尿酸水平，改善痛风患者的症状。并且治疗浓度非布司他并不会抑制嘌呤、嘧啶合成和代谢过程中的其他酶。对肝功能或者肾功能有低中度损害的患者来说，服用非布司他仍然很安全，并不需要调整剂量。

（2）作用机制

别嘌醇是抑制尿酸合成的药物。本品及其代谢产物氧嘌醇均能抑制黄嘌呤氧化酶，阻止次黄嘌呤和黄嘌呤代谢为尿酸，从而减少尿酸生成，也有助于痛风患者组织内的尿酸结晶重新溶解。本品亦通过对次黄嘌呤-鸟嘌呤磷酸核酸转换酶的作用抑制体内新的嘌呤的合成。

非布司他的主要作用机制是通过抑制黄嘌呤氧化酶来降低体内尿酸的生成。黄嘌呤氧化酶是一种关键的酶，参与嘌呤代谢过程中尿酸的生成。非布司他通过特异性地抑制该酶的活性，降低体内尿酸水平，减少尿酸结晶沉积，从而改善痛风和高尿酸血症的症状。

3. 临床应用与不良反应

（1）临床应用

别嘌醇的主要用途是减少体内尿酸的生成，主要用于高尿酸血症的治疗和痛风性关节炎缓解期的维持治疗，可以显著降低血尿酸水平，是主要的降尿酸药物之一，经济方便。

非布司他适用于痛风患者高尿酸血症的长期治疗，但不建议用于无临床症状的高尿酸血症。

（2）不良反应

别嘌醇停药后一般均能恢复正常，常见不良反应有以下五种。

1）皮疹，可呈瘙痒性丘疹或荨麻疹。如皮疹广泛而持久，经对症处理无效并有加重趋势时，必须立即停药。

2）胃肠道反应，包括腹泻、恶心、呕吐和腹痛等。

3）可能出现白细胞减少、血小板减少、贫血、骨髓抑制等不良反应，此时均应考虑停药。

4）其他不良反应，如脱发、发热、淋巴结肿大、肝毒性、间质性肾炎及过敏性血管炎等。

5）国外曾报道数例患者在服用本品期间发生不明原因的突然死亡。

非布司他上市时间较短，公开发表的不良反应案例较少。临床研究显示其耐受性好，使用非布司他过程中，可能出现一些不良反应，常见的包括消化系统反应，如恶心、腹泻、胃痛等，以及皮肤反应，如发痒、皮疹等。在极少数情况下，还可能出现严重的皮肤过敏反应，国内外均有临床报道，表现为带状疱疹、皮疹、瘙痒、血管神经性水肿、皮肤色素沉着改变、皮肤划痕症等。如怀疑发生严重的皮肤反应，应立即停止使用非布司他并及时就医。其他不良反应还有：一是严重不良反应为心血管疾病，包括非致死性心肌梗死、非致死性中风以及心血管死亡的发生率高于别嘌醇，心血管不良反应的发生率和非布司他剂量没有关系，且不随治疗时间的延长而增加；二是肝损害，如出现疲劳、厌食、右上腹不适、尿色加深或黄疸等症状的肝损伤迹象，应立即监测肝功能。因此，在使用非布司他期间，患者需要密切关注自身的症状变化，并及时向医生报告任何不适。

4. 常用制剂及贮存要求

（1）别嘌醇片剂：100 mg、200 mg、300 mg，遮光，密封保存。

（2）非布司他片剂：20 mg、40 mg、80 mg，遮光，密封保存。

二、尿酸盐转运蛋白1抑制剂

1. 代表药物结构与性质

苯溴马隆，本品属苯骈呋喃衍生物，为白色至微黄色结晶性粉末，无臭，在二甲基甲酰胺中极易溶解，在三氯甲烷或丙酮中易溶，在乙醚中溶解，在乙醇中略溶，在水中几乎不溶。

2. 药理作用及作用机制

（1）药理作用

苯溴马隆为强力促尿酸排泄药，通过抑制肾小管对尿酸的重吸收，从而降低血液中尿酸浓度。苯溴马隆口服易吸收，主要依靠肝脏代谢，去溴离子后以游离型从胆汁排出，代谢产物也有一定活性。

（2）作用机制

苯溴马隆通过抑制肾近端小管尿酸盐转运蛋白1（URAT‑1），抑制肾小管对尿酸的重吸收，以促进尿酸排泄，降低血液中尿酸水平，特别适用于肾尿酸排泄减少的高尿酸血症和痛风患者。

3. 临床应用与不良反应

（1）临床应用

苯溴马隆临床常用于慢性痛风以及原发性或继发性高尿酸血症，适用于反复发作的痛风性关节炎伴高尿酸血症及痛风石患者。因其不会干扰嘌呤核苷酸代谢，适用于长期治疗高尿酸血症及痛风，痛风急性发作者不宜服用，以防发生转移性痛风。

（2）不良反应

苯溴马隆不良反应可见胃肠道反应、肾绞痛及激发急性关节炎发作。少数患者可出现粒细胞减少，部分患者可能会出现肝功能异常，以及出现皮肤过敏的症状。

4. 常用制剂及贮存要求

苯溴马隆片剂、胶囊剂：50 mg，遮光，密封保存。

【练一练】

案例分析

案例介绍：陈某某，男性，38岁。于饮酒后夜间突发右足第一趾关节剧烈疼痛，不敢行走。既往史：无银屑病、高血压、糖尿病史。查体：体温、血压等正常，右脚无皮肤破损，第一趾关节红肿。实验室检查：尿酸670 μmol/L（参考范围：140 ~ 420 μmol/L），类风湿因子阴性，C反应蛋白（CRP）12 mg/L（参考范围0 ~ 5 mg/L），其余指标在正常范围内。请分析该患者右足第一趾关节疼痛的主要原因和其可能患有的疾病，该病的临床表现还有哪些？

分析：该患者关节疼痛，可能是尿酸较高引起的痛风。临床表现为嘌呤代谢紊乱、尿酸排泄障碍导致的高尿酸血症，长期尿酸增高，尿酸盐结晶在关节及周围组织沉积，引起痛风性关节炎。痛风性关节炎常表现为单个、双个或多个关节受累，以第一跖趾关节多见，出现红肿热痛、功能障碍，可出现痛风石，关节局部破溃、肿胀僵硬畸形。

思考与练习

1. 简述痛风的发病原因。
2. 简述抗痛风药的作用机制。

3. 案例分析：林某某，男性，45 岁，以"四肢关节疼痛 12 年，加重 1 月"为主诉，于 2023 年 12 月 26 日初诊。患者有痛风性关节炎病史 12 年，因无规范治疗，导致全身多处关节痛风性结节，严重影响生活质量。现四肢关节疼痛，活动受限，每天以卧床为主，活动时需人搀扶或拄拐杖，睡眠一般，舌体胖大、舌质淡暗、舌苔白腻，以舌根部明显。查体：全身多处关节痛风结石，大者如杏核，按之硬，轻微压痛。

结合所学知识阐述该种疾病发生的具体机制。尿酸是如何产生及排泄的？血尿酸升高会有哪些影响？

第五章

循环系统药物

　　循环系统药物是指那些用于治疗循环系统疾病的药物，循环系统是人体的重要部分，负责将氧气和营养物质输送到全身的各个细胞，因此，其健康状况对维持生命至关重要。循环系统药物主要针对心血管疾病，如高血压、心律失常、心力衰竭、心绞痛等。心血管疾病的治疗中，循环系统药物扮演着核心角色。高血压患者需要抗高血压药来降低血压；心律失常患者需要抗心律失常药来控制心律不齐的症状；心力衰竭患者需要抗心力衰竭药增强心脏功能，改善生活质量；抗心绞痛药可以帮助缓解心绞痛的症状，减轻患者痛苦。除了治疗作用，循环系统药物还可以起到预防作用。调血脂药是典型的预防性药物，能够帮助调节血脂水平，降低胆固醇，预防动脉粥样硬化的发生。通过合理的药物治疗和健康的生活方式相结合，可以有效降低心血管疾病的风险。

第一节　抗高血压药

 学习目标

　◆ 熟悉抗高血压药的分类；
　◆ 了解常用抗高血压药的结构与性质；
　◆ 熟悉常用抗高血压药药理作用及作用机制；
　◆ 掌握常用抗高血压药临床应用与不良反应；
　◆ 掌握抗高血压药常用制剂及贮存要求。

　　抗高血压药是循环系统药物中的重要组成部分，在临床上主要用于治疗高血压等心血管疾病。高血压是一种常见的心血管疾病，长期高血压可以导致心脑血管疾病、肾脏疾病等多种并发症，严重危害人们的身体健康。因此，抗高血压药在维护和恢复循环系统的正常功能中起着至关重要的作用。

　　现有的抗高血压药都是通过直接或间接方式影响血压调节。根据各种药物在血压调节中的主要作用部位和作用机制，抗高血压药物有以下三类。

（1）肾素－血管紧张素系统抑制药，包括血管紧张素转化酶抑制药（如卡托普利）、血管紧张素Ⅱ受体拮抗剂（如氯沙坦）等，主要通过抑制肾素－血管紧张素系统来降低血压。

（2）钙通道阻滞药，如硝苯地平、氨氯地平等，主要通过阻断 Ca^{2+} 进入细胞来扩张血管，从而降低血压。

（3）β受体拮抗剂，如普萘洛尔、美托洛尔等，主要通过抑制心肌收缩力和减慢心率来降低血压。

【知识链接】

高血压的筛检

筛检高血压患者，以实现高血压的早发现、早诊断和早治疗，是控制高血压、预防中风和冠心病的重要手段。筛检对象是高血压高危人群，其确定标准为具有以下一项及一项以上的危险因素的个体：

（1）收缩压介于 120 ~ 139 mmHg 或舒张压介于 80 ~ 89 mmHg；

（2）超重或肥胖，即体重指数（BMI）不小于 24 kg/m^2；

（3）高血压家族史（1、2 级亲属）；

（4）长期过量饮酒（每日白酒饮用量不小于 100 mL，且每周饮酒在四次以上）；

（5）长期高盐膳食。

筛检周期为血压正常的人建议定期测量血压；年龄在 20 ~ 29 岁者每两年测量一次；30 岁以上人群和高危人群每年至少测量一次血压。

一、肾素－血管紧张素系统抑制药

肾素－血管紧张素－醛固酮系统（RAAS）是由肾素、血管紧张素及其受体等构成的重要的血压调节系统。该系统不仅存在于血液循环中，也存在于心脏、肾、血管、脑等组织中，在调节心血管系统正常功能及高血压、心肌肥厚等病理过程中具有重要作用。

血管紧张素原在肾素的作用下转化成血管紧张素Ⅰ（AngⅠ），血管紧张素Ⅰ再经血管紧张素转化酶（ACE）作用，转化为血管紧张素Ⅱ（AngⅡ）。血管紧张素Ⅱ激动有关部位血管紧张素Ⅱ受体致血压升高。血管紧张素Ⅱ升压的主要机制是，收缩血管并促进去甲肾上腺素（NA）释放使外周阻力增高；促进醛固酮分泌，导致水钠潴留和血容量增加。此外，血管紧张素Ⅱ还可作为细胞生长因子，刺激心脏成纤维细胞增殖和胶原合成，并同时促进成纤维细胞合成内皮素－1（ET－1）。内皮素促进心肌细胞肥大和心脏成纤维细胞增殖，导致心肌肥厚、血管增生及动脉粥样硬化等病理过程。由此可见，干扰肾素－血管紧张素－醛固酮系统不仅可产生降压作用，还可预防和逆转心脏、血管等靶器官的损害。临床常用的本类药物有血管紧张素转化酶抑制药（ACEI）和 AngⅡ 受体阻断药（ARB），如图 5－1 所示。

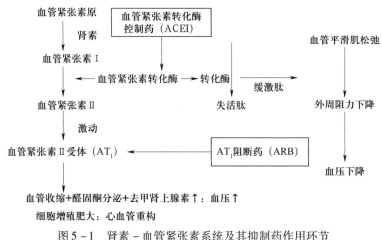

图 5 – 1　肾素 – 血管紧张素系统及其抑制药作用环节

（一）血管紧张素转化酶抑制药

1. 代表药物结构与性质

卡托普利，结构特征为含有甲基、巯基、丙酰基取代的 L – 脯氨酸结构。本品为白色或类白色结晶性粉末，有类似蒜的臭味，在甲醇、乙醇或三氯甲烷中易溶，在水中溶解。因含有巯基，固体的稳定性较好，可口服但在水溶液中易氧化，双分子药物经过氧化形成双分子的二硫化物。金属离子、光照均可加速其自动氧化，因此应加入金属离子络合剂和抗氧化剂延缓氧化，并且在生产、储存过程中尽量避免接触或带入金属离子。

2. 药理作用及作用机制

（1）药理作用

体外实验证明，血管紧张素转化酶抑制药对血管紧张素转化酶具有直接抑制作用。在体实验证明，该类药物能显著降低血浆中血管紧张素Ⅱ浓度，并能抑制外源性血管紧张素Ⅰ的升压作用。血管紧张素转化酶抑制药具有较强的降压作用，对肾性及原发性高血压均有效，不仅可治疗高肾素活性高血压，也能降低正常或低肾素活性高血压患者的血压。

卡托普利能抑制血管紧张素Ⅰ转化酶的活性，减少血管紧张素Ⅱ的生成，舒张小动脉平滑肌，降低血压。此外，卡托普利还能抑制醛固酮分泌，减少水钠潴留，降低心脏前负荷，改善心脏功能。

（2）作用机制

卡托普利可以舒张外周血管，降低外周血管阻力，有效降低血压，其作用快而强。降压机制如下：①减少血管紧张素Ⅱ生成；②减少缓激肽的降解；③缓解或逆转心血管重构；④减少醛固酮分泌；⑤抑制交感神经递质释放。血管紧张素Ⅱ与突触前膜受体结合可促进去甲肾上腺素的释放，血管紧张素Ⅱ生成减少，交感神经张力降低，血压下降。

【知识链接】
....

血管紧张素Ⅱ

肾素 – 血管紧张素系统（renin-angioten system，RAS）是一种参与心血管功能的重要的神经内分泌系统，在高血压发展中起着重要作用。血管紧张素Ⅱ是一种强的血管收缩剂，作为 RAS 中的一种主要生物活性物质，升高血压的机制包括：①激动血管平滑肌 AT_1 受体[①]，直接收缩血管；同时，兴奋心肌上的 AT_1 受体，增强心肌收缩力，从而升高血压；②激动肾上腺髓质上的 AT_1 受体，促进儿茶酚胺的释放；③激动肾上腺皮质上的 AT_1、AT_2 受体[②]，促进醛固酮分泌，增加水钠潴留，进而增加血容量；④激动交感神经末梢突触前膜上的 AT_1 受体，促进去甲肾上腺素释放。此外，血管紧张素Ⅱ还通过刺激原癌基因和其他生长因子的表达，导致血管平滑肌细胞和成纤维细胞增生，参与心脏和血管重构过程，并在高血压、缺血性心脏病、动脉粥样硬化的病理生理过程中发挥重要作用。

3. 临床应用与不良反应

（1）临床应用

卡托普利主要用于治疗高血压和充血性心力衰竭。临床适用于各型高血压，尤其是合并有糖尿病及胰岛素抵抗、左心室肥厚、心力衰竭、急性心肌梗死的高血压患者，可明显改善其生活质量且无耐受性，与利尿药及 β 受体阻断药合用可增强疗效，可用于治疗重度或顽固性高血压。

（2）不良反应

长期小剂量应用，不良反应少而轻，有较好的耐受性。

1）干咳为主要不良反应，可能是由于抑制了血管紧张素转化酶，使缓激肽的降解减少，导致缓激肽、P 物质和前列腺素在肺部堆积的结果，停药后可消失。

2）首剂低血压，多出现于开始剂量过大时。部分患者首次服用卡托普利 5 mg 可使平均动脉压降低 30% 以上，因此首剂应采用低剂量。

3）皮疹、味觉减退等不良反应，可能与药物分子中的巯基有关，应用其他转化酶抑制剂较少发生。

4）少数患者可出现蛋白尿，此外可引起血管神经性水肿，发生率为 0.1% ~ 0.2%，偶发生于喉头。

4. 常用制剂及贮存要求

（1）卡托普利片：12.5 mg、25 mg、50 mg，遮光，密封保存；复方卡托普利片：10 mg，遮光，密封，在 30 ℃以下干燥处保存。

（2）马来酸依那普利片：2.5 mg、5 mg、10 mg，遮光，密封保存；马来酸依那普利胶囊：5 mg、10 mg，遮光，密封保存。

（3）雷米普利片：1.25 mg、25 mg、50 mg，遮光，密封保存。

（4）培哚普利片：2 mg、4 mg、8 mg，遮光，密封保存。

---

① AT_1 受体，全称为血管紧张素Ⅱ受体 1 型，是一种受体蛋白。

② AT_2 受体，全称为血管紧张素Ⅱ受体 2 型，是一种受体蛋白。

【练一练】

案例分析

案例介绍：蔡某某，男性，72 岁。高血压病史 20 余年，伴有高脂血症。时有头晕、心慌、胸闷及短暂性心前区疼痛，诊断为原发性高血压病（Ⅱ期），慢性冠状动脉粥样硬化性心脏病。常年应用复方降压片、复方丹参片、冠心苏合丸等药物。近日，因就诊时测血压为 188 mmHg/105 mmHg，血压仍高，服用卡托普利 25 mg、一日三次。第二天患者出现咳嗽，夜间尤其频繁，难以入睡，但测血压已降至基本正常，其他症状亦减轻。经加服抗菌止咳药后咳嗽未见减轻，停用卡托普利两天后咳嗽消失。四天后，因血压升高复用卡托普利再度咳嗽，后改用其他降压药后没有出现咳嗽。故认为咳嗽系服用卡托普利所致。

分析：这是卡托普利最常见的不良反应。卡托普利能抑制缓激肽的降解，使缓激肽分解代谢减弱并在血液中堆积，从而作用于支气管，通过迷走神经反射致支气管收缩、痉挛，黏膜充血、水肿，导致分泌物增加而出现顽固性咳嗽。

（二）血管紧张素Ⅱ受体拮抗药

1. 代表药物结构与性质

氯沙坦，结构为被咪唑环和四氮唑环取代的联苯结构，化学结构体积较大，极性较强。本品为白色或类白色结晶性粉末，在水、甲醇中易溶，这使得它在体内中能够更好地分散和溶解，口服吸收良好，生物利用度为 33%，血浆蛋白结合率为 94%～97%。氯沙坦一般制成片剂口服。

2. 药理作用及作用机制

（1）药理作用

氯沙坦为联苯四氮唑类化合物的衍生物，是非肽类强效选择性竞争 AT 受体拮抗剂。它自身和它主要的 5 -羧酸活性代谢物（活性为氯沙坦的 10～14 倍）能有效地阻断血管紧张素Ⅱ与血管紧张素Ⅱ受体的结合，从而降低血压，其降压效果与血管紧张素转化酶抑制药物依那普利相似。

（2）作用机制

氯沙坦是一种血管紧张素Ⅱ受体拮抗药，其作用机制是选择性地与 AT_1 受体结合，从而阻断血管紧张素Ⅱ的生理作用。氯沙坦通过降低血压、舒张动脉和静脉、抑制和逆转心血管重构、保护血管内皮以及保护肾功能等多个方面发挥治疗作用。同时，氯沙坦与其他类型的血管紧张素Ⅱ受体拮抗药相比，具有无内在激动活性的特点。此外，氯沙坦还可以抑制缓激肽的降解和交感神经递质释放，进一步发挥其药理作用。

3. 临床应用与不良反应

（1）临床应用

氯沙坦主要用于治疗原发性高血压，可单独使用或与其他抗高血压药物联合使用。治疗充血性心力衰竭。此外，氯沙坦还能促进尿酸排泄，明显降低血浆尿酸水平。

（2）不良反应

氯沙坦不良反应较少，不会引起咳嗽、血管神经性水肿等不良反应，剂量过大可致低血压。氯沙坦应避免与补钾或保钾利尿药合用，偶见肠胃不适、头痛、头晕等。

4. 常用制剂及贮存要求

（1）氯沙坦钾片：50 mg、100 mg，遮光，密封，在30 ℃以下干燥处保存；氯沙坦钾胶囊：50 mg、100 mg，遮光，密封保存。

（2）缬沙坦片：40 mg，遮光，密封；缬沙坦胶囊：80 mg、160 mg，遮光，密封，在30 ℃以下保存。

（3）坎地沙坦酯片：4 mg、8 mg、12 mg、16 mg，遮光，密封保存。

（4）厄贝沙坦片：0.075 g、0.15 g、0.3 g，密封保存；厄贝沙坦分散片：0.075 g、0.15 g，密封保存；厄贝沙坦胶囊：0.075 g、0.15 g，密封保存。

二、钙通道阻滞药

1. 代表药物结构与性质

钙通道阻滞药又称钙拮抗剂，是一类选择性阻滞钙通道，抑制细胞外 Ca^{2+} 内流，降低细胞内 Ca^{2+} 浓度的药物。20 世纪 70 年代以来，该类药物发展迅速，品种繁多，结构各异，已广泛用于治疗高血压、心绞痛、心律失常等心血管系统疾病。常用于抗高血压的药物有硝苯地平（nifedipine）、非洛地平（felodipine）、氨氯地平（amlodipine）等。

以硝苯地平为例，它是钙通道阻滞药中的一种，化学结构属于二氢吡啶类。硝苯地平为白色或类白色结晶粉末，无臭，无味，易溶于丙酮，溶于甲醇、乙醇和乙醚，不溶于水、甲酸、丙酮酸、氯仿、乙酸乙酯等有机溶剂。在强酸、强碱下及紫外线下不稳定，遇光后颜色渐变深。硝苯地平的化学稳定性与其存在游离酚羟基有关，当溶液 pH 值低于 6 时，本品较稳定；当溶液 pH 值高于 6 时，逐渐发生水解和氧化。因此，硝苯地平在生产贮存过程中需要避免光照并防止氧化。

2. 药理作用及作用机制

（1）药理作用

钙通道阻滞药对各型高血压均有降压作用，降压作用快而强，但对正常血压影响不明显。降压时能反射性引起心率加快，心输出量增加，血浆肾素活性增高，但较直接舒张血管药物作用弱，加用 β 受体拮抗剂可避免这些作用并能增强降压效应。对糖、脂质代谢无不良影响。

（2）作用机制

钙通道阻滞药主要通过舒张血管平滑肌来降低血压。其作用机制是选择性地抑制 Ca^{2+} 进入平滑肌细胞，从而降低细胞内 Ca^{2+} 浓度，使血管平滑肌松弛，血管舒张，血压下降。

硝苯地平是钙通道阻滞药的代表药物之一，其进入体内后，能够选择性地作用于血管平滑肌细胞膜上的钙通道，阻止 Ca^{2+} 进入细胞内。由于 Ca^{2+} 是维持平滑肌细胞收缩的重要物质，当 Ca^{2+} 浓度降低时，平滑肌细胞的收缩受到抑制，血管舒张，血压下降。硝苯地平的降压作用快速而强效,对于各型高血压均有明显的降压作用。同时,硝苯地平对正常血压的影响较小,但是在使用过程中可能会出现反射性心率加快等不良反应。

除了硝苯地平外,钙通道阻滞药还包括维拉帕米、地尔硫䓬等药物。这些药物的作用机制与硝苯地平相似。

3. 临床应用与不良反应

(1) 临床应用

1) 抗高血压,钙通道阻滞药通过舒张血管、降低外周阻力来降低血压。其降低血压作用的主要优点是:①不引起水钠潴留并能增加肾血流量;②预防或逆转心血管等靶器官损害;③扩张脑血管并预防血栓形成;④对血脂、血糖等代谢无不良影响;⑤缓解支气管哮喘。以上作用药物适用于伴有肾功能障碍、冠心病、脑血管病、支气管哮喘等并发症的高血压患者。在治疗高血压方面常选用舒张血管作用强的二氢吡啶类钙通道阻滞药。

2) 抗心绞痛,钙通道阻滞药抗心绞痛机制及药物选用详见本章第四节。

3) 心律失常,维拉帕米是治疗阵发性室上性心律失常的首选药物,也可用于控制心房颤动等室上性快速型心律失常。

4) 脑血管疾病,尼莫地平、尼群地平以及氟桂利嗪等对脑血管有较显著的扩张作用,能改善脑循环,可用于防治脑血管痉挛、脑供血不足、脑血栓形成及脑栓塞等疾病。

5) 其他,可用于外周血管痉挛性疾病、预防动脉粥样硬化、支气管哮喘及偏头痛等疾病。

(2) 不良反应

硝苯地平是一种常用的降压药,但长期大量使用可能会引起一些不良反应。其中最常见的是面色潮红、头痛、恶心和呕吐等,这些不良反应通常在服药后不久出现。此外,长期大量使用硝苯地平还可能引起其他严重的不良反应,如心律失常、低血压、抑郁等。因此,在使用硝苯地平时,应该严格按照医生的指示使用,不要自行增减剂量或停药。如果出现任何不适症状,应及时就医。

4. 常用制剂及贮存要求

(1) 硝苯地平:5 mg、10 mg,片剂、胶囊剂、软胶囊剂,遮光,密封保存。

(2) 盐酸地尔硫䓬:30 mg、45 mg、60 mg、90 mg、120 mg,片剂,遮光,密封保存。

(3) 盐酸维拉帕米:40 mg,片剂,密封保存;2 mL:5 mg,注射剂,遮光,密闭保存。

三、β 受体拮抗剂

1. 代表药物结构与性质

β 受体拮抗剂最初用于治疗心绞痛,临床应用中偶然发现该类药物能使心绞痛合并高血压患者的血压降低,随后的研究证实普萘洛尔和其他 β 受体拮抗剂均能有效降低血压。目前 β 受体拮抗剂是治疗高血压的常用药物。其结构为被异丙胺基和萘氧基取代的丙醇。本品为白色或类白色的结晶性粉末,无臭,在水或乙醇中溶解,在三氯甲烷中微溶。

2. 药理作用及作用机制

（1）药理作用

普萘洛尔是一种非选择性竞争抑制肾上腺素 β 受体拮抗剂，能够阻断心脏上的 β_1、β_2 受体，从而拮抗交感神经兴奋和儿茶酚胺的作用，降低心脏的收缩力和心率，减少心肌耗氧量，使缺血心肌的氧供需关系在低水平上恢复平衡，因此可用于治疗心绞痛。普萘洛尔还能抑制心脏起搏点电位的肾上腺素能兴奋，用于治疗心律失常，并且它还可通过中枢、肾上腺素能神经元的阻滞作用以及抑制肾素释放和降低心排出量等作用，来治疗高血压。此外，普萘洛尔可以竞争性拮抗异丙肾上腺素和去甲肾上腺素的作用，阻断 β2 受体，降低血浆肾素活性，可致支气管痉挛。同时，它可以抑制胰岛素分泌，使血糖升高，掩盖低血糖症状，延迟低血糖的恢复。普萘洛尔也有明显的抗血小板聚集作用，这主要与药物的膜稳定作用及抑制血小板膜 Ca^{2+} 转运有关。

（2）作用机制

β 受体阻断药的降压作用机制如下：

1）阻断心脏 β 受体，心收缩力减弱，心率减慢，心排血量降低；

2）可透过血脑屏障，阻断中枢 β 受体，使兴奋性神经元活性减弱，外周交感神经张力降低，血管阻力降低；

3）阻断肾小球旁器细胞的 β 受体，减少肾素分泌，从而抑制肾素–血管紧张素系统而发挥降压作用；

4）阻断突触前膜 β 受体，减少去甲肾上腺素的释放，由于阻断了支气管平滑肌的 β 受体，可引起支气管平滑肌收缩，故支气管哮喘患者禁用。

3. 临床应用与不良反应

（1）临床应用

普萘洛尔为 β 受体拮抗剂中第一个用于临床且至今仍常用的药物，在心血管疾病中应用广泛，对于治疗高血压、心绞痛及心律失常等均有效，还可用于甲状腺功能亢进的辅助治疗。

（2）不良反应

应用普萘洛尔可出现眩晕、神志模糊，尤其在老年人中可致精神抑郁、反应迟钝等中枢神经系统不良反应，以及头昏（可能由低血压所致）和心率低于 50 次/分钟。较少见的不良反应有支气管痉挛及呼吸困难、充血性心力衰竭。更少见的不良反应有发热和咽痛（可能与粒细胞减少有关）、皮疹（可能为过敏反应）、出血倾向（可能与血小板减少有关）。不良反应持续存在时，须格外警惕雷诺氏征样四肢冰冷、腹泻、倦怠、眼口或皮肤干燥、恶心、指趾麻木、异常疲乏等症状。

4. 常用制剂及贮存要求

（1）盐酸普萘洛尔片：10 mg、40 mg，遮光，密闭保存；盐酸普萘洛尔注射液：5 mL：5 mg，遮光，密闭保存。

（2）酒石酸美托洛尔片：25 mg、50 mg、100 mg，遮光，密封保存。

（3）琥珀酸美托洛尔缓释片：23.75 mg、47.5 mg、95 mg、190 mg，遮光，密封保存。

思考与练习

1. 简述抗高血压药的分类及其药理作用。

2. 简述血管紧张素 I 转化酶抑制药的临床应用及不良反应。

3. 简述钙通道阻滞药的常用制剂及贮存要求。

4. 案例分析：患者张某某，女性，71 岁，发现血压升高 8 年，有吸烟史，高脂血症，曾查出餐后两小时血糖 9.2 mmol/L。长期服用美托洛尔片 25 mg、一日两次以及氢氯噻嗪片 25 mg、一日两次，血压（150～170）/（80～90）mmHg 波动。颈动脉超声提示右侧颈总动脉粥样硬化斑块形成。24 小时尿蛋白定量 186 mg。

（1）该患者有糖脂代谢异常，长期合用大剂量 β 受体阻断药与利尿药是否合理？

（2）该患者选用哪些抗高血压药合适？

第二节　抗心律失常药

 学习目标

◆ 熟悉抗心律失常药的分类；

◆ 了解抗心律失常药的结构与性质；

◆ 熟悉抗心律失常药药理作用及作用机制；

◆ 掌握抗心律失常药临床应用与不良反应；

◆ 掌握抗心律失常药常用制剂及贮存要求。

抗心律失常药是一类用于治疗心脏节律紊乱的药物。心律失常是指心动频率和节律的异常，可分为快速型与缓慢型两种。缓慢型心律失常一般可用阿托品或拟肾上腺素类药物对抗；快速型心律失常比较复杂，包括房性心动过速、房性期前收缩、心房扑动、心房纤颤、室性早搏、阵发性室上性心动过速、室性心动过速及心室颤动等。本节主要讨论抗快速型心律失常的药物。

根据心律失常的发生机制和表现形式，抗心律失常药物可分为以下四类。

（1）钾通道阻滞剂：这类药物主要通过抑制钾通道，延长动作电位的时程和有效不应期，从而纠正心律失常。常见的药物有胺碘酮等。

（2）β受体拮抗剂：这类药物主要通过拮抗交感神经系统的活性，降低心肌细胞的自律性，减慢传导速度，从而治疗心律失常。常见的药物有普萘洛尔、阿替洛尔等。

（3）钠通道拮抗剂：这类药物主要通过抑制钠通道，减缓心肌细胞的除极速度，延长有效不应期，从而纠正心律失常。常见的药物有奎尼丁、利多卡因、苯妥英钠等。

（4）钙通道拮抗剂：这类药物主要通过抑制钙通道，影响心肌细胞的电生理特性和收缩力，从而发挥抗心律失常作用。常见的药物有维拉帕米等。

不同类型的抗心律失常药物具有不同的作用机制，因此在使用时应根据患者的具体情况和医生的建议进行选择。本节主要讨论钾通道阻滞剂和β受体拮抗剂。

一、钾通道阻滞剂

1. 代表药物结构与性质

盐酸胺碘酮，胺碘酮是苯并呋喃类化合物的衍生物，其分子结构中由于各取代基的存在，整体表现出相对稳定性，其盐酸盐与一般的盐不同，在有机溶剂（如氯仿、乙醇）中易溶，而在水中几乎不溶，且其盐酸盐在有机溶剂中稳定性较在水中稳定性强，故通常在临床上使用其盐酸盐形式，但由于其结构中羰基与取代苯环及苯并呋喃环形成的共轭体系可能对光敏感，因此，固态的盐酸胺碘酮仍应避光保存。由于其结构中含碘，加硫酸加热会发生分解和氧化反应，产生紫色的碘蒸气；结构中含羰基，能与2，4-二硝基苯肼形成黄色的胺碘酮-2，4-二硝基苯腙沉淀。盐酸胺碘酮口服吸收慢，生物利用度不高，起效极慢，要一周左右才起作用，血浆半衰期长达33至44天，分布广泛，可蓄积在多种组织和器官，但其代谢也慢，容易引起蓄积中毒，所以使用时应遵医嘱，适量用药。

2. 药理作用及作用机制

（1）药理作用

1）盐酸胺碘酮延长心肌组织的动作电位及有效不应期，有利于消除心脏的折返激动。

2）盐酸胺碘酮具有轻度非竞争性的肾上腺素受体阻滞作用以及轻度Ⅰ及Ⅳ类抗心律失常药性质，能降低窦房结自律性。

3）盐酸胺碘酮对静息膜电位及动作电位高度无影响，对房室旁路前向传导的抑制大于逆向。

4）由于复极过度延长，口服盐酸胺碘酮后心电图有Q-T间期延长及T波改变，可以减慢心率15%~20%，并使P-R间期和Q-T间期[①]延长10%左右。

5）对冠状动脉及周围血管有直接扩张作用，可影响甲状腺素代谢。

---

① P-R间期和Q-T间期都是心电图上的重要指标，分别代表了心脏电活动的不同阶段。P-R间期，也称PR段，是P波终点到QRS波群起点的时间差；Q-T间期是从QRS波群起点到T波终点的时间差，代表了心室肌从除极到复极的时间。

（2）作用机制

盐酸胺碘酮作用机制复杂，能轻度抑制钠、钙及钾通道，还有一定的非竞争性拮抗 α 受体及 β 受体作用；能降低窦房结和浦肯野纤维的自律性、传导性，较明显地抑制复极化，延长心房肌、心室肌及传导系统的动作电位时程（APD）和有效不应期（ERP），扩张血管平滑肌，舒张冠状血管，降低外周血管阻力，减少心肌耗氧及保护缺血心肌等。

3. 临床应用与不良反应

（1）临床应用

盐酸胺碘酮为广谱抗心律失常药，适用于各种室上性、室性心律失常，对心房颤动、心房扑动和室上性心动过速效果良好，对预激综合征引起者效果更佳；对反复发作、常规药无效的顽固性室性心律失常也较有效。因其具有舒张冠脉、减少心肌耗氧的作用，故也适用于冠心病并发的心律失常。

（2）不良反应

盐酸胺碘酮不良反应较多，并且发生率与剂量、用药时间有关。一般不良反应有恶心、呕吐、嗜睡、头痛等，窦性心动过缓极为常见。长期服用可引起甲状腺功能紊乱、震颤、角膜碘微粒沉淀，少数患者（疗程18个月以上）皮肤呈灰色或蓝色，停药后消失。严重的不良反应为致死性肺毒性和肝毒性，如间质性肺炎、肺纤维化、肝炎等。静脉注射时可见血栓性静脉炎及血压下降、严重心动过缓、房室传导阻滞等症状。

4. 常用制剂及贮存要求

盐酸胺碘酮：0.1 g、0.2 g，片剂、胶囊剂，遮光，密闭保存；2 mL∶150 mg、3 mL∶150 mg，注射剂，遮光，密闭保存。

【知识链接】

心律失常

心律失常的发生原因是冲动形成异常或冲动传导异常，或两者兼有，因此，心律失常的治疗目的是减少异位起搏活动（异常自律性增高或后除极），调节折返环路的传导性或有效不应期以消除折返。抗心律失常药通过直接或间接影响心脏的多种离子通道而发挥抗心律失常作用。同时，这些药物也具有潜在的致心律失常作用。当酸中毒、高血钾、心肌缺血或心动过速时，即使治疗浓度的抗心律失常药，也可诱发心律失常。

二、β 受体拮抗剂

β 受体拮抗剂主要通过阻断心脏的肾上腺素 β 受体而发挥抗心律失常作用。多数 β 受体拮抗剂还具有阻滞钠通道、促进钾通道开放以及抗心肌缺血等作用，有助于改善心肌病变和预防严重心律失常。某些 β 受体拮抗剂在高浓度时还有膜稳定作用。尽管不同的 β 受体拮抗剂对膜稳定性、心脏选择性等方面存在差异，但它们在对抗心律失常方面作用差别不大。β 受体拮抗剂能选择性地与 β 受体结合，竞争性阻断神经递质或 β 受体激动药与 β 受体的结合，从而拮抗 β 受体激动所产生的一系列效应。临床上广泛应用于心绞痛、心肌梗死、高血压、心律失常等治疗。

（一）非选择性 β 受体拮抗剂

1. 代表药物结构与性质

普萘洛尔，是一种以萘氧丙醇胺为母核的结构，由芳环和仲醇胺侧链两部分组成，侧链上含有带羟基的手性中心，该羟基在拮抗剂和受体相互结合时，通过形成氢键发挥作用，是关键药效团。本品为白色或类白色的结晶性粉末，无臭，味微甜后苦，在水或乙醇中溶解，在氯仿中微溶。普萘洛尔对热较稳定，对酸、对光不稳定，在酸性溶液中侧链氧化分解，故通常在临床上使用其盐酸盐形式。

2. 药理作用及作用机制

（1）药理作用

普萘洛尔能阻断心脏 β 受体，使心肌收缩力减弱，心率和传导速度减慢，进而导致心输出量减少、心肌耗氧量降低以及血压适度下降。此外，它还可抑制糖原分解及脂肪代谢，使整体代谢速度减慢；也可阻断支气管平滑肌上的 β 受体，使支气管平滑肌收缩，对哮喘患者易诱发或加重哮喘发作。

（2）作用机制

普萘洛尔作为一种常用的抗心律失常药物，其主要作用机制在于影响心脏的电生理活动，从而达到抑制心律失常的目的。具体来说，其作用机制可以从以下三个方面来解释。

1）抑制心肌细胞膜上的 β 肾上腺素能受体。心肌细胞的兴奋性和自律性主要受到 β 肾上腺素能受体的调节，普萘洛尔通过抑制这些受体，降低心肌细胞的兴奋性和自律性，从而减少心律失常的发生。

2）抑制心脏传导系统。心脏传导系统是负责将电信号从窦房结传导至整个心脏的生理系统。普萘洛尔能够降低心脏的传导速度，减少心脏各部位电信号的不正常传导，进而降低心律失常的发生风险。

3）增加心脏内儿茶酚胺的降解。儿茶酚胺是一种能够影响心脏兴奋性和自律性的神经递质。普萘洛尔能够增加心脏内儿茶酚胺的降解，从而降低心脏的兴奋性和自律性，进一步减少心律失常的发生。

这些机制并非独立存在，而是相互影响、共同作用，共同形成了普萘洛尔抗心律失常的综合效果。然而，这些作用机制也并非适用于所有人群，因此在使用普萘洛尔时应严格遵医嘱，不可擅自使用。同时，使用过程中需定期进行心电图监测，确保药物的有效性和安全性。

3. 临床应用与不良反应

（1）临床应用

普萘洛尔是临床中常用的药物，主要用于治疗多种疾病，包括但不限于以下四个方面。

1）治疗高血压。普萘洛尔是高血压的常用治疗药物之一，属于 β 受体拮抗剂。它通过抑制肾上腺素能 β 受体，降低心脏的收缩力和收缩速度，同时抑制血管平滑肌收缩，减少心排出量，从而发挥降低血压的作用。

2）治疗心绞痛。心绞痛主要是由于冠状动脉狭窄或痉挛引起的心肌缺血缺氧。普萘洛尔可以通过抑制心肌收缩力和降低心率，减少心肌耗氧量，同时舒张外周血管，减轻心脏负担，缓解心绞痛症状。

3）治疗心肌梗死。心肌梗死是由于冠状动脉完全闭塞导致的心肌缺血坏死。普萘洛尔可以抑制心肌收缩力和降低心率，减少心肌耗氧量，同时舒张外周血管，减轻心脏负担，有助于缩小梗死范围和预防并发症。

4）治疗心律失常。普萘洛尔可以用于治疗多种心律失常，如房性早搏、室性早搏、窦性心动过速等。它通过抑制心脏起搏点电位肾上腺素能 β 受体的兴奋，降低心肌细胞的兴奋性和自律性，减少心律失常的发生。

（2）不良反应

普萘洛尔常见不良反应有恶心、呕吐、轻度腹泻，停药后迅速消失。若应用不当，可引起急性心力衰竭、诱发或加重支气管哮喘等严重不良反应。长期用药突然停药，可产生反跳现象。

4. 常用制剂及贮存要求

（1）盐酸普萘洛尔片：10 mg、40 mg，遮光，密闭保存。

（2）盐酸普萘洛尔注射液：5 mL：5 mg，遮光，密闭保存。

【练一练】

案例分析

案例介绍：患者李某某，男性，52 岁，因心悸、胸闷、头晕等症状就诊。自述有高血压病史五年，一直服用降压药。近期因工作压力大，症状加重。症状表现为心悸、心慌、乏力、头晕，偶尔伴有呼吸困难。心电图结果显示室性早搏、Q-T 间期延长、T 波异常。

结合患者症状和心电图结果，诊断为心律失常，具体为室性早搏。考虑到患者有高血压病史，需与心肌缺血、冠心病等鉴别。请你推荐合适的抗心律失常药物。

用药分析：

（1）治疗药物选择。因患者症状较为严重，初步选用 β 受体拮抗剂（如美托洛尔）以减慢心率，减少早搏次数。同时，为预防室性心动过速，选用 Ⅲ 类抗心律失常药（如胺碘酮）。起始剂量美托洛尔为 12.5 mg tid、胺碘酮为 200 mg qd。根据患者情况，一周后逐渐增加至目标剂量：美托洛尔 50 mg tid、胺碘酮 400 mg qd。

（2）疗效评估与调整。治疗一周后，心悸、胸闷等症状明显减轻。复查心电图，室性早搏次数减少。治疗有效，继续原方案治疗。若症状持续或加重，需及时调整药物剂量或种类。

（二）选择性 β 受体拮抗剂

1. 代表药物结构与性质

酒石酸美托洛尔，与普萘洛尔一样，同属于芳氧丙醇胺类化合物，由对位取代的苯氧基、仲醇胺侧链和酒石酸结合而成。该化合物为白色或类白色结晶粉末，无臭，味苦。极易溶于水，易溶水乙醇或氯仿，略溶于无水乙醇，极微溶于丙酮，几乎不溶于乙醚或苯，易溶于冰醋酸。通常制成片剂、胶囊剂、注射剂使用。不耐光和高温，故生产和贮存时需放置在阴凉干燥处，同时避免阳光直射。

2. 药理作用及作用机制

（1）药理作用

由于该药可以选择性阻断 β_1 受体，收缩支气管作用弱，较少发生支气管痉挛，对糖尿病患者血糖影响小于非选择性 β 受体拮抗剂，临床上更常用。同普萘洛尔相比，对心脏选择性高，可以减慢心率，减少心输出量，降低收缩压，减慢房室传导，有较弱的膜稳定作用，无内在拟交感活性。

（2）作用机制

酒石酸美托洛尔的抗心律失常作用主要是通过降低或阻断交感神经对心脏的作用来实现；它还可以通过抑制房室传导来减慢室上性的快速心律失常的心室率。对于交感神经活性增高引起的心律失常，其有效率可以达到82%。在某些情况下，对于室上性心动过速和心房颤动伴有快速心律失常的疗效，其疗效优于其他抗心律失常药。此外，它也适用于某些像敏感型心律失常，有助于减慢心房扑动和心房颤动的心室率。

3. 临床应用与不良反应

（1）临床应用

酒石酸美托洛尔可用于治疗窦性心动过速及某些室上性心律失常、高血压、冠心病、心绞痛等。

（2）不良反应

酒石酸美托洛尔不良反应偶见胃部不适、眩晕、头痛、疲倦、失眠、醒梦等。哮喘患者不宜大剂量使用，严重支气管痉挛患者慎用。肝、肾功能不良者慎用。

4. 常用制剂及贮存要求

（1）酒石酸美托洛尔片：25 mg、50 mg、100 mg，遮光，密封保存。

（2）酒石酸美托洛尔胶囊：25 mg、50 mg，遮光，密封在干燥处保存。

（3）酒石酸美托洛尔注射液：2 mL∶2 mg、5 mL∶5 mg，遮光，密闭保存。

思考与练习

1. 简述抗心律失常药的分类及其药理作用。

2. 简述盐酸胺碘酮的临床应用及不良反应。

3. 案例分析：患者王某某，男性，56岁，因反复出现心悸、胸闷症状就诊。患者自述在过去几个月里，时常感到心跳不规则，有时心跳过快，有时心跳过慢，并伴有胸闷和气短。在某些时候，患者甚至感觉头晕和晕厥。患者否认有心脏病家族史，但有长期吸烟和饮酒的习惯。查体显示，患者血压为 130/85 mmHg，心率在 70~120 次/分钟之间波动，心律不齐。心肺听诊未发现明显异常。心电图显示存在房颤伴快速心室反应。根据患者的症状、查体和心电图结果，诊断为心律失常和心房颤动（房颤）。

试结合王某某的身体情况和生活习惯等，分析其得病原因并推荐用药，说明用药的原因及临床定位。

第三节　抗心力衰竭药

 学习目标

- ◆ 熟悉抗心力衰竭药的分类；
- ◆ 了解抗心力衰竭药的结构与性质；
- ◆ 熟悉抗心力衰竭药药理作用及作用机制；
- ◆ 掌握抗心力衰竭药临床应用与不良反应；
- ◆ 掌握抗心力衰竭药常用制剂及贮存要求。

抗心力衰竭药是指用于治疗心力衰竭的药物，这些药物通过不同作用机制来改善心脏功能，减轻心力衰竭的症状。根据作用机制的不同，抗心力衰竭药可以分为多种类型，其中最常用的是强心苷类药物，如地高辛、西地兰等，它们通过增强心肌收缩力来改善心脏功能；此外，还有 β 受体拮抗剂，如美洛托尔等，可以阻断心脏 β 受体，拮抗交感神经，减轻心脏负担；以及血管扩张剂，如硝普钠、硝酸甘油等，可以扩张血管，降低血压，减轻心脏负担。

【知识链接】

心力衰竭

心力衰竭通常是由各种心脏疾病逐步发展而来的，如心肌梗死、心脏瓣膜病、心肌病等。这些疾病会使心脏肌肉受到损害，降低其泵血功能，当心脏无法有效泵血时，身体各器官就得不到足够的血液供应，无法满足身体对氧气和营养物质的需求。这种状态可能引发一系列症状，包括乏力、呼吸困难、液体潴留（如腿部和肺部积液）等。心力衰竭是许多心脏疾病的最终归宿，是一种严重的疾病进展结果。

根据心力衰竭发生的缓急，临床上可分为急性心力衰竭和慢性心力衰竭。抗心力衰竭药的主要目的是改善心脏功能，增强心脏的收缩和舒张能力，提高心输出量，从而改善身体的血液循环。

一、强心苷类

1. 代表药物结构与性质

强心苷类药物多数源于洋地黄类植物，故又称洋地黄类药物。临床最常用的是地高辛，其他还有毛花苷 C、毒毛花苷 K 和洋地黄毒苷等。

强心苷类药物结构与其他糖苷一样，由苷元和糖基两部分组成，苷元具有甾体的基本骨架。强心苷水解成苷元后，水溶性减小，正性肌力作用明显减弱，苷元脂溶性增大，易进入中枢神经系统产生严重的中枢副作用，因此强心苷类药物水解后不能药用。本品为白色结晶或结晶性粉末，无臭，在吡啶中易溶，在烯醇中微溶，在三氯甲烷中极微溶，在水或乙醚中不溶。

2. 药理作用及作用机制

（1）药理作用

强心苷类药物的主要作用是加强心肌收缩力。临床上常用的强心苷类药物作用性质相同，不同的只是作用强弱、作用发生快慢和维持时间长短上。

1）正性肌力作用。强心苷类药物对心脏具有高度选择性，能显著增加衰竭心脏的收缩力，增加心输出量，从而缓解心衰症状。正性肌力作用的特点有：①提高心肌收缩最高张力和最大速率，使心脏收缩有力而敏捷，使心动周期的收缩期缩短而舒张期相对延长，有利于静脉回流和增加每搏量；②强心苷类药物可减少衰竭心脏心肌的耗氧量，对正常心脏却可使其心肌耗氧量增加。

2）负性频率作用。强心苷类药物可使心率减慢，主要由于它可以增强心肌收缩力，增加心输出量，从而提高迷走神经张力，减慢心率；同时，强心苷类药物还能直接增加窦房结对乙酰胆碱的敏感性，也有利于减慢心率，负性频率作用对慢性心功能不全患者十分有利。

3）对心肌电生理特性的影响。治疗剂量的强心苷类药物对窦房结及心房传导组织的自律性无直接影响，但可间接地通过加强迷走神经张力，使自律性降低；中毒剂量的强心苷类药物可直接抑制浦肯野纤维细胞膜 Na^+，$K^+ - ATP$ 酶（强心苷受体），使细胞内缺 K^+，自律性升高，导致室性期前收缩。

（2）作用机制

强心苷类药物增强心肌收缩力的机制与增加心肌细胞内 Ca^{2+} 含量相关。强心苷类药物与 Na^+，$K^+ - ATP$ 酶结合，可抑制酶的活性，使 Na^+、K^+ 转运受到抑制，细胞内 Na^+ 逐渐增加，K^+ 逐渐减少；细胞内 Na^+ 量增多后，通过细胞膜上的 $Na^+ - Ca^{2+}$ 交换系统使 Ca^{2+} 内流增加，同时细胞内 Ca^{2+} 含量增加进一步诱发肌浆网池储存的 Ca^{2+} 释放，心肌收缩力增强。

3. 临床应用与不良反应

（1）临床应用

地高辛是一种中效强心苷类药物，临床上常用于治疗各种急性和慢性心功能不全，以及室上性心动过速、心房颤动和扑动等。具体来说，地高辛在治疗时对心脏的作用表现为正性肌力作用，减慢心率，抑制心脏传导。其口服吸收不完全且不规则，因此通常采用多次、间隔给药的方式以增加用药的安全性和有效性，降低中毒发生率。

（2）不良反应

1）胃肠道反应，如恶心、呕吐、食欲缺乏，可能发生腹泻、腹痛等不良反应。

2）神经系统反应，包括头痛、面神经痛、疲劳、虚弱、头晕、困倦、定向力障碍、精神错乱、梦魇等，较少见的有谵妄、急性精神病和幻觉。

3）可能发生视物模糊或"色视症"等视觉障碍，如黄视、绿视。

4）罕有超敏反应发生，如皮疹、荨麻疹等。

5）地高辛有一定的雌激素活性，偶有治疗剂量引起男子乳腺发育的情况。

6）最严重的不良反应为心脏反应，毒性剂量可引起心力衰竭或加重症状。

4. 常用制剂及贮存要求

（1）地高辛片：0.25 mg，密封保存。

（2）地高辛口服液：10 mL : 0.5 mg、30 mL : 1.5 mg、100 mL : 5 mg，密封保存。

（3）地高辛注射液：2 mL : 0.5 mg，遮光，密闭保存。

（4）去乙酰毛花苷注射液：2 mL : 0.4 mg，遮光，密闭保存。

二、其他治疗药物

（一）β 受体拮抗剂

β 受体拮抗剂曾被列为慢性心功能不全的禁忌药物。20 世纪 80 年代中期，β 受体拮抗剂开始用于慢性心功能不全的治疗，目前已被医学界确认为治疗慢性心力衰竭的基本药物之一。

1. 代表药物结构与性质

酒石酸美托洛尔，详见本章第二节。

2. 药理作用及作用机制

（1）药理作用

1）对神经－内分泌的作用。在心力衰竭患者中，交感神经系统活性增高，过多释放儿茶酚胺使心肌 β 受体下调，心脏对正性肌力药反应性减弱。β 受体拮抗剂可以阻断心脏 β 受体、拮抗交感神经，抑制血管紧张素 II 对心肌细胞的增生，与血管紧张素转化酶抑制药有协同作用；防止过多释放的儿茶酚胺导致的 Ca^{2+} 内流，降低心肌耗氧量，减少乳酸生成，抑制细胞坏死；上调 β 受体，增加心肌对 β 受体激动药的敏感性。

2）对血流动力学的作用。β 受体拮抗剂通过抑制肾素－血管紧张素系统活性使血管扩张，减轻水钠潴留，减少心肌做功，减轻心脏前后负荷。

3）对心功能的改善。β 受体拮抗剂可通过改善心室功能，纠正由于交感神经支配不均造成的室壁局部异常运动，减慢心率，降低心肌耗氧量，延长心室舒张期充盈时间和冠状动脉舒张期灌注时间，从而增加心肌有效血流量，改善心室收缩及舒张功能等，进而改善心肌缺血，显著降低心律失常引起的病死率和猝死。

（2）作用机制

1）对神经内分泌的作用。β受体拮抗剂可使β受体上调，对儿茶酚胺的敏感性随之增加，也可恢复β受体对正性肌力药的敏感性。此外，β受体拮抗剂可拮抗交感神经张力升高，降低儿茶酚胺对心肌的毒性作用，从而保护心肌。

2）改善心功能。β受体拮抗剂通过减慢心率，延长左心室充盈时间，增加心肌血流灌注，降低心肌耗氧量，从而对心脏产生保护作用，此外，它还可以减少慢性心功能不全时心律失常的发生，降低猝死的发生率。

3）对血流动力学的作用。β受体拮抗剂可以扩张血管并减少水钠潴留；还可以降低心脏的前后负荷，减少心肌耗氧量，从而改善心肌缺血的情况；也可逆转和减慢慢性心功能不全患者的心肌肥厚、心肌重构及心脏纤维化。

3. 临床应用与不良反应

（1）临床应用

β受体拮抗剂可用于心功能比较稳定的慢性心功能不全患者和基础病因为扩张型心肌病的心功能不全患者。某些常规治疗慢性心功能不全方法无效时亦可试用β受体拮抗剂。

（2）不良反应

1）心力衰竭恶化。先增加利尿药剂量，如无效或病情严重，应减少β受体拮抗剂剂量；出现明显乏力时，如果考虑与β受体拮抗剂应用或加量相关，则应减少β受体拮抗剂剂量。

2）心动过缓和房室传导阻滞。心率低于50次/分钟，或出现二度及以上房室传导阻滞时，β受体拮抗剂应减量甚至停药。

3）低血压。一般出现于首剂或加量的24~48小时内，处理同血管紧张素转化酶抑制剂，若伴有低灌注的症状，β受体拮抗剂应减量或停用。

4. 常用制剂及贮存要求

（1）酒石酸美托洛尔片：25 mg、50 mg、100 mg，遮光，密封保存。

（2）酒石酸美托洛尔胶囊：25 mg、50 mg，遮光，密封在干燥处保存。

（二）儿茶酚胺类

多巴胺和多巴酚丁胺是目前临床上应用最普遍的儿茶酚胺类正性肌力药，在慢性心力衰竭加重时可改善心脏泵血功能，但连续用药超过72小时可能出现耐药性，长期使用将增加死亡率。

多巴胺是去甲肾上腺素前体，其药理作用和剂量有关：小剂量多巴胺可激动外周多巴胺受体，降低外周阻力，扩张肾血管、冠脉和脑血管；中等剂量多巴胺可激动β_1和β_2受体，表现为心肌收缩力增强，血管扩张，特别是肾小动脉扩张，心率加快不明显，能显著改善心力衰竭的血流动力学异常；大剂量多巴胺则可兴奋α受体，出现收缩血管作用，增加左心室后负荷，故有可能使心力衰竭恶化。多巴胺可用于伴有低血压的急性心力衰竭患者，小剂量可用于低血压、尿量减少的患者，可改善肾血流量及尿量；中等剂量有正性肌力作用；大剂量可用于急性心力衰竭伴低血压的患者。患者用药的个体差异较大，一般从小剂量开始，逐渐增加剂量。注意避免心动过速、心律失常、高血压。

多巴酚丁胺是多巴胺的衍生物，主要作用于 $β_1$ 受体，而对 $β_2$ 受体和 α 受体的作用极小。它的扩张血管作用和加快心率效应比多巴胺小，血流动力学效应包括轻度降低全身血管阻力和肺毛细血管楔压，增加每搏量和心输出量，改善外周灌注，缓解心力衰竭症状。

【练一练】

案例分析

案例介绍：患者李某某，男性，62 岁，因长期的心脏疾病史，近期出现活动后气促、下肢水肿等症状，于 2023 年 5 月入院治疗。患者有高血压病史十余年，未规律服用降压药；有糖尿病史五年，未进行治疗。患者入院时体查显示，血压 160/95 mmHg，心率 90 次/分钟，呼吸 20 次/分钟，心界向左扩大，心尖区可闻及收缩期杂音，两肺呼吸音粗，可闻及湿啰音，下肢中度水肿。心电图显示：心肌缺血。心脏超声显示：左心室扩大，左心室射血分数（LVEF）降低（<40%）。入院诊断为：慢性心力衰竭，高血压 3 级（极高危），2 型糖尿病，冠状动脉粥样硬化性心脏病。

入院后治疗经过：首先控制血糖和血压，使用降压药氨氯地平控制血压，降糖药二甲双胍控制血糖。此外，还需使用利尿药呋塞米和强心药地高辛进行治疗。

用药分析：

（1）氨氯地平。这是一种钙通道阻滞剂，主要用于治疗高血压和心绞痛。它能扩张外周血管，降低心脏后负荷，改善心肌缺血。但长期使用可能引起低血压、心动过缓等不良反应。

（2）二甲双胍。主要用于治疗 2 型糖尿病，它能抑制肝葡萄糖输出，改善胰岛素抵抗，增加外周组织对葡萄糖的摄取和利用。常见的不良反应包括恶心、呕吐、腹泻等。

（3）呋塞米。呋塞米属于利尿药，主要用于治疗水肿性疾病，如心力衰竭、肝硬化等。它能增加水、钠、氯、钾、镁等离子的排泄。不良反应包括电解质紊乱、乏力、肌肉痉挛等。

（4）地高辛。地高辛属于洋地黄类药物，主要用于治疗各种原因引起的心力衰竭。它具有正性肌力和负性频率作用，能增强心肌收缩力，减慢心率。但长期使用可能导致洋地黄中毒，出现恶心、呕吐、心律失常等不良反应。

思考与练习

1. 简述抗心律失常药的分类及其药理作用。
2. 简述强心苷类药物的临床应用及不良反应。

3. 案例分析：张某某，男性，62 岁，既往有高血压病史十年，未规律服药，血压控制不理想；五年前诊断为冠心病，未进行冠状动脉造影及介入治疗；无糖尿病、高脂血症等病史。吸烟史 30 年，每日 20 支，已戒烟五年，少量饮酒。近半年反复出现活动后胸闷、气短，休息后可缓解，时有双下肢水肿。一周前感冒后，上述症状加重，休息时亦感胸闷气短，双下肢水肿加重。查体显示：血压 140/90 mmHg，心率 90 次/分钟，呼吸 20 次/分钟；口唇发绀，双肺呼吸音粗，双下肺可闻及细湿啰音；心界向左扩大，心音低钝，律齐；肝大，肋下三厘米，质韧，无触痛，肝颈静脉回流征阳性；双下肢凹陷性水肿。实验室检查：白细胞计数升高，中性粒细胞比例增加；血肌酐、尿素氮正常；血心肌酶、肌钙蛋白轻度升高。心电图：窦性心律 ST-T 周期改变。胸片：肺淤血，心界扩大。超声心动图：左室扩大，左室射血分数（LVEF）降低（＜45%）。

请根据张某某的病情及临床表现、检查结果，分析其得病原因并推荐用药，说明用药需求及临床定位。

第四节 抗心绞痛药

 学习目标

- 熟悉抗心绞痛药的分类；
- 了解抗心绞痛药的结构与性质；
- 熟悉抗心绞痛药药理作用及作用机制；
- 掌握抗心绞痛药临床应用与不良反应；
- 掌握抗心绞痛药常用制剂及贮存要求。

抗心绞痛药是一类用于治疗心绞痛的药物，主要通过扩张冠状动脉、降低心肌耗氧量、改善心肌代谢等途径来缓解心绞痛症状。

根据作用机制的不同，抗心绞痛药可以分为硝酸酯类、β 受体拮抗剂、钙通道阻滞药等。硝酸酯类药物通过扩张冠状动脉来增加心肌供血；β 受体拮抗剂则通过降低心率和心肌收缩力来降低心肌耗氧量；钙通道阻滞药可以抑制 Ca^{2+} 进入心肌细胞，从而减少心肌收缩力和降低心肌耗氧量。

抗心绞痛药的药理作用主要包括扩张血管、抑制血小板聚集和抗炎等。这些药物通过不同的机制来达到缓解心绞痛症状的目的，并且对不同类型的心绞痛有不同的治疗效果。在临床应用中，抗心绞痛药主要用于治疗稳定型和不稳定型心绞痛，可以有效缓解症状，改善患者的生活质量。但是，不同类型的心绞痛可能需要不同类型的抗心绞痛药进行治疗，因此需要根据患者的具体情况选择合适药物。

【知识链接】

心绞痛类型

参照世界卫生组织的"缺血性心脏病的命名及诊断标准"，心绞痛分为三大类：

（1）劳累型心绞痛，也称稳定型心绞痛，是由于冠状动脉粥样硬化造成冠状动脉狭窄，运动、精神紧张等情况下耗氧量增加而冠状动脉血流量不能成比例增加所致。

（2）不稳定型心绞痛，是指在耗氧量增加或无明显增加时都可能发生的心绞痛。

（3）变异型心绞痛，由于发生局部或扩散性冠状动脉痉挛，引起氧供降低。

一、硝酸酯类

硝酸酯类药物是最常用的一氧化氮（NO）供给药物，均有硝酸多元酯结构，分子中的 $-O-NO_2$ 是发挥疗效的关键结构。最常用的为硝酸甘油，其次为硝酸异山梨酯、戊四硝酯和单硝酸异山梨酯。

有机硝酸酯类、亚硝酸酯类和亚硝酸硫醇类等都是经典的血管扩张药。其中，亚硝酸异戊酯早在1867年最先引入临床，因其需吸入给药且有较大副作用，现已很少使用。目前临床主要应用硝酸酯类扩血管药。

1. 代表药物结构与性质

硝酸甘油，其结构特征为含三个硝基的丙三醇硝酸酯结构。因为含有酯键，硝酸甘油在中性和弱酸性条件下相对稳定，在碱性条件下迅速水解，一般有效期为六个月，应避光保存，放置于棕色小玻璃瓶中，每次使用后应塞紧瓶盖，长期备用需要定时更换。本品为淡黄色黏稠液体，有乙醇的臭味，具有挥发性，也能吸收水分子成塑胶状，所以应在避光、密封、凉暗处保存。

【练一练】

案例分析

案例介绍：冠心病患者高某某，心绞痛偶有发生，故常备硝酸甘油片。该药化学性质较不稳定，容易分解，一般有效期为六个月。

讨论：

（1）因硝酸甘油片放置时间较长，不知是否失效，请你用最简单的方法帮助患者鉴别一下。

（2）应如何保存硝酸甘油片？

分析：

（1）取硝酸甘油片加乙醇溶解，加氢氧化钠溶液混匀，置水浴上使乙醇挥发浓缩至少量，放冷，分取约 0.1 mL，加入硫酸一至两滴，摇匀，加二苯胺溶液一滴，若显深蓝色则药物没有失效，否则即为失效。

（2）本品在避光、密封、凉暗处保存应避光保存，放置于棕色小玻璃瓶中，每次使用后应塞紧瓶盖。

2. 药理作用及作用机制

（1）药理作用

硝酸甘油的主要药理作用是对血管平滑肌的直接松弛作用，可以改变冠状血管血流分布，并降低心肌耗氧量。

1）改变冠脉血流分布，增加缺血区血液灌注。①明显舒张较大的心外膜血管及狭窄的冠状动脉以及侧支血管，此作用对痉挛的冠状血管更为明显，而对末梢血管作用较弱。用药后使血液从输送血管经侧支血管流向缺血区，从而改善缺血区的血流供应。②由于硝酸甘油降低左心室舒张末期压力，舒张心外膜血管及侧支血管，使血液易从心外膜区域流向心内膜下缺血区，从而增加缺血区的血流量。③对由于冠状动脉痉挛引起的变异型心绞痛，硝酸甘油能够舒张冠状动脉，解除冠状动脉痉挛，从而发挥有益作用。

2）降低心脏前后负荷，降低心肌耗氧量。较小剂量硝酸甘油能明显扩张静脉血管，使回心血量减少，降低心室容积及左心室舒张末期压力，进而降低室壁张力和心肌耗氧量。稍大剂量硝酸甘油可扩张动脉血管，降低外周阻力，减少左室内压和射血时的心脏后负荷，从而降低心肌耗氧量。

（2）作用机制

在生物体内，内皮衍生松弛因子（EDRF）是一种由血管内皮细胞分泌的重要调节因子，即一氧化氮（NO）。一氧化氮作用于鸟苷酸环化酶，使细胞内环磷酸鸟苷（cGMP）浓度上升，环磷酸鸟苷作用于平滑肌细胞，有扩张血管的作用；作用于血小板，有抑制血小板凝聚的作用。一些病理变化可造成一氧化氮的生成受阻，灭活加快，体内一氧化氮的动态平衡受到破坏，使得血管收缩的调节因素占优势，出现血压增高、血流阻力加大等病理反应。而硝酸甘油等硝酸酯类药物作为外源性硝酸酯，在体内经过有巯基参加的生物转化，产生一氧化氮，弥补内源性一氧化氮的不足，发挥调节作用。硝酸酯类药物通过扩张血管，既可以改善心肌缺血区供血供氧，又可以降低心脏前负荷，降低心肌耗氧量。

3. 临床应用与不良反应

（1）临床应用

硝酸甘油能迅速缓解及预防各种类型心绞痛发作。舌下给药能迅速缓解心绞痛急性发作，是目前抗心绞痛药中最有效的药物。其油膏敷于胸部和背部可预防心绞痛发作；此外，硝酸甘油也可用于充血性慢性心功能不全及急性心肌梗死的治疗；硝酸甘油还通过减轻心脏的前后负荷，降低心肌耗氧量，改善缺血区血流供应，从而缩小心肌梗死的范围。

（2）不良反应

可出现头痛、头晕、疲劳感、心动过缓等不良反应，此时应减少硝酸甘油剂量或停用。有时还会出现胃部不适、食欲缺乏、便秘或腹泻等不良反应。

【知识链接】

硝酸甘油的前世今生

硝酸甘油，又叫三硝酸甘油酯，俗称硝化甘油，是一种透明的黄色油状液体。它是一次化学试验的意外产物，因其易燃易爆炸的特性，问世之初被用来制作炸药。

1847年，都灵大学的化学家索布雷洛发现了硝酸甘油易燃易爆的特性。1862年，诺贝尔首次使硝酸甘油成为可以用于工业的炸药。而在1867年，硝酸甘油开始被应用于临床，用于直接舒张血管。据说，当时炸药厂的工人们陆续出现头痛、面色潮红等症状，于是医生猜测硝酸甘油可能具有扩张血管的作用，在少量试用于心绞痛患者后，患者疼痛症状便很快得到了缓解。由此，硝酸甘油由"炸药厂"跨界进入"药厂"，也拥有了"炸药"与"救命药"的双重身份。

颇具戏剧性的是，诺贝尔晚年患有心绞痛，医生为他开具的药物就是硝酸甘油，但他始终拒绝服用。

4. 常用制剂及贮存要求

（1）硝酸甘油片：0.3 mg、0.5 mg、0.6 mg，遮光，密封，在阴凉处保存。

（2）硝酸甘油注射液：1 mL∶1 mg、1 mL∶2 mg、1 mL∶5 mg、1 mL∶10 mg，遮光，密闭，在阴凉处保存。

（3）硝酸异山梨酯片：5 mg、10 mg，密封保存。

（4）硝酸异山梨酯注射液：5 mL∶5 mg、10 mL∶10 mg，遮光，密闭保存。

二、钙通道阻滞药

抗心绞痛常用的钙通道阻滞药有硝苯地平、维拉帕米、地尔硫草等。硝苯地平解除冠状动脉痉挛作用强，抑制心脏作用弱，是变异型心绞痛的最佳治疗药物，尤其适用于伴有高血压患者，对稳定型心绞痛也有效。硝苯地平可能引起反射性心率加快，有增加心肌缺血的风险，因此建议使用缓释剂或与β受体拮抗剂合用。维拉帕米扩张冠状动脉作用相对较弱，但抑制心脏作用较强，更适用于稳定型心绞痛。地尔硫草是冠状动脉痉挛诱发的变异型心绞痛的首选药物，对稳定型和不稳定型心绞痛也有效。

1. 代表药物结构与性质

硝苯地平，详见本章第一节。

2. 药理作用及作用机制

（1）药理作用

硝苯地平在抗心绞痛方面有显著作用，主要通过拮抗 Ca^{2+} 来扩张冠状动脉和周围动脉，抑制血管痉挛，降低心脏后负荷。硝苯地平可以降低心肌的耗氧量，减弱心肌收缩力，减慢心率，使血管平滑肌松弛，血压下降，外周阻力减小。此外，硝苯地平还能扩张冠状动脉，增加侧支循环，改善缺血区的血液供应。

（2）作用机制

钙通道阻滞药抗心绞痛机制主要包括三个方面。

1）降低心肌耗氧量，改善缺血心肌供血。钙通道阻滞药通过降低细胞内 Ca^{2+} 浓度，使心肌收缩力减弱、心率减慢，外周动脉扩张，心脏后负荷减轻，从而使心肌耗氧量降低；同时，钙通道阻滞药还可以解除冠状动脉痉挛，改善心肌供血。

2）保护缺血心肌。心肌缺血时，细胞膜 Ca^{2+} 转运异常，导致细胞内 Ca^{2+} 过多而促使细胞死亡。钙通道阻滞药通过降低心肌细胞内 Ca^{2+} 浓度，可减轻细胞损伤和死亡。

3）抑制血栓形成。钙通道阻滞药通过降低血小板内 Ca^{2+} 浓度，抑制其聚集，从而抑制冠状动脉内血栓形成，有助于防止心肌梗死。

3. 临床应用与不良反应

（1）临床应用

钙通道阻滞药单独使用，可适用于各型心绞痛治疗，其中二氢吡啶类对冠状动脉的舒张作用较强，是治疗变异型心绞痛的首选药物。与 β 受体拮抗药相比，钙通道阻滞药抗心绞痛作用具有如下优点：

1）扩张外周血管，适用于伴外周血管痉挛性疾病的患者；

2）二氢吡啶类抑制心肌作用较弱，较少诱发心力衰竭，对心功能不全患者来说用药安全性较好；

3）松弛支气管平滑肌，适用于伴支气管哮喘的患者。

硝苯地平和 β 受体拮抗剂联用有协同抗心绞痛作用。β 受体拮抗剂可抑制硝苯地平引起的反射性交感兴奋，而硝苯地平可拮抗 β 受体拮抗剂所致的血管收缩，用药过程需注意观察血压变化和心脏反应。

（2）不良反应

治疗剂量钙通道阻滞药的不良反应较轻，常见下肢与脚踝部水肿、头痛、面部潮红及心悸等与舒张血管作用相关的不良反应。局部水肿形成原因与钙通道阻滞药引起的局部微循环障碍有关。钙通道阻滞药（主要是二氢吡啶类）舒张小动脉，使前毛细血管循环内静水压增高、组织间液增加，从而引起水肿，加用血管紧张素转换酶抑制药扩张静脉，可促进组织液回流入血而缓解局部水肿。

4. 常用制剂及贮存要求

（1）硝苯地平：5 mg、10 mg，片剂，胶囊剂，软胶囊，遮光，密封保存。

（2）盐酸地尔硫䓬片：30 mg、45 mg、60 mg、90 mg、120 mg，遮光，密封保存。

（3）盐酸维拉帕米片：40 mg，密封保存。

（4）盐酸维拉帕米注射液：2 mL∶5 mg，遮光，密闭保存。

思考与练习

1. 简述抗心绞痛药的分类及其药理作用。

2. 简述硝酸酯类药物的临床应用及不良反应。

3. 案例分析：患者张某某，男性，56 岁，已婚，汉族，居住在北京市朝阳区。职业为高级工程师。主诉心前区疼痛两月余，时有胸闷、气短，休息后可缓解。既往有高血压病史五年，平时服用降压药物治疗，血压控制良好。家族史：其母亲患有冠心病。查体显示：体温 36.5 ℃，心率 78 次/分钟，呼吸频率 20 次/分钟，血压 130/85 mmHg；心肺听诊无异常；心电图显示 S-T 段压低，T 波倒置；心脏超声显示左心室肥厚。实验室检查显示：血脂中总胆固醇 6.2 mmol/L，低密度脂蛋白 4.1 mmol/L；血糖为 5.6 mmol/L；血尿酸为 420 μmol/L。影像学检查显示：冠状动脉造影显示左冠状动脉主干狭窄 70%。诊断为心绞痛，高血压病 2 级（中危组），高脂血症。

试结合张某某的病情特点，分析得病原因并推荐用药，说明用药的作用机制及临床定位。

第五节　调血脂药

 学习目标

◆ 熟悉调血脂药的分类；

◆ 了解调血脂药的结构与性质；

◆ 熟悉调血脂药药理作用及作用机制；

◆ 掌握调血脂药临床应用与不良反应；

◆ 掌握调血脂药常用制剂及贮存要求。

动脉粥样硬化是心脑血管疾病（心肌梗死、脑梗死）的主要病理基础，防治动脉粥样硬化则是防治心脑血管病的重要措施。尽管动脉粥样硬化的病因未明，但近年来越来越多的资料证明，动脉粥样硬化是一种炎性反应，是多种遗传基因和环境危险因素相互关联的结果。其主要特点是动脉病变从内膜开始，首先是脂质沉积，而后是纤维组织增生以及钙质沉着钙化等，最后形成泡沫细胞、脂纹及纤维斑块，进而引起管壁硬化、管腔变窄。为防治动脉粥样硬化，早期或轻度者可采用饮食疗法，并适当增加体力活动；较重者应及时应用药物治疗。防治动脉粥样硬化药包括调血脂药、扩血管药、抗血小板药、抗氧化药等多类药物。本节主要介绍调血脂药。动脉粥样硬化的药物治疗是目前主要的临床治疗手段，常用药物包括他汀类、胆固醇吸收抑制剂、胆汁酸结合树脂、PCSK9 抑制药、贝特类和烟酸类等调血脂药，普罗布考等抗氧化药，以及多烯脂肪酸等。

【知识链接】

血脂

血浆中所含有的脂类统称为血脂，包括胆固醇（CH）、三酰甘油（TG）、磷脂（PL）、游离脂肪酸（FFA）和胆固醇酯（CE）。血脂与载脂蛋白（Apo）结合成脂蛋白（LP）复合物后溶于血浆，并进行转运和代谢。脂蛋白呈球形，由于所含脂类和蛋白的不同，应用超速离心或电泳的方法，可将脂蛋白分为乳糜微粒（CM）、极低密度脂蛋白（VLDL）、低密度脂蛋白（LDL）和高密度脂蛋白（HDL）。其中，乳糜微粒转运外源性三酰甘油到外周组织；极低密度脂蛋白转运内源性三酰甘油到外周组织；低密度脂蛋白转运内源性胆固醇到外周组织；高密度脂蛋白能逆向转运胆固醇，对人体是有益的。总胆固醇（TC）和低密度脂蛋白增高是冠心病的危险因素，而高密度脂蛋白是冠心病的保护因素。

一、他汀类

他汀类（statin）是 β-羟基-β-甲戊二酸单酰辅酶 A 还原酶竞争性抑制药，是目前临床调血脂最有效的药物。常用药物有洛伐他汀、辛伐他汀、阿托伐他汀、普伐他汀、氟伐他汀和瑞舒伐他汀等。辛伐他汀和普伐他汀是洛伐他汀的衍生物，阿托伐他汀、瑞舒伐他汀和氟伐他汀则是化学合成物。

1. 代表药物结构与性质

洛伐他汀，其主要分子结构由苯环、氨基甲酸酯基团、苯基苯甲酸酯基团和二甲氨基乙烯基团组成。苯环是由六个碳原子和六个氢原子组成的六元环，而氨基甲酸酯基团、苯基苯甲酸酯基团和二甲氨基乙烯基团则以不同方式连接在苯环上形成整个分子结构。其六元内酯环上的羟基和酯键结构不稳定，固体状态下羟基易被空气氧化，生成吡喃衍生物。洛伐他汀水溶液，特别是在酸、碱催化下，其六元内酯环能迅速水解。这些特性均与洛伐他汀的稳定性有关，因此在贮存时应注意防潮、密闭。洛伐他汀为白色结晶性粉末。不溶于水，易溶于氯仿、DMF①、丙酮，略溶于甲醇、乙醇、异丙醇、丁醇等。

2. 药理作用及作用机制

（1）药理作用

洛伐他汀属于内酯类降胆固醇药。虽然洛伐他汀本身并无降酯活性，但在体内水解产生的代谢产物 β-羟基酸是羟甲基戊二酰辅酶 A 结构类似物，由于羟甲基戊二酰辅酶 A 还原酶不能有效地辨别 β-羟基酸与羟甲基戊二酰辅酶 A，致使 β-羟基酸占据羟甲基戊二酰辅酶 A 还原酶的活性中心，从而导致羟甲基戊二酰辅酶 A 还原酶失去对羟甲基戊二酰辅 A 还原反应的催化作用，胆固醇生物合成的过程由此受到限制。

---

① DMF 是 N，N-二甲基甲酰胺的缩写，是一种无色透明液体，有微弱的特殊臭味。DMF 是一种用途极广的化工原料，也是一种优质的溶剂和反应介质。

（2）作用机制

1）调血脂作用。肝脏是合成内源性胆固醇的主要场所，约占总胆固醇含量的 70%。在此过程中 HMG-CoA 还原酶①作为胆固醇合成的限速酶，催化具有开环羟酸结构的 HMG-CoA 转化为甲羟戊酸，进而生成鲨烯并最终合成胆固醇。他汀类本身或其代谢产物的结构与 HMG-CoA 相似，但他汀类对 HMG-CoA 还原酶的亲和力远高于 HMG-CoA，因此，他汀类药物可在胆固醇合成的早期阶段竞争性地抑制 HMG-CoA 还原酶活性，使甲羟戊酸形成受阻，从而阻碍肝脏内源性胆固醇的合成。此外，他汀类药物还能代偿性地增加肝细胞膜上的低密度脂蛋白受体数量，使血浆中大量低密度脂蛋白被摄取，经低密度脂蛋白受体途径代谢为胆汁酸排出体外，降低血浆低密度脂蛋白水平；同时，他汀类药物还可降低血浆极低密度脂蛋白和三酰甘油，增加高密度脂蛋白。

2）非调血脂作用。他汀类药物还有调节血管内皮功能、抑制血管平滑肌细胞增殖和迁移、抑制血小板聚集、抗血栓形成、降低血浆 C 反应蛋白水平、抑制单核巨噬细胞的黏附与分泌、抗氧化、减少动脉壁巨噬细胞和泡沫细胞形成以及抗骨质疏松等多方面作用。

3. 临床应用与不良反应

（1）临床应用

他汀类药物适用于治疗杂合子家族性高胆固醇血症、原发性高胆固醇血症等，对糖尿病性和肾性高脂血症也有效。阿伐他汀对纯合子家族性高胆固醇血症有效。他汀类药物临床可用于预防心肌梗死等心脑血管事件的发生。

（2）不良反应

他汀类药物不良反应较少且轻，大剂量应用时偶可出现胃肠反应、肌痛、皮肤潮红、头痛、无症状性氨基转移酶升高，偶见肌酸磷酸激酶（CPK）升高，停药后即恢复正常。偶有横纹肌溶解症，尤其是与贝特类药物合用，可导致发病率升高。

4. 常用制剂及贮存要求

（1）洛伐他汀片：10 mg、20 mg，避光，密封保存。

（2）洛伐他汀胶囊：10 mg、20 mg，避光，密封保存。

（3）洛伐他汀颗粒：20 mg，避光，密封保存。

（4）辛伐他汀片：5 mg、10 mg、20 mg、40 mg，遮光，密封，阴凉处保存。

【知识链接】 ....

动脉粥样硬化的原因

动脉粥样硬化是多因素共同作用引起的，发病机制复杂，目前尚未完全阐明。主要危险因素有高血压、高血脂、吸烟、糖尿病、肥胖以及遗传因素等。

（1）高血压：高血压患者动脉粥样硬化发病率明显增高。高血压和动脉粥样硬化互为

---

① HMG-GoA，全称为 3-羟基-3-甲基戊二酰辅酶 A，是一种重要的生物分子，是胆固醇合成途径中的关键中间产物。HMG-GoA 还原酶是肝脏合成胆固醇过程中的限速酶。

因果，二者常同时存在。

（2）高血脂：高胆固醇血症是动脉粥样硬化的重要致病性因素。

（3）吸烟：吸烟明显增加动脉粥样硬化的发病率，且与每日吸烟数量成正比。

（4）糖尿病：糖尿病患者动脉粥样硬化的发病率较无糖尿病者高两倍。

（5）肥胖：中心性肥胖者、体重在短时间内迅速增加者更易患动脉粥样硬化。

（6）遗传因素：家族中有年轻动脉粥样硬化患者，近亲发病率明显增高。

（7）其他：年龄、性别、C反应蛋白增高、从事脑力劳动、进食高热量食物等导致动脉粥样硬化的发生。

二、胆固醇吸收抑制剂

1. 代表药物结构与性质

依折麦布，是第一个上市的胆固醇吸收抑制剂，主要通过降低胆固醇吸收而发挥调血脂作用。

2. 药理作用及作用机制

依折麦布主要阻断胆固醇的外源性吸收途径。进入肝肠循环并被糖脂化后，药物及其糖脂化代谢产物反复作用于胆固醇吸收部位小肠细胞刷状缘，通过抑制胆固醇吸收的转运蛋白的活性，抑制饮食和胆汁中的胆固醇跨小肠壁转运到肝脏中。这样，即可持久地抑制胆固醇的吸收，从而降低胆固醇和相关植物甾醇的吸收。这导致肝脏胆固醇储存减少，并伴随肝脏LDL受体合成增加，低密度脂蛋白代谢加快，使血浆中低密度脂蛋白胆固醇（LDL-C）水平降低。此外，可降低高脂血症患者载脂蛋白B（ApoB）和总胆固醇（TC）水平，并增加高密度脂蛋白胆固醇（HDL-C）水平。

3. 临床应用与不良反应

（1）临床应用

依折麦布适用于原发性（杂合子家族性或非家族性）高胆固醇血症、纯合子家族性高胆固醇血症等，与他汀类联合应用可增强调脂疗效。

（2）不良反应

依折麦布不良反应少，口服后少数患者出现疼痛、痉挛、无力的肌肉失调、血清肌酸激酶升高、转氨酶升高、血小板减少等不良反应。

4. 常用制剂及贮存要求

依折麦布片：10 mg，遮光，密封保存（30 ℃以下）。

三、胆汁酸结合树脂

1. 代表药物结构与性质

考来烯胺（cholestyramine，又称消胆胺）和考来替泊（colestipol，又称降胆宁），均为碱性阴离子交换树脂。本品为白色或类白色粉末，无臭或稍带氨臭味，具有引湿性，在水、乙醇、氯仿或乙醚中不溶。由于本品含酚酯结构，又有羧基的邻助作用，使其遇湿、碱性环境、受热及微量金属离子催化时易水解成水杨酸和醋酸。此外，当本品暴露在空气中并受到光照时可自动氧化生成醌型化合物，从而导致颜色变化（从淡黄色变为红棕色，最终变为黑色）。因此本品应密封、防潮、避光保存。

2. 药理作用及作用机制

（1）药理作用

本类药物不溶于水，进入肠道后不被吸收，能与胆汁酸牢固结合，从而阻滞胆汁酸的肝肠循环和反复利用，进而减少胆固醇的吸收。这一作用可降低总胆固醇和低密度脂蛋白胆固醇，载脂蛋白B也相应降低，但高密度脂蛋白几乎无变化。胆汁酸作为胆固醇在体内代谢的主要去路，约有95%可在空肠和回肠被重吸收。本类药物在肠道中与胆汁酸结合，阻止其重吸收，从而中断肝肠循环，进一步减少外源性胆固醇的吸收，同时，这也促进了内源性胆固醇在肝脏代谢为胆汁酸，使胆固醇的排泄量显著增加。

（2）作用机制

胆固醇生成胆汁酸的过程是由7α-羟化酶催化的，而胆汁酸能反馈性抑制此酶活性。本类药物通过阻碍胆汁酸的重吸收并促进其排出，解除了胆汁酸对7α-羟化酶的抑制作用，从而加速了胆固醇向胆汁酸的转化，进而降低了血浆和肝脏中胆固醇的含量。外源性胆固醇吸收减少和内源性胆固醇代谢增加，导致了肝细胞表面低密度脂蛋白受体增加或活性增强，从而使血浆中总胆固醇和低密度脂蛋白胆固醇水平降低，虽然不影响血浆高密度脂蛋白胆固醇，但可能增加三酰甘油水平。该类药物因其反馈性地增强HMG-CoA还原酶活性，使胆固醇的合成增多，因此与他汀类合用可增强其调脂作用。

3. 临床应用与不良反应

（1）临床应用

本类药物主要用于治疗以总胆固醇和低密度脂蛋白胆固醇升高为主的患者，且适用于三酰甘油水平正常而不能使用他汀类的高胆固醇血症患者，如杂合子家族性Ⅱa型高脂血症等。但本类药物对纯合子家族性高脂血症无效，对Ⅱb型高脂血症应与降三酰甘油和极低密度脂蛋白胆固醇的药物配合使用。临床上本类药物主要与其他调血脂药联合应用，如与他汀类、贝特类合用可起到协同作用；考来烯胺与普罗布考合用，既有协同降脂作用，又可减少不良反应。

（2）不良反应

本类药物不良反应较多，由于应用剂量较大，一些患者出现胃肠道不良反应，如胃肠道不适、腹胀和便秘等。本类药物可能增加血浆三酰甘油水平，偶可出现短时转氨酶升高等。长期应用可能干扰脂溶性维生素及一些药物吸收，如干扰地高辛和华法林等吸收，应尽量避免合用；必要时在给予本类药物前1小时或4~6小时后再用上述药物。高剂量本类药物可能发生脂肪痢等。考来烯胺因以氯化物形式应用，长期用药可引起高氯性酸中毒。

4. 常用制剂及贮存要求

考来烯胺散：5 g:4 g，遮光，密封，在干燥处保存。

【练一练】

案例分析

案例介绍：患者曹某某，男性，58 岁，已婚。主诉高脂血症，患者有高血压病史十年，平时服用硝苯地平缓释片，血压控制尚可。患者身高 170 cm，体重 85 kg，体重指数（BMI）为 31.75，提示肥胖。家族史无特殊。患者自诉有长期饮食油腻、缺乏运动的习惯。

入院后治疗经过：入院后，医生首先进行了详细的检查，包括血液生化检查和心电图等。检查结果显示，患者的总胆固醇（TC）为 7.2 mmol/L，低密度脂蛋白胆固醇（LDL-C）为 4.8 mmol/L，高密度脂蛋白胆固醇（HDL-C）为 1.2 mmol/L，三酰甘油（TG）为 2.6 mmol/L，均高于正常值。

根据患者的病情和检查结果，医生制定了治疗方案。首先，医生建议患者改善生活方式，包括减少油腻食物的摄入、增加运动量等。同时，医生也调整了患者的降压药，改为氯噻酮。此外，医生还给患者开了一种降脂药——洛伐他汀片。

用药分析：洛伐他汀片是一种 HMG-CoA 还原酶抑制剂，通过抑制胆固醇的合成来降低血中胆固醇水平。考虑到这位患者的情况，使用洛伐他汀片是合理的，因为他的血脂水平较高，尤其是低密度脂蛋白胆固醇和总胆固醇水平。此外，洛伐他汀片也有助于降低心血管事件的风险。氯噻酮是一种利尿药，可以降低血容量和心输出量，从而有效降低血压。鉴于该患者有高血压病史，使用氯噻酮也是合理的。同时，氯噻酮也有助于降低心血管事件的风险。硝苯地平缓释片是一种钙通道拮抗剂，能够扩张血管从而降低血压。对于这位患者，硝苯地平缓释片也可以作为降压药的选择之一，但是考虑到患者的血脂水平较高，使用氯噻酮可能更为合适。

思考与练习

1. 简述调血脂药的分类及其药理作用。
2. 简述他汀类药物的临床应用及不良反应。
3. 案例分析：某高脂血症引起皮肤瘙痒的患者，医生为缓解患者的瘙痒，开出处方如下。

Rp：考来烯胺散 3 g。

用法：1 g/次，3 次/天。

试分析该处方是否合理及其原因。

第六章

血液系统药物

在生理状态下，机体内血液凝固、抗凝和纤维蛋白溶解过程维持动态平衡，使循环系统中的血液处于流动状态。一旦此平衡被打破，容易出现血栓或出血性疾病。此外，血液的成分和循环中的有效血容量也是维持机体正常生理功能的重要因素。各类血细胞数量或功能的改变亦可导致血液系统功能障碍，如贫血、粒细胞减少等；而由于大量失血等引起的血容量降低，会造成机体重要器官的灌注不足，严重时可能导致休克。本章的内容包括抗血栓药、抗出血药以及抗贫血药。

第一节　抗血栓药

 学习目标

◆ 熟悉抗血栓药的分类；
◆ 了解抗血栓药的结构与性质；
◆ 熟悉抗血栓药药理作用及作用机制；
◆ 掌握抗血栓药临床应用与不良反应；
◆ 掌握抗血栓药常用制剂及贮存要求。

血液凝固性增高、纤溶系统功能低下、血小板活性增加，均会导致血栓形成，从而造成严重后果。临床上，通过应用抗凝血药、抗血小板药以及纤维蛋白溶解药来防治血栓栓塞性疾病。

一、维生素 K 拮抗剂

1. 代表药物结构与性质

香豆素类药物是一类口服抗凝药物，它们的共同结构是 4 - 羟基香豆素，即顺式邻位羟基肉桂酸的内酯，能发生卤化、硝化、磺化、氢化等反应。这类药物天然存在于白肋烟烟叶、黑香豆、香荚兰豆、薰衣草油、肉桂油、香茅油、秘鲁香脂中。香豆素类药物包括双香豆素、华法林和醋硝香豆素等，其中以华法林在临床上最为常用。

2. 药理作用及作用机制

本类药物通过抑制维生素 K 在肝由环氧化物向氢醌型的转化，阻止维生素 K 的循环利用，进而影响含有谷氨酸残基的凝血因子Ⅱ、Ⅶ、Ⅸ、Ⅹ的羧化作用。这使得这些因子停留在无凝血活性的前体阶段，在体内影响凝血过程，但在体外无抗凝作用。这类药物对已活化的上述凝血因子无直接抑制作用，只能待原有凝血因子耗竭后才能发挥作用，故抗凝作用出现缓慢。

3. 临床应用与不良反应

（1）临床应用

这类药物口服主要用于防治血栓栓塞性疾病，如心房纤颤和心脏瓣膜病所致血栓栓塞。通常先使用肝素或者与肝素同时使用，后使用香豆素类药物进行维持，以防治静脉血栓和肺栓塞。与抗血小板药合用，可减少外科大手术、风湿性心脏病、人工瓣膜置换术后的静脉血栓发生率。

（2）不良反应

过量使用本类药物易发生皮肤、黏膜及内脏自发性出血，偶有华法林引起的皮肤坏死，妊娠期女性使用可能会影响胎儿骨骼发育。

4. 常用制剂及贮存要求

华法林钠：2.5 mg，片剂，遮光、密封保存。

二、肝素和低分子肝素

1. 代表药物结构与性质

肝素是从肝脏发现而得名，是一种由葡萄糖胺、L-艾杜糖醛苷、N-乙酰葡萄糖胺和 D-葡萄糖醛酸交替组成的黏多糖硫酸酯，平均分子量为 15 KDa，呈强酸性。它存在于肺、血管壁、肠黏膜等组织中，是动物体内一种天然抗凝血物质。目前肝素主要从牛肺或猪小肠黏膜中提取，作为抗凝药肝素剂的原料。

低分子量肝素是从普通肝素中分离或由普通肝素降解后得到的短链制剂，通常分子量低于 7 kDa。临床常用制剂有依诺肝素、替地肝素、弗希肝素、洛吉肝素及洛莫肝素等。

2. 药理作用及作用机制

（1）药理作用

肝素在体内、外均有强大抗凝作用。除抗凝作用外，肝素还具备调血脂、抗炎、抗血管内膜增生、抑制血小板聚集等作用。

（2）作用机制

肝素其抗凝机制包括：与抗凝血酶Ⅲ（AT Ⅲ）结合，增强抗凝血酶Ⅲ与凝血因子（如Ⅱa、Ⅸa、Ⅹa、Ⅺa、Ⅻa）的亲和力，加速上述凝血因子灭活；激活肝素辅助因子Ⅱ（HC Ⅱ），加强其抗凝活性；促进纤溶系统激活。

低分子肝素选择性拮抗凝血因子 X a 的活性，而对凝血酶及其他凝血因子影响较小，因此其出血危险较肝素低。

3. 临床应用与不良反应

（1）临床应用

1）主要用于防止血栓的形成和扩大，可用于心肌梗死、脑梗死、肺栓塞以及外周静脉术后血栓形成等，从而防治血栓栓塞性疾病。

2）用于弥散性血管内凝血（DIC）早期，可防止微血栓形成，改善重要器官的血流供应，进而避免因纤维蛋白和凝血因子消耗引起的继发性出血。

3）可用于心导管检查、心血管手术、体外循环及血液透析等体外抗凝。

（2）不良反应

1）表现为各种黏膜出血、关节腔积血和伤口出血等自发性出血。

2）短暂性血小板减少症多发生在用药后 7～10 日，与免疫反应有关，停药后约四天可恢复。

3）偶有过敏反应，如哮喘、荨麻疹和结膜炎等，长期使用可致骨质疏松和骨折，妊娠期女性用药可致早产和死胎。

4. 常用制剂及贮存要求

肝素注射液：2 mL（100 U）、2 mL（500 U）、2 mL（1 000 U）、2 mL（5 000 U）、2 mL（12 500 U），在阴凉、干燥处密封和避光保存。

三、抗凝药

1. 代表药物结构与性质

阿加曲班，别名阿各草泮、阿戈托班，本品为白色粉末，是合成的精氨酸衍生物。

2. 药理作用及作用机制

（1）药理作用

阿加曲班可以抑制凝血酶介导的血小板聚集反应，阻碍纤维蛋白的交联并促进纤维蛋白的溶解。

（2）作用机制

阿加曲班通过与凝血酶的催化部位结合，来抑制凝血酶所催化和诱导的反应，进而抑制血小板聚集反应，阻碍纤维蛋白的交联，并促进纤维蛋白的溶解。

3. 临床应用与不良反应

（1）临床应用

阿加曲班与阿司匹林合用，用于急性脑血栓形成的治疗以及心肌梗死溶栓的辅助治疗，也可用于肝素引起血小板减少有关的血栓形成的治疗。

（2）不良反应

不良反应较少，严重不良反应可能有出血性脑梗塞、脑出血、消化道出血等，临床仍在观察。

4. 常用制剂及贮存要求

阿加曲班注射剂：20 mL∶10 mg，遮光，常温密闭保存。

四、抗血小板药

抗血小板药，又称血小板抑制药，是能够抑制血小板黏附、聚集和释放，从而阻抑血栓形成的药物。根据其作用机制可分为三类：一类是环氧化酶抑制药，如阿司匹林等；一类是增加血小板内环磷酸腺苷（cAMP）的药物，如双嘧达莫等；还有一类是抑制二磷酸腺苷（ADP）活化血小板的药物，如噻氯匹定、氯吡格雷等。

1. 代表药物结构与性质

阿司匹林，又名乙酰水杨酸，是一种白色结晶或结晶性粉末，无臭或微带醋酸臭，微溶于水，易溶于乙醇，可溶于乙醚、氯仿，水溶液呈酸性，是水杨酸的衍生物。

双嘧达莫，易溶于甲醇、乙醇、氯仿，溶于 pH 值在 3.3 以下的稀酸，不易溶于丙酮、苯、乙酸乙酯，微溶于水。

噻氯匹定，常用其盐酸盐形式，即盐酸噻氯匹定。盐酸噻氯匹定为白色或类白色结晶性粉末，在甲醇或三氯甲烷中溶解，在水中略溶，在丙酮中极微溶解，在冰醋酸中易溶。

氯吡格雷，常用其二硫酸盐形式，为白色粉末，不溶于水，但在 pH 值为 1 的水中易溶，易溶于甲醇。

2. 药理作用及作用机制

（1）药理作用

本类药物能抑制血小板黏附、聚集以及释放，从而阻抑血栓形成。

（2）作用机制

阿司匹林通过与血小板内环氧化酶-1（COX-1）活性部位结合，不可逆地抑制 COX-1 的活性，从而减少血小板内前列腺素的生成，特别是血栓素 A_2（TXA_2）的合成，发挥其抗血小板作用。

双嘧达莫可以抑制血小板聚集，在体内外均可抗血栓。其作用机制包括以下几个方面：①抑制磷酸二酯酶（PDE）活性，减少环磷酸腺苷的降解，增加血小板内环磷酸腺苷的含量；②通过增加血管内皮细胞 PGI_2 的生成和活性来发挥抗血栓作用；③抑制腺苷再摄取，激活腺苷酸环化酶，进一步增加环磷酸腺苷的生成；④轻度抑制血小板的环氧化酶，减少血栓素 A_2 合成。

噻氯匹定能干扰二磷酸腺苷介导的血小板活化，不可逆地抑制血小板聚集和黏附。其作用机制主要包括以下几个方面：①抑制二磷酸腺苷诱导的 α 颗粒分泌，从而抑制血管壁损伤时的血小板黏附反应；②抑制二磷酸腺苷诱导的血小板膜 GP Ⅱ b/ Ⅲ a 受体复合物与纤维蛋白原结合位点的暴露，因而抑制血小板聚集；③拮抗二磷酸腺苷对腺苷酸环化酶的抑制作用。

氯吡格雷的药理作用及机制与噻氯匹定相似，但作用较强。

3. 临床应用与不良反应

（1）临床应用

小剂量阿司匹林用于冠状动脉硬化性疾病、心肌梗死、脑梗死、深静脉血栓形成和肺梗死等，作为上述疾病溶栓疗法的辅助抗栓治疗药物。阿司匹林还能减少缺血性心脏病发作和复发，降低一过性脑缺血发作患者的卒中发生率和病死率。

双嘧达莫主要用于减少血栓栓塞性疾病、人工心脏瓣膜置换术后、缺血性心脏病、脑卒中和短暂性脑缺血发作的血栓形成风险，还可阻抑动脉粥样硬化早期的病变过程。

噻氯匹定、氯吡格雷主要用于预防脑卒中、心肌梗死及某些类型的外周动脉血栓性疾病的复发，特定情况下疗效优于阿司匹林。

（2）不良反应

阿司匹林可能有胃肠道反应、荨麻疹、哮喘以及出血倾向等不良反应；双嘧达莫可能引起胃肠道刺激，以及由于血管扩张引起的血压下降、头痛、眩晕、潮红、晕厥等不良反应；噻氯匹定可能导致血栓性血小板减少性紫癜、中性粒细胞减少、腹泻、骨髓抑制等不良反应。

4. 常用制剂及贮存要求

（1）阿司匹林：50 mg、0.1 g、0.3 g、0.5 g，片剂；25 mg、40 mg、50 mg、100 mg、300 mg，肠溶片；0.075 g、0.1 g、0.15 g，肠溶胶囊；0.1 g、0.5 g，泡腾片，密封，在干燥处保存。

（2）双嘧达莫：25 mg，片剂；25 mg，缓释胶囊；2 mL∶10 mg，注射液，密封，在干燥处保存。

（3）盐酸噻氯匹定：0.125 g、0.25 g，片剂；0.125 g、0.25 g，胶囊，密封，在干燥处保存。

（4）氯吡格雷：25 mg、75 mg，片剂，遮光，密封，在干燥处保存。

【知识链接】

血液凝固

血液凝固是由一系列凝血因子参与的复杂的蛋白质水解活化过程。参与凝血过程的成分包括以罗马数字编号的 12 种凝血因子（从凝血因子Ⅰ到凝血因子Ⅻ）和前激肽释放酶、激肽释放酶、高分子量激肽原、血小板磷脂等参与激肽系统的成分。血液凝固通过以下三条通路发生：①内源性激活通路，是指在没有组织因子参与的情况下，完全依靠血浆内的凝血因子逐步使因子 X 激活，从而发生的通路；②外源性激活通路，是由被损伤的血管外组织释放因子Ⅲ所发动的凝血通路；③共同通路，从内源性或外源性通路激活的因子 X 开始，到纤维蛋白形成的过程。

五、溶栓药

纤维蛋白溶解药可使纤维蛋白溶酶原转变为纤维蛋白溶酶，纤溶酶通过降解纤维蛋白和纤维蛋白原来防止血栓增大和溶解血栓，故又称溶栓药。

1. 代表药物结构与性质

链激酶作为第一代天然溶栓药，是由 C 族 β-溶血性链球菌培养液中提取的蛋白质，分子量约47 kDa，现以基因工程技术制成重组链激酶。重组链激酶为白色或微黄色粉末。

尿激酶是从健康人的尿液中分离的白色或类白色状粉末，或从人肾组织培养中获得的一种酶蛋白。它由两条多肽链组成，分子量分别为20 kDa及34 kDa，这两条肽链间以一条双硫键连接。

2. 药理作用及作用机制

（1）药理作用

溶栓药通过水解血栓中的纤维蛋白而溶解血栓。

（2）作用机制

链激酶通过间接激活纤溶酶原活性，即先与内源性纤溶酶原结合成SK-纤溶酶原复合物，并促使纤溶酶原转变为纤溶酶，从而迅速水解血栓中的纤维蛋白而溶解血栓。

尿激酶可直接激活纤溶酶原，使纤溶酶原分子中的精氨酸560-缬氨酸561间的肽键断裂而转变为纤溶酶，从而发挥溶解血栓作用。

3. 临床应用与不良反应

（1）临床应用

溶栓药主要用于治疗血栓栓塞性疾病。静脉注射可用于治疗动静脉内新鲜血栓的形成和栓塞，如急性肺栓塞和深部静脉血栓；冠脉注射可使阻塞冠脉再通，恢复血流灌注，用于心肌梗死的早期治疗。严重出血可注射抗纤溶药对抗。

（2）不良反应

链激酶的不良反应为引起出血，注射局部可出现血肿，严重出血可注射氨甲苯酸等抗纤维蛋白溶解药对抗，还可致皮疹、药热等过敏反应。

尿激酶不引起过敏反应，可用于对链激酶过敏者。

4. 常用制剂及贮存要求

（1）链激酶：50万IU、75万IU，冻干粉针剂，遮光，密封，在10 ℃以下保存。

（2）尿激酶：500 U、1 000 U、5 000 U、1万U、2万U、5万U、10万U、20万U、25万U、50万U、150万U、250万U，注射（粉针）剂，遮光，密封，在10 ℃以下保存。

【练一练】

案例分析

案例介绍：患者韩某某，女性，54岁。反复心前区闷痛三年余，近期加重，伴气促、冷汗。两小时前无明显诱因出现乏力、胸闷、胸痛、气急、冷汗，伴恶心、呕吐等症状。体格检查：心率（P）92次/分钟，呼吸频率（R）24次/分钟，心音低钝。辅助检查：心电图示Ⅱ、Ⅲ、aVF导联S-T段抬高，宽而深的Q波，T波倒置；血液检查白细胞（WBC）计数为$6.2×10^9$/L，中性粒细胞（N）70%，淋巴细胞（L）21%；红细胞沉降率（ESR）25 mm/h，肌酸激酶同工酶（CK-MB）及天门冬氨酸氨基转换酶（AST）升高。诊断为冠状动脉粥样硬化性心脏病；急性下壁心肌梗死；心功能Ⅳ级。

入院后治疗经过：尿激酶100万U，静脉滴注；肠溶阿司匹林片300 mg，口服；溶栓后，依诺肝素 40 mg，每日两次，皮下注射。十天后症状消失，遂出院。

用药分析：

（1）尿激酶在静脉滴注后，患者体内纤溶酶活性明显提高，停药几小时后，纤溶酶活性恢复原水平。

（2）肠溶阿司匹林片与阿司匹林片相比，其胃肠道不良反应较轻。

（3）依诺肝素与普通肝素相比，抗凝剂量较易掌握，不良反应轻，作用持续时间长。

思考与练习

1. 简述肝素与华法林的药理作用及作用机制异同点。

2. 简述纤维蛋白溶解药的作用机制。

3. 案例分析：张某某，男性，78 岁。既往有冠心病、高血压病、糖尿病病史，长期服用阿司匹林肠溶片、二甲双胍、氨氯地平等药物。今年 11 月因房颤入院就医。

对于该患者，分析并推荐患者可以使用的有关抗血栓的药物。

第二节　抗出血药

 学习目标

- 熟悉抗出血药的分类；
- 了解抗出血药的结构与性质；
- 熟悉抗出血药药理作用及作用机制；
- 掌握抗出血药临床应用与不良反应；
- 掌握抗出血药常用制剂及贮存要求。

抗出血药，又称促凝血药或止血药，指能加速血液凝固或降低毛细血管通透性，促使出血停止的药物，包括影响某些凝血因子、促进或恢复凝血过程而止血的药物，通过抑制纤维蛋白溶解系统而止血的药物以及降低毛细血管通透性而发挥止血作用的药物。

【知识链接】

出血性疾病

出血性疾病是一类由于止血机制异常所致的疾病的统称。出血性疾病大体上可分为遗传性和获得性两大类，临床表现主要为不同部位的出血，如过敏性紫癜、药物过敏性紫癜、自身免疫性紫癜、维生素C缺乏症、机械性紫癜等。

一、促凝血物质生成药

1. 代表药物结构与性质

维生素K广泛存在于自然界中，其基本结构为甲萘醌。维生素K_1存在于植物性食物如苜蓿中，维生素K_2由腐败鱼粉所得或由肠道细菌产生，二者均为脂溶性，需胆汁协助吸收；维生素K_3与维生素K_4为人工合成品，二者均为水溶性，无须胆汁协助吸收。

2. 药理作用及作用机制

（1）药理作用

维生素K通过参与肝脏合成凝血因子Ⅱ、Ⅶ、Ⅸ、Ⅹ等的活化过程，从而促进血液凝固。

（2）作用机制

维生素K是γ-羧化酶的辅酶，通过参与肝脏合成凝血因子Ⅱ、Ⅶ、Ⅸ、Ⅹ等的活化过程，从而促进血液凝固。当人体缺乏维生素K时，肝脏仅能合成无凝血活性的凝血因子Ⅱ、Ⅶ、Ⅳ、Ⅹ，导致凝血障碍，凝血酶原时间延长而发生出血。

3. 临床应用与不良反应

（1）临床应用

维生素K主要用于维生素K缺乏引起的出血，如梗阻性黄疸、胆瘘、慢性腹泻、新生儿出血等，以及香豆素类、水杨酸类药物或其他原因导致的出血，亦可用于长期应用广谱抗菌药预防继发的维生素K缺乏症。

（2）不良反应

静脉注射维生素K_1速度过快时，可产生面部潮红、出汗、血压下降、虚脱等不良反应。维生素K_3和维生素K_4常致胃肠道反应，引起恶心、呕吐等，较大剂量可致新生儿和早产儿溶血性贫血、高胆红素血症及黄疸，对红细胞缺乏葡萄糖-6-磷酸脱氢酶（G-6-PD）的特异质者也可诱发急性溶血性贫血。

4. 常用制剂及贮存要求

维生素K：1 mL:10 mg，注射液，遮光，密闭、防冻保存。

二、凝血因子制剂

凝血因子制剂是从健康人体或动物血液中提取的，经分离提纯、冻干后制备的制剂，主要用于凝血因子缺乏时的补充治疗。

1. 代表药物结构与性质

凝血酶为牛血或猪血中提取的凝血酶原，经激活而得的供口服或局部止血用。凝血酶为白色至灰白色非结晶物质，常制备成无菌冻干制品。

2. 药理作用及作用机制

（1）药理作用

凝血酶可使血液凝固而发挥止血作用，此外还有加速创伤愈合作用。

（2）作用机制

凝血酶直接作用于血液中纤维蛋白原，使其转变为纤维蛋白，发挥其止血作用；通过促进上皮细胞有丝分裂，加速创伤愈合。

3. 临床应用与不良反应

（1）临床应用

凝血酶用于止血困难的小血管、毛细血管以及实质性脏器出血的止血，也用于创面、口腔、泌尿道以及消化道等部位的止血。

（2）不良反应

凝血酶偶可致过敏反应，应及时停药。

4. 常用制剂及贮存要求

凝血酶：200 单位、500 单位、1 000 单位、2 000 单位、5 000 单位、10 000 单位，冻干粉，密封，10 ℃以下贮存。

三、抗纤维蛋白溶解药

1. 代表药物结构与性质

氨甲苯酸，本品为白色或类白色的鳞片状结晶或结晶性粉末，无臭，味微苦，在沸水中溶解，在水中略溶，在乙醇、氯仿、乙醚或苯中几乎不溶。

2. 药理作用及作用机制

（1）药理作用

氨甲苯酸可以抑制纤维蛋白的溶解，进而产生止血作用。

（2）作用机制

氨甲苯酸能竞争性抑制纤溶酶原激活因子，使纤溶酶原不能转变为纤溶酶，从而抑制纤维蛋白的溶解，产生止血作用。氨甲环酸作用机制与氨甲苯酸相同，但作用较强。

3. 临床应用与不良反应

（1）临床应用

氨甲苯酸主要用于纤维蛋白溶解症所致的出血，如脏器或者手术出血。

（2）不良反应

应用过量氨甲苯酸可致血栓并可能诱发心肌梗死。

4. 常用制剂及贮存要求

氨甲苯酸：0.125 g、0.25 g、0.5 g，片剂；2 mL：0.1 g、2 mL：0.2 g、5 mL：0.25 g、5 mL：0.5 g、10 mL：1.0 g，注射液；0.25 g，胶囊剂，密封，遮光保存。

【练一练】

案例分析

案例介绍：患者蔡某某，男性，48 岁，长期饮食不规律，近期出现胃痛、呕血和黑便。诊断为胃溃疡出血。

入院后治疗经过：口服氨甲环酸，每次三片，一天三次；奥美拉唑肠溶胶囊，每次一粒，一天两次。

用药分析：

（1）氨甲环酸（止血药），常用于紧急止血，通过抑制纤溶酶活性，降低血液的凝固性，从而达到止血效果。

（2）奥美拉唑（质子泵抑制剂），通过抑制胃酸分泌，减少胃酸对胃黏膜的刺激，从而减少出血。

思考与练习

1. 简述维生素 K 的临床应用。

2. 简述抗纤溶药的作用机制。

3. 案例分析：患者田某某，男性，35 岁，有长期的牙龈出血史，特别是刷牙时经常出现出血情况。

对于该患者，分析并推荐患者可以使用的有关抗凝血的药物。

第三节　抗贫血药

 学习目标

◆ 熟悉抗贫血药的分类；
◆ 了解抗贫血药的结构与性质；
◆ 熟悉抗贫血药药理作用及作用机制；
◆ 掌握抗贫血药临床应用与不良反应；
◆ 掌握抗贫血药常用制剂及贮存要求。

贫血是指循环血液中血红蛋白量或红细胞数低于正常。根据病因及发病机制，贫血可分为缺铁性贫血（由铁缺乏所致，可通过补充铁剂治疗）、巨幼红细胞贫血（由叶酸或维生素 B_{12} 缺乏所致，可通过补充叶酸或维生素 B_{12} 治疗）和再生障碍性贫血（由骨髓造血功能低下所致，可使用造血细胞生长因子治疗）。

一、治疗缺铁性贫血药

常用的口服铁剂有硫酸亚铁、枸橼酸铁铵、富马酸亚铁等，注射剂铁剂有右旋糖酐铁、山梨醇铁和蔗糖铁等。

1. 代表药物结构与性质

硫酸亚铁，为淡蓝绿色柱状结晶或颗粒，无臭，在干燥空气中即风化，在湿空气中即迅速氧化变质，表面生成黄棕色的碱式硫酸铁。

右旋糖酐铁，为棕褐色至棕黑色结晶性粉末，无臭，在热水中易溶，在乙醇中不溶。

2. 药理作用及作用机制

（1）药理作用

铁是红细胞成熟阶段合成血红素必不可少的物质。

（2）作用机制

吸收到骨髓的铁，吸附在有核红细胞膜上并进入细胞内的线粒体，与原卟啉结合形成血红素。随后，血红素再与珠蛋白结合，形成血红蛋白。

3. 临床应用与不良反应

（1）临床应用

铁制剂主要用于治疗失血过多或铁需求增加所致的缺铁性贫血，这些情况包括但不限于慢性失血（如由月经过多、痔疮出血和子宫肌瘤等引起的）、营养不良、妊娠期间铁需求增加、儿童生长发育期间铁需求增加，以及慢性萎缩性胃炎等引起的铁吸收障碍。

（2）不良反应

铁制剂可能刺激胃肠道，引起恶心、呕吐、上腹部不适、腹泻等不良反应，也可引起便秘、黑便。

4. 常用制剂及贮存要求

（1）硫酸亚铁：0.3 g，片剂；0.45 g，缓释片，密封，在干燥处保存。

（2）右旋糖酐铁：（按 Fe 计）2 mL∶50 mg、4 mL∶100 mg、2 mL∶100 mg，注射液，遮光，密闭保存。

【知识链接】

正常人每日铁需要量

	每日平均需吸收铁量/mg	每日食物中需提供的最低供铁量/mg
婴儿	1	10

续表

	每日平均需吸收铁量/mg	每日食物中需提供的最低供铁量/mg
儿童	0.5	5
有月经的妇女	2.0	20
孕妇	3.0	30
成年男子和绝经后妇女	1.0	10

二、治疗巨幼红细胞贫血药

1. 代表药物结构与性质

叶酸，由蝶啶核、对氨苯甲酸及谷氨酸三部分组成，广泛存在于动物、植物食品中。动物细胞自身不能合成叶酸，因此需从食物中摄取。叶酸的生物活性形式为四氢叶酸，本品为黄色结晶，微溶于水，但其钠盐极易溶于水，不溶于乙醇。叶酸在酸性溶液中易破坏，对热也不稳定，在室温中很易损失，见光极易被破坏。

维生素 B_{12}，为含钴复合物，广泛存在于动物内脏、牛奶、蛋黄中。本品为红色结晶粉末，无嗅无味，微溶于水和乙醇，在 pH 值为 4.5 至 5.0 弱酸条件下最稳定，强酸（即 pH 值小于 2）或碱性溶液中分解，遇热可有一定程度破坏。

2. 药理作用及作用机制

（1）药理作用

本类药物通过促进四氢叶酸形成，从而促进细胞有丝分裂。

（2）作用机制

叶酸进入体内后，在二氢叶酸还原酶的作用下转化为四氢叶酸，进而与一碳单位结合成四氢叶酸类辅酶，传递一碳单位，参与体内多种生化代谢：①嘌呤核苷酸的从头合成；②从尿嘧啶脱氧核苷酸（dUMP）合成胸腺嘧啶脱氧核苷酸（dTMP）；③促进某些氨基酸的互变。当叶酸缺乏时，上述代谢障碍，可致骨髓幼红细胞内 DNA 合成减少，细胞分裂变慢，但对 RNA 和蛋白质合成影响较少，故表现为巨幼红细胞性贫血。

维生素 B_{12} 参与体内甲基转换和叶酸代谢，通过这些过程间接促进四氢叶酸的形成。当其缺乏时，甲基转换和叶酸代谢循环受阻，可能导致叶酸利用效率下降，进而影响相关生化代谢过程。另外，维生素 B_{12} 还可以维持神经组织髓鞘的完整性。

3. 临床应用与不良反应

（1）临床应用

叶酸主要用于治疗各种巨幼红细胞贫血，尤其是营养不良或婴儿期、妊娠期对叶酸的需要量增加所致的营养性巨幼红细胞贫血。在治疗这些病症时以叶酸为主，辅以维生素 B_{12} 效果可增强。

维生素 B_{12} 主要用于治疗恶性贫血，需注射使用，辅以叶酸，并常与叶酸合用治疗各种巨幼红细胞贫血。此外，维生素 B_{12} 也可作为神经系统疾病（如神经炎、神经萎缩等）、肝脏疾病（肝炎、肝硬化）等的辅助治疗。

（2）不良反应

叶酸不良反应相对较少，偶见胃肠道反应、过敏反应，在大剂量应用时可使尿液呈黄色。

维生素 B_{12} 可致过敏反应，严重时可导致过敏性休克，因此不宜滥用。

4. 常用制剂及贮存要求

（1）叶酸：0.4 mg、5 mg，片剂，遮光，密封保存。

（2）亚叶酸钙：（按 $C_{20}H_{23}N_7O_7$ 计）15 mg、25 mg，片剂；（按 $C_{20}H_{23}N_7O_7$ 计）3 mL∶30 mg、5 mL∶50 mg、10 mL∶0.1 g，注射剂；（按 $C_{20}H_{23}N_7O_7$ 计）25 mg，胶囊，遮光，密封保存。

（3）维生素 B_{12}：1 mL∶0.05 mg、1 mL∶0.1 mg、1 mL∶0.25 mg、1 mL∶0.5 mg、1 mL∶1 mg、2 mL∶0.5 mg，注射液，遮光，密封保存。

三、治疗再生障碍性贫血药

1. 代表药物结构与性质

促红细胞生成素（EPO）是由肾皮质近曲小管管周细胞分泌的糖蛋白，由 165 个氨基酸组成，分子量为 34 kDa。现利用 DNA 重组技术合成促红细胞生成素，称为重组人促红素，可静脉或皮下注射应用。

2. 药理作用及作用机制

（1）药理作用

促红细胞生成素可促使网织红细胞入血，红细胞生成增多。

（2）作用机制

促红细胞生成素可与红系干细胞表面上的促红细胞生成素受体结合，导致细胞内磷酸化及 Ca^{2+} 浓度增加，促进红系干细胞增生和成熟，并促使网织红细胞从骨髓中释放入血。

3. 临床应用与不良反应

（1）临床应用

促红细胞生成素对慢性肾衰竭和晚期肾病所致的贫血具有显著疗效，还可用于骨髓造血功能低下、肿瘤化疗、艾滋病药物治疗及结缔组织病（类风湿关节炎和系统性红斑狼疮）所致的贫血。

（2）不良反应

促红细胞生成素不良反应较少，主要不良反应包括与红细胞快速增加和血黏滞度增高有关的高血压以及血凝增强，此外，还可能出现瘙痒，恶心，呕吐等不良反应。

4. 常用制剂及贮存要求

注射用重组人促红素：3 000 IU，2~8 ℃避光保存。

【练一练】

案例分析

案例介绍：患者林某某，女性，36 岁。因头晕、心悸、乏力半年余入院。体格检查：

体温36 ℃，心率80 次/分钟，呼吸频率18 次/分钟，血压100/70 mmHg，意识清楚，倦怠，皮肤、黏膜苍白，无黄染及出血点，发毛稀疏、无光泽，舌质淡。心尖区闻及收缩期杂音，指端苍白，指甲脆裂呈匙状。诊断为缺铁性贫血。

入院后治疗经过：右旋糖酐铁注射液50 mm，每日一次，深部肌内注射；进食含铁丰富的食物。

用药分析：该患者诊断为缺铁性贫血，故使用右旋糖酐铁进行治疗，促进患者血红蛋白生成。

思考与练习

1. 简述抗贫血药的分类。
2. 简述铁制剂的作用机制。
3. 案例分析：患者高某某，男性，48 岁，因长期慢性失血而导致贫血，曾就诊于多家医院，诊断为缺铁性贫血。医生建议补充铁制剂进行治疗，但患者因担心副作用而一直未接受治疗。最近，患者感到头晕、乏力、心悸等症状加重，遂再次就诊。医生经过检查，发现其血红蛋白浓度仅为60 g/L（正常值：120 ～160 g/L），属于中度贫血。

对于该患者，分析并推荐患者可以使用的有关抗贫血的药物。

第七章

呼吸系统药物

呼吸系统常见疾病常伴有咳嗽、咳痰、喘息等症状。本章主要介绍镇咳药、祛痰药和平喘药。这些药物不仅能发挥其对病因和症状的治疗作用，而且能有效预防并发症的发生。

第一节　镇咳药

 学习目标

- ◆ 熟悉镇咳药的分类；
- ◆ 了解镇咳药的结构与性质；
- ◆ 熟悉镇咳药药理作用及作用机制；
- ◆ 掌握镇咳药临床应用与不良反应；
- ◆ 掌握镇咳药常用制剂及贮存要求。

咳嗽是呼吸系统疾病的一个主要症状，是一种保护性反射，能够促进呼吸道痰液和异物排出，从而保持呼吸道清洁与通畅。

对于无痰的剧咳，如上呼吸道病毒感染所致的慢性咳嗽或经对症治疗后咳嗽未见减轻者，为了减轻患者的痛苦并防止原发疾病的进一步发展，一般采用镇咳药物进行治疗。若咳嗽伴有咳痰困难时，则应使用祛痰药，并慎用镇咳药，以确保将积痰排出，防止阻塞呼吸道引起窒息。

目前常用的镇咳药根据其作用机制分为两类：一类是中枢性镇咳药，直接抑制延髓咳嗽中枢而发挥镇咳作用；另一类是外周性镇咳药，通过抑制咳嗽反射弧中的感受器、传入神经、传出神经或效应器中任何环节而发挥镇咳作用。

一、中枢性镇咳药

中枢性镇咳药可分为成瘾性和非成瘾性两类镇咳药。成瘾性中枢性镇咳药主要指阿片类生物碱如吗啡，其对咳嗽中枢有强大的抑制作用，临床主要用于支气管癌、主动脉瘤等引起的剧烈咳嗽。目前临床上仅用可待因等成瘾性较小的药物作为成瘾性中枢性镇咳药。非成瘾性中枢性镇咳药目前发展很快，品种较多，其临床应用也十分广泛，主要包括氢溴酸右美沙芬和枸橼酸喷托维林。

1. 代表药物结构与性质

磷酸可待因，本品为白色细微的针状结晶性粉末，无臭，有风化性，水溶液显酸性反应，在水中易溶，在乙醇中微溶，在三氯甲烷或乙醚中极微溶解。

氢溴酸右美沙芬，本品为白色或类白色结晶性粉末，无臭，在乙醇中易溶，在三氯甲烷中溶解，在水中略溶，在乙醚中不溶。

枸橼酸喷托维林，本品为白色或类白色的结晶性或颗粒性粉末，无臭，在水中易溶，在乙醇中溶解，在乙醚中几乎不溶。

2. 药理作用及作用机制

（1）药理作用

磷酸可待因镇咳作用强而迅速，还具有镇痛作用。

氢溴酸右美沙芬为非成瘾性中枢性镇咳药，镇咳作用与磷酸可待因相似或较强，起效快，无镇痛作用亦无成瘾性。

枸橼酸喷托维林的镇咳作用约为磷酸可待因的1/3，并有轻度阿托品样作用和局部麻醉作用。

（2）作用机制

中枢性镇咳药对延髓咳嗽中枢有选择性抑制作用。

3. 临床应用与不良反应

（1）临床应用

中枢性镇咳药用于各种原因引起的干咳。

（2）不良反应

磷酸可待因不良反应可见恶心、呕吐、便秘、眩晕等，大剂量磷酸可待因可明显抑制呼吸中枢，并可能出现中枢兴奋症状。长期用药可产生耐受性和依赖性。

氢溴酸右美沙芬安全范围大，偶有头晕、轻度嗜睡、口干、便秘、恶心和食欲缺乏等不良反应。

枸橼酸喷托维林偶有头晕、轻度嗜睡、口干、便秘、恶心和腹泻等不良反应。

4. 常用制剂及贮存要求

（1）磷酸可待因：15 mg、30 mg，片剂；10 mL、100 mL，糖浆，遮光，密封保存。

（2）氢溴酸右美沙芬：10 mL：15 mg、120 mL：180 mg、100 mL：150 mg，口服溶液；15 mg，片剂、胶囊剂；7.5 mg、15 mg，颗粒，遮光，密封保存。

（3）喷托维林：25 mg，片剂、滴丸剂，密封，在干燥处保存。

二、外周性镇咳药

1. 代表药物结构与性质

盐酸那可汀，为罂粟属阿片的邻苯二甲酸异喹啉生物碱，本品为白色结晶性粉末或有光泽的棱柱状结晶，无臭，在三氯甲烷中易溶，在乙醇或乙醚中微溶，在水中几乎不溶。

2. 药理作用及作用机制

（1）药理作用

盐酸那可汀具有镇咳作用，其作用一般维持四小时，无耐受性和依赖性，具有一定的兴奋呼吸中枢的作用。

（2）作用机制

盐酸那可汀能解除支气管平滑肌痉挛，从而抑制肺牵张反射引起的咳嗽。

3. 临床应用与不良反应

（1）临床应用

盐酸那可汀可用于刺激性干咳。

（2）不良反应

盐酸那可汀有时会引起轻度嗜睡和头痛。

4. 常用制剂及贮存要求

盐酸那可汀：15 mg，片剂，密封，在干燥处保存。

【知识链接】

镇咳药物使用小贴士

（1）轻度咳嗽无须进行镇咳治疗，若需镇咳治疗时，中枢性镇咳药物适用于各种原因引起的频繁、剧烈干咳，但不能用于多痰患者，否则可能抑制咳嗽反射而引起痰液阻塞。

（2）镇咳药物可能引起嗜睡，服药后不宜驾驶汽车或进行危险性的机械操作。

（3）具有依赖性的镇咳药物不宜长期使用，以免成瘾。

（4）镇咳药物只能短暂缓解症状，适合用于无痰或者痰量较少的干咳，痰多患者宜先用化痰药物进行化痰。

【练一练】

案例分析

案例介绍：患者施某某，男性，55岁，因咳嗽就诊。患者咳嗽已有一周，无痰、无发热、胸闷等症状。患者曾自行服用镇咳药，但症状未见明显缓解。查体：体温正常，听诊双肺未闻及明显干湿啰音。血常规检查白细胞计数正常。诊断为急性支气管炎。

入院后治疗经过：氢溴酸右美沙芬片，每次一片，每日三次；蒲地蓝消炎片，每次五片，每日四次。

用药分析：

（1）患者无痰干咳可使用镇咳药。

（2）患者白细胞计数正常，无发生炎症反应，无须使用抗生素。

思考与练习

1. 简述镇咳药的分类。

2. 简述氢溴酸右美沙芬的药理作用。

3. 案例分析：贾某某，男性，56 岁，因感冒引起的咳嗽症状较为严重，目前痰较少，但严重影响到工作和睡眠。经过医生检查，确定病因是感冒引起的呼吸道炎症。

对于该患者，分析并推荐患者可以使用的有关镇咳的药物。

第二节　祛痰药

 学习目标

◆ 熟悉祛痰药的分类；

◆ 了解祛痰药的结构与性质；

◆ 熟悉祛痰药药理作用及作用机制；

◆ 掌握祛痰药临床应用与不良反应；

◆ 掌握祛痰药常用制剂及贮存要求。

祛痰药主要分为三类：①痰液稀释药，如氯化铵等，口服后能增加痰液中水分含量，从而稀释痰液；②黏痰溶解剂，如乙酰半胱氨酸等，能裂解黏蛋白使痰液黏稠度降低，使其易于排出；③黏液稀释剂，如溴己新等，可以促使支气管细胞分泌黏性低的分泌物，从而使痰液变稀，易于咳出。

【知识链接】 ···

慢性阻塞性肺疾病

慢性阻塞性肺疾病多发生于中、老年人，是由于感染或非感染因素（吸烟和理化刺激等）而引起的支气管黏膜及其周围组织的慢性非特异性炎症。其病理特点是气道炎症、气道重塑以及明显的通气功能受阻，症状有慢性咳嗽、咳痰、呼吸困难等。

···

一、痰液稀释药

1. 代表药物结构与性质

氯化铵，本品为无色结晶或白色结晶性粉末，无臭，有引湿性，在水中易溶，在乙醇中微溶。

2. 药理作用及作用机制

（1）药理作用

氯化铵通过迷走神经反射促进支气管腺体分泌增加。

（2）作用机制

氯化铵口服对胃黏膜产生刺激，通过迷走神经反射促进支气管腺体分泌增加，从而使痰液稀释，易于咳出。

3. 临床应用与不良反应

（1）临床应用

氯化铵适用于痰液不易咳出的患者。

（2）不良反应

氯化铵服用后会有恶心、呕吐等胃肠道不良反应，过量或长期服用可能造成酸中毒和低血钾。

4. 常用制剂及贮存要求

氯化铵：0.3 g，片剂，密封，在干燥处保存。

二、黏痰溶解剂

1. 代表药物结构与性质

乙酰半胱氨酸，是一种巯基化合物，为白色或类白色结晶性粉末，有类似蒜的臭气，具有引湿性，在水或乙醇中易溶。

2. 药理作用及作用机制

（1）药理作用

乙酰半胱氨酸可以降低痰液的黏稠度，使痰液易于咳出。

（2）作用机制

乙酰半胱氨酸能够破坏痰液中黏蛋白的二硫键，降低痰液黏稠度，从而使痰液易于咳出。

3. 临床应用与不良反应

（1）临床应用

乙酰半胱氨酸适用于黏稠的脓性以及非脓性痰液。

（2）不良反应

乙酰半胱氨酸具有特殊的臭味，对呼吸道有刺激性。

4. 常用制剂及贮存要求

乙酰半胱氨酸：0.1 g、0.2 g，颗粒剂，遮光，密封，在干燥处保存；0.5 g、1 g，喷雾剂，严封，在凉暗处保存。

三、黏液稀释剂

1. 代表药物结构与性质

盐酸溴己新，本品为白色或类白色的结晶性粉末，无臭，无味，在甲酸中易溶，在甲醇中微溶，在乙醇和水中极微溶解。

2. 药理作用及作用机制

（1）药理作用

盐酸溴己新可以促进小分子黏蛋白分泌，从而使痰液黏稠度降低，易于咳出。

（2）作用机制

盐酸溴己新能够抑制气管和支气管腺体、杯状细胞合成酸性黏多糖，同时减少腺体和杯状细胞分泌黏蛋白，从而使痰液黏稠度降低，易于咳出。

3. 临床应用与不良反应

（1）临床应用

盐酸溴己新适用于支气管炎、慢性肺部炎症等白色痰液而不易咳出的患者。

（2）不良反应

盐酸溴己新不良反应发生较少，偶见转氨酶升高。

4. 常用制剂及贮存要求

盐酸溴己新：8 mg，片剂，密封，在干燥处保存。

【练一练】

案例分析

案例介绍：患者曾某某，女性，62岁，反复咳痰、咳喘30余年，一个月前受凉后再次出现咳嗽、咳痰、胸闷、气喘加重，痰为黏液脓性痰，量较多且难以咳出，时有少量黏液栓。诊断为支气管炎。

入院后治疗经过：

（1）0.9%氯化钠注射液2 mL＋沙丁胺醇溶液5 mg＋异丙托溴铵溶液0.5 mg＋布地奈德吸入溶液1 mg，每日两次，雾化吸入。

（2）二羟丙茶碱注射液0.5 g，每日一次，静脉滴注。

（3）喷托维林片25 mg，每日三次，口服。

（4）盐酸溴己新片16 mg，每日三次，口服。

用药分析：

（1）支气管炎患者会出现大量脓痰，使用祛痰药盐酸溴己新可以促进排痰，保持呼吸道畅通。

（2）患者存在咳嗽、胸闷、气喘症状，使用镇咳药喷托维林进行止咳。

（3）使用平喘药进行雾化治疗和静脉滴注可以松弛支气管平滑肌。

思考与练习

1. 简述祛痰药的分类。

2. 简述乙酰半胱氨酸的作用机制。

3. 案例分析：李某某，男性，52 岁，因长期咳嗽、咳痰，伴有气短、呼吸困难等症状，就诊于诊所。根据患者病史、临床表现及实验室检查，诊断为慢性阻塞性肺疾病（COPD）。

对于该患者，分析并推荐患者可以使用的有关祛痰的药物。

第三节 平喘药

 ## 学习目标

◆ 熟悉平喘药的分类；

◆ 了解平喘药的结构与性质；

◆ 熟悉平喘药药理作用及作用机制；

◆ 掌握平喘药临床应用与不良反应；

◆ 掌握平喘药常用制剂及贮存要求。

支气管哮喘是呼吸系统常见疾病，表现为一种慢性变态反应性炎症，常反复发作，有呼吸短促、胸部紧缩感、喘息并常伴有咳嗽等症状。其病理特征为广泛并可逆的支气管狭窄和气道高反应性，支气管黏膜的嗜酸性粒细胞和淋巴细胞等炎症细胞浸润，并伴有气道重塑。

抗炎性平喘药如倍氯米松、布地奈德等糖皮质激素是治疗支气管哮喘的重要药物，能有效缓解疾病的进程；而支气管扩张药如沙丁胺醇等 β 受体激动剂则是治疗支气管哮喘急性发作、缓解气道痉挛的首选药物。

一、β_2 肾上腺素受体激动剂

1. 代表药物结构与性质

沙丁胺醇，本品为白色结晶性粉末，无臭，几乎无味，在乙醇中溶解，在水中略溶，在乙醚中不溶。

特布他林，常用其硫酸盐形式，即硫酸特布他林，本品为白色或类白色的结晶性粉末，无臭或微有醋酸味，遇光后渐变色，在水中易溶，在甲醇中微溶，在三氯甲烷中几乎不溶。

2. 药理作用及作用机制

（1）药理作用

β_2 肾上腺素受体激动剂可以松弛支气管平滑肌，从而缓解或消除支气管痉挛和气道狭窄。

（2）作用机制

β_2 肾上腺素受体激动剂通过激动气道平滑肌细胞膜上的 β_2 受体，使腺苷酸环化酶活

化，增加细胞内环腺苷酸（cAMP）浓度，从而使平滑肌松弛；同时，可以抑制肥大细胞与中性粒细胞释放过敏介质和炎症介质，增强气道纤毛运动以及降低血管通透性。

3. 临床应用与不良反应

（1）临床应用

β_2 肾上腺素受体激动剂主要用于支气管哮喘、喘息型支气管炎及伴有支气管痉挛的呼吸道疾病。

（2）不良反应

β_2 肾上腺素受体激动剂常见不良反应有手指震颤、恶心、头晕等，大剂量可致心动过速，长期使用可产生耐受性。

4. 常用制剂及贮存要求

硫酸特布他林：5 mL:50 mg（每瓶200揿[1]）、10 mL:100 mg（每瓶400揿），每揿含硫酸特布他林0.25 mg，遮光，密闭，在阴凉处保存。

【知识链接】

瘦肉精

瘦肉精是一类药物的统称，是一种通过抑制动物脂肪生成进而促进瘦肉生长的物质。其中，β受体激动剂即具有此类功能，如盐酸克仑特罗、沙丁胺醇、莱克多巴胺、硫酸沙丁胺醇、盐酸多巴胺、西马特罗和硫酸特布他林等。

因这类药物会在动物组织中残留，人类摄入后可出现肌肉震颤、心慌、头痛、恶心、呕吐等不良反应，甚至引起死亡，早在2002年我国就已经严禁将"瘦肉精"作为兽药和饲料添加剂。

二、M 胆碱受体拮抗剂

1. 代表药物结构与性质

异丙托溴铵，是阿托品的异丙基衍生物，本品为白色结晶性粉末，味苦，溶于水，略溶于乙醇，不溶于其他有机溶剂。

噻托溴铵，本品为白色或淡黄白色粉末，微溶于水，可溶于甲醇。

2. 药理作用及作用机制

（1）药理作用

M 胆碱受体拮抗剂通过松弛气道，从而使支气管扩张。

（2）作用机制

M 胆碱受体拮抗剂通过与支气管平滑肌上的毒蕈碱受体结合，抑制副交感神经节的神经传递，从而使支气管平滑肌松弛。

---

① "揿"通常用于描述气雾剂或喷雾剂的喷雾次数。

3. 临床应用与不良反应

（1）临床应用

M 胆碱受体拮抗剂常用于不能耐受 β 受体激动药的支气管哮喘患者，对老年性哮喘，尤其是高迷走神经活性的患者尤为适用。

（2）不良反应

M 胆碱受体拮抗剂可能有口干、声音嘶哑等不良反应。

4. 常用制剂及贮存要求

（1）异丙托溴铵气雾剂：14g∶8.4 mg（每揿 40 μg），避光保存。

（2）噻托溴铵干粉吸入剂（胶囊，每粒含噻托溴铵一水合物 22.5 μg，相当于噻托溴铵 18 μg）：25 ℃以下保存，不得冷冻。

三、黄嘌呤类药物

1. 代表药物结构与性质

氨茶碱，为茶碱与乙二胺复盐，其药理作用主要来自茶碱，乙二胺可增强茶碱水溶性。茶碱是一类甲基黄嘌呤类衍生物。

2. 药理作用及作用机制

（1）药理作用

氨茶碱可以松弛支气管平滑肌，此外还有强心、利尿、松弛胆道平滑肌、扩张血管和中枢兴奋等作用。

（2）作用机制

1）非选择性地抑制磷酸二酯酶，使细胞内环腺苷酸水平升高而舒张支气管平滑肌。

2）治疗浓度的茶碱可以阻断腺苷受体，减轻内源性腺苷导致的气道收缩作用。

3）增加内源性儿茶酚胺的释放，间接舒张支气管。

4）减少炎症介质释放。

3. 临床应用与不良反应

（1）临床应用

1）支气管哮喘和喘息性支气管炎。氨茶碱口服可用于慢性哮喘的维持治疗或预防哮喘急性发作，静脉给药可用于 $β_2$ 受体激动药不能控制的急性哮喘或哮喘持续状态。

2）急性心力衰竭和心源性哮喘。氨茶碱强心、利尿、扩血管作用可以减轻心力衰竭和心源性哮喘患者的症状，作为辅助治疗药物。

3）其他。氨茶碱还可用于慢性阻塞性肺疾病、胆绞痛等。

（2）不良反应

不良反应的发生率与其血药浓度密切相关，主要不良反应包括：

1）胃肠道不良反应，如上腹部疼痛、恶心、呕吐、胃食管反流、食欲减退等；

2）中枢兴奋，主要有失眠、震颤、激动等不良反应，可用镇静药治疗；

3）急性中毒，常见于静脉注射过快或剂量较大，出现心动过速、心律失常、血压骤降、谵妄、惊厥和昏迷等不良反应，严重时可导致呼吸、心搏骤停。

4. 常用制剂及贮存要求

氨茶碱：20 mg、30 mg、100 mg、200 mg，片剂；2 mL∶0.125 g、2 mL∶0.25 g、2 mL∶0.5 g、10 mL∶0.25 g，注射剂，遮光，密封保存。

四、过敏介质阻释剂

1. 代表药物结构与性质

色甘酸钠，为非脂溶性药物，口服吸收极少，必须采用干粉雾化吸入的方式。

2. 药理作用及作用机制

（1）药理作用

色甘酸钠可以抑制抗原以及非特异性刺激引起的气道痉挛。

（2）作用机制

色甘酸钠能够稳定肥大细胞膜，抑制其脱颗粒，减少过敏介质释放，长期应用可减轻气道高反应性。

3. 临床应用与不良反应

（1）临床应用

色甘酸钠主要用于预防哮喘发作，对过敏性、运动性、非特异的外源性刺激引起的哮喘效果较好。

（2）不良反应

色甘酸钠不良反应少见，偶有咽喉与气管刺痛感或支气管痉挛。

4. 常用制剂及贮存要求

色甘酸钠常与其他类型平喘药配伍制成复方制剂。

五、吸入型肾上腺糖皮质激素

1. 代表药物结构与性质

倍氯米松，本品为白色或类白色粉末，无臭，在丙酮或三氯甲烷中易溶，在甲醇中溶解，在乙醇中略溶，在水中几乎不溶。

布地奈德，是一种淡米色固体的化学物质。

2. 药理作用及作用机制

（1）药理作用

吸入型肾上腺糖皮质激素能够抑制气道炎症反应并具有长期防止哮喘发作的效果。

（2）作用机制

吸入型肾上腺糖皮质激素通过抑制哮喘时炎症反应的以下多个环节发挥平喘作用（详见第十章第四节激素类药物）：

1）抑制多种参与哮喘发病的炎症细胞和免疫细胞；

2）抑制细胞因子和炎症介质的产生；

3）降低气道高反应性；

4）增强支气管以及血管平滑肌对儿茶酚胺的敏感性。

3. 临床应用与不良反应

（1）临床应用

吸入型肾上腺糖皮质激素用于支气管扩张药不能有效控制的慢性哮喘患者，长期应用可以减少或终止慢性哮喘发作，减轻病情严重程度，但不能缓解急性症状。

（2）不良反应

吸入剂量一般不产生不良反应，长期吸入可引起声音嘶哑，诱发口咽部念珠菌感染等。

4. 常用制剂及贮存要求

（1）丙酸倍氯米松：每瓶 200 揿，每揿含丙酸倍氯米松 50 μg、80 μg、100 μg、200 μg、250 μg，密闭，在凉暗处保存。

（2）布地奈德：每瓶 200 揿，每揿含丙酸倍氯米松 50 μg，密闭，在凉暗处保存。

六、白三烯受体拮抗剂

1. 代表药物结构与性质

孟鲁司特，含有一个苯环和吡咯环，其中，苯环提供亲脂性，允许药物与细胞膜上的脂质相互作用；而吡咯环是与白三烯受体结合的关键区域，负责阻断白三烯类物质与其受体的结合，从而抑制炎症反应。

2. 药理作用及作用机制

（1）药理作用

白三烯受体拮抗剂能够阻断白三烯引起的炎症反应，缓解哮喘症状。

（2）作用机制

白三烯是哮喘发病中的重要炎症介质，白三烯受体拮抗剂可以阻断白三烯引起的炎症反应。

3. 临床应用与不良反应

（1）临床应用

白三烯受体拮抗剂常用于成人和 12 岁以上儿童支气管哮喘的长期治疗和预防。

（2）不良反应

白三烯受体拮抗剂常见不良反应有轻度头痛、咽炎、鼻炎、胃肠道反应以及转氨酶升高等。

4. 常用制剂及贮存要求

孟鲁司特：10 mg，片剂，密封，在干燥处保存。

【练一练】--

案例分析

案例介绍：患者周某某，男性，20 岁，哮喘复发三天，有八年哮喘史。伴有轻度咳嗽，痰显泡沫状，量不多。诊断为支气管哮喘。

入院后治疗经过：醋酸泼尼松片 5 mg，每日三次；氨茶碱片 0.1 g，每日三次；溴己新片 16 mg，每日三次。

用药分析：

（1）醋酸泼尼松为抗炎平喘药，适用于哮喘急性发作及其他平喘药物无效的重症患者。

（2）氨茶碱为疗效可靠的平喘药并与糖皮质激素有协同作用。

（3）溴己新有祛痰、镇咳作用，可以畅通呼吸道从而缓解哮喘，三药合用疗效增强。

思考与练习

1. 简述平喘药的分类。

2. 简述氨茶碱的作用机制。

3. 案例分析：患者杨某某，男性，50 岁，患支气管哮喘，正在服用氨茶碱，偶尔会出现心动过速的情况。

对于该患者，分析其出现心动过速的原因。

第八章

消化系统药物

消化系统疾病是临床上的常见病和多发病，以功能性消化不良、消化性溃疡、慢性胃炎、急性胃肠炎等胃肠疾病为主，种类繁多，用药也纷繁复杂。消化系统药物包括抗酸药和胃黏膜保护药、抑酸剂、解痉药、胃肠动力药以及治疗功能性胃肠病药等。

第一节 抗酸药和胃黏膜保护药

 学习目标

◆ 熟悉抗酸药和胃黏膜保护药的分类；
◆ 了解抗酸药和胃黏膜保护药的结构与性质；
◆ 熟悉抗酸药和胃黏膜保护药药理作用及作用机制；
◆ 掌握抗酸药和胃黏膜保护药临床应用与不良反应；
◆ 掌握抗酸药和胃黏膜保护药常用制剂及贮存要求。

胃酸是诱发消化性溃疡、胃食管反流病等酸相关性疾病主要因素。抗酸药是一类能中和胃酸的弱碱性无机化合物，多为口服且不易吸收的镁盐或铝盐。常用抗酸药包括氢氧化铝、碳酸钙、碳酸氢钠、铝碳酸镁等。抗酸药口服后进入胃中，在胃内直接中和胃酸，使胃内pH 值升高，胃蛋白酶活性降低，有效缓解胃酸和胃蛋白酶对胃、十二指肠黏膜的侵蚀和刺激，促进溃疡愈合，缓解疼痛。同时，它还可以促进血小板聚集，有利于止血和预防再出血。氢氧化铝、三硅酸镁等药物还可在胃内形成保护层，覆盖于溃疡面上，进一步利于溃疡愈合。

胃黏膜保护药则通过增强胃黏膜的自身防御和修复机制，增强黏液 HCO_3^- 屏障，促进前列腺素分泌，增加黏膜血流量，以及促进黏膜上皮的再生和修复，从而保护胃黏膜免受胃酸的损伤，发挥其抗消化性溃疡的作用，有些胃黏膜保护药还具有一定的抗幽门螺旋杆菌和抗酸作用。

一、抗酸药

1. 代表药物结构与性质

氢氧化铝，是一种铝的氢氧化物。它既能与酸反应生成盐和水，又能与强碱反应生成盐和水，这种双重反应特性使得氢氧化铝既表现出碱性又显示一定的酸性，因此是一种两性氢氧化物，又可称为铝酸或水合偏铝酸。本品为白色粉末，无臭，在水或乙醇中不溶，在稀无机酸或氢氧化钠溶液中溶解。

碳酸钙，是一种无机化合物，其分子结构由一个碳原子和三个氧原子构成，每个氧原子都与一个钙离子形成化学键。碳酸钙由钙离子与碳酸根离子形成离子键组成，碳酸根内部则由碳氧共价键连接。本品为白色极细微的结晶性粉末，无臭，在水中几乎不溶，在乙醇中不溶，在含铵盐或二氧化碳的水中微溶，遇稀醋酸、稀盐酸或稀硝酸即迅速发生泡沸并溶解。

碳酸氢钠，又称小苏打，是一种无机化合物，是由钠离子和碳酸氢根离子组成的离子晶体。本品为白色结晶性粉末，无臭，易溶于水和甘油，不溶于乙醇。在潮湿空气中会缓慢分解，产生二氧化碳。当碳酸氢钠水溶液放置稍久，或经过振摇、加热后，碱性即增强。

铝碳酸镁，是一种碱式碳酸铝镁的水合物，具有紧密的层状网络结构，其氧化铝与氧化镁含量的比值为 0.40 ~ 0.45。本品为白色或类白色的颗粒性粉末，无臭，无味，在水中几乎不溶，在稀盐酸中溶解并伴有气泡产生。

2. 药理作用及作用机制

（1）药理作用

氢氧化铝具有抗酸、保护溃疡面及收敛止血作用，其作用缓慢而持久，但效力较弱。

碳酸钙中和胃酸的作用缓和，起效快而持久。此外，它参与骨骼形成与骨折后骨组织的再建，并在肌肉收缩、神经传递、凝血机制中发挥作用，同时还能降低毛细血管的渗透性等。

碳酸氢钠主要用于治疗代谢性酸中毒并碱化尿液。它还能中和或缓冲胃酸，从而发挥抗酸作用。

铝碳酸镁具有显著的抗酸作用，并兼有胃黏膜保护作用，它还能对胆酸有一定吸附作用，抗酸作用迅速、温和且持久。

（2）作用机制

氢氧化铝通过中和胃酸，缓解胃酸过多而产生的症状，还可与胃液混合形成凝胶，覆盖在溃疡表面形成一层保护膜，起到机械保护作用。铝离子在肠内与磷酸盐结合，形成不溶解的磷酸铝，并随粪便排出。尿毒症患者口服大剂量氢氧化铝可减少肠道磷酸盐吸收，从而减轻酸血症。此外，氢氧化铝作用后产生的氧化铝有收敛止血作用。当氢氧化铝与三硅酸镁、颠茄流浸膏组成复方制剂时，具有中和胃酸、保护溃疡面、局部止血、解除胃痉挛、延缓胃排空促进溃疡愈合等作用。

碳酸钙通过提高胃酸的 pH 值来消除胃酸对壁细胞分泌的反馈性抑制，但它对胃酸分泌无直接抑制作用。服用后，在胃酸作用下，碳酸钙会转化为氯化钙，部分经肠道吸收，然后经肾脏排泄。尿液中大部分钙经肾小管重吸收入血。

碳酸氢钠的解离度大，能迅速中和 H^+，使血中 pH 值较快上升，从而治疗代谢性酸中毒。它还能碱化尿液，使尿中 HCO_3^- 浓度升高，尿液 pH 值升高，尿酸、血红蛋白等不易在尿中形成结晶或聚集，进而溶解尿酸结石或磺胺类药物。口服后，它能迅速中和或缓冲胃酸，缓解因胃酸过多引起的症状，但它对胃酸分泌无直接作用。

铝碳酸镁能够中和胃酸，使胃蛋白酶失活。它还能增加前列腺素 E_2 的合成，从而保护胃黏膜，增强胃黏膜屏障作用，并促使黏膜内表皮生长因子释放。此外，它还能增加黏液下沉层疏水层内磷脂的含量，防止胃酸反渗引起的黏膜损害。铝碳酸镁还能吸附和结合胃蛋白酶，抑制其活性，有利于溃疡面修复。同时，它还能结合胆汁酸、吸附溶血磷脂酰胆碱，防止这些物质损伤和破坏胃黏膜。

3. 临床应用与不良反应

（1）临床应用

氢氧化铝主要用于缓解胃酸过多引起的胃痛、胃灼热感（烧心）及反酸等症状，同时也可用于慢性胃炎的治疗。

碳酸钙主要用于缓解胃酸过多引起的上腹痛、反酸、胃灼热感和上腹不适等症状，作用缓和而持久。

碳酸氢钠主要用于治疗因胃酸过多引起的胃痛、胃灼热感（烧心）及反酸；此外，它还能用于治疗代谢性碱中毒，碱化尿液以预防尿酸性肾结石的形成，并减少磺胺类药物的肾毒性。

铝碳酸镁主要用于急慢性胃炎、胃溃疡、十二指肠溃疡，可缓解胃酸过多引起的胃痛、胃灼热、酸性嗳气、腹胀等症状；它也用于反流性食管炎及胆汁反流的治疗，用于预防非甾体类药物引起的胃黏膜损伤，并用于十二指肠球炎的治疗。

（2）不良反应

氢氧化铝可能导致血清磷酸盐浓度降低，进而造成骨组织内磷的流失，因此骨折患者、低磷血症患者使用可能会增加骨软化、骨质疏松和再次骨折的风险。肾衰竭者长期使用氢氧化铝，可能引起骨软化、痴呆及贫血等不良反应。长期大剂量使用氢氧化铝可导致严重的便秘，粪结块可能引起肠梗阻。

碳酸钙口服后在胃内释放大量 CO_2，可能出现呃逆、腹胀和嗳气等不良反应。长期大量服用本药，因胃酸被中和，壁细胞分泌胃泌素的反馈性抑制作用减弱，可引起胃酸分泌反跳性增高。同时，由于大便中较多碳酸钙、磷酸钙可能引起便秘。大剂量服用碳酸钙可能发生高钙血症，并导致钙在眼结膜和角膜形成钙沉积。

碳酸氢钠口服后在胃里产生大量 CO_2，可引起呃逆、嗳气、胃胀等不良反应，并可能刺激溃疡部位，增加严重溃疡病患者胃、十二指肠溃疡穿孔的危险。胃内压和 pH 值升高还可能刺激胃幽门部，反射性引起胃泌素释放，继发性胃酸分泌增加。少数患者有胃痉挛、口渴等不良反应，长期应用可出现食欲减退、恶心、呕吐等碱中毒症状。

铝碳酸镁不良反应少而轻微，偶见便秘、稀便、口干和食欲缺乏。大剂量服用可导致软糊状便、大便次数增多、腹泻和呕吐，少数患者有过敏反应。此外，铝碳酸镁还可能干扰四环素类药物的吸收。

4. 常用制剂及贮存要求

（1）氢氧化铝

1）0.3 g、0.5 g，片剂，密封，干燥处保存；100 mL：4 g，凝胶剂，密封，防冻保存。

2）复方氢氧化铝片：每片含氢氧化铝 0.245 g、三硅酸镁 0.105 g、颠茄流浸膏 0.002 6 g，密封，置干燥处保存。

（2）碳酸钙

0.2 g（以钙计）、0.3 g（以钙计），片剂，密封保存；0.125 g、20.5 g，咀嚼片，遮光，密闭，置室温干燥处保存；0.1 g（以钙计），胶囊，密封，置干燥处保存；5 g：0.25 g，颗粒剂，遮光，密封，不超过 25 ℃保存；2 g：0.2 g（以钙计），泡腾颗粒，密封、遮光，置干燥处保存；148 mL：11.84 g，口服混悬液（以碳酸钙计），密封，置干燥处保存。

（3）碳酸氢钠

1.25 g、0.3 g、0.5 g，片剂，密封，干燥处保存。

（4）铝碳酸镁

0.5 g，片剂，密封保存；200 mL：20 g，混悬液，密闭，在阴凉（不超过 20 ℃）处保存；0.5 g，咀嚼片，密封保存；2 g：0.5 g，颗粒，密封、遮光保存。

二、胃黏膜保护药

1. 代表药物结构与性质

米索前列醇，是一种前列腺素 E_1 的衍生物，在室温下很不稳定，会发生热差向异构化变成 8-异构体。对 pH 值和温度极为敏感，在酸性和碱性中脱羟基，转化为 A 型前列腺素，并异构化为 B 型前列腺素。本品为淡黄色黏稠油状物，微有特臭，在二氧甲烷中极易溶解，在甲醇、乙醇和甲酸乙酯中易溶，在水中几乎不溶。口服吸收迅速。

硫糖铝，是一种蔗糖硫酸酯的碱式铝盐，口服后可释放出铝离子和八硫酸蔗糖复合离子。本品为白色或类白色粉末，无臭，有引湿性，在水、乙醇或三氯甲烷中几乎不溶，在稀盐酸或稀硫酸中易溶，在稀硝酸中略溶。

枸橼酸铋钾，是一种组成不定的含铋复合物。本品为白色粉末，有引湿性，在水中极易溶解，在乙醇中极微溶解。

2. 药理作用及作用机制

（1）药理作用

米索前列醇能够促进消化性溃疡愈合或缓解症状。它通过抑制胃酸和胃蛋白酶的分泌，同时增加胃黏液和 HCO_3^- 的分泌，从而增强黏膜的屏障功能，对胃、十二指肠黏膜具有保护作用。

硫糖铝可使胃蛋白酶失活，在酸性环境中与胃内渗出的蛋白质结合成凝胶状物，覆盖于胃黏膜表面，有效阻止 H^+ 的扩散，进而保护胃黏膜。

枸橼酸铋钾能够形成一层保护膜，覆盖于溃疡表面，与胃蛋白酶结合抑制其活性，促进前列腺素的释放，增加黏液、HCO_3^- 的分泌，改善胃黏膜血流情况并抗幽门螺杆菌。

（2）作用机制

米索前列醇有强大的细胞保护作用，在体内能发挥类似内源性前列腺素作用。它能与胃壁细胞的前列腺素受体结合，抑制由基础胃酸、组胺、胃泌素、食物刺激等所致的胃酸和胃蛋白酶分泌，这可能与影响腺苷酸环化酶的活性，从而降低壁细胞环腺苷酸水平有关。此外，它还可以激动胃黏膜浅表上皮的前列腺素受体，增加胃黏液和 HCO_3^- 的分泌，促进胃黏膜受损上皮细胞的重建和增殖，从而增强黏膜的屏障功能和胃黏膜血流量。

硫糖铝口服后，在酸性胃液中解离为氢氧化铝和带负电荷的硫酸糖复合物。这些复合物与黏膜表面带正电荷蛋白质结合，形成大分子复合物，覆盖于溃疡表面，形成一层保护屏障，阻止胃酸、胃蛋白酶和胆汁酸对溃疡面的侵蚀。同时，它可以吸附胃蛋白酶和胆汁酸，抑制其活性。此外，它还可以促进胃、十二指肠黏膜合成前列腺素，进一步增强黏液 HCO_3^- 屏障的保护作用。在溃疡区域，硫糖铝能诱导表皮生长因子、碱性成纤维细胞生长因子积聚，从而促进组织修复。硫糖铝还能抑制幽门螺杆菌的增殖，阻止幽门螺杆菌产生的蛋白酶和脂酶对黏膜的破坏。

枸橼酸铋钾与溃疡坏死组织中的蛋白质或氨基酸结合，形成氧化铋胶体，覆盖溃疡表面，隔绝胃酸、酶、食物对溃疡黏膜的侵蚀，起到保护作用。此外，它还可以与胃蛋白酶发生螯合反应而使其灭活，有杀灭幽门螺杆菌的作用。

【知识链接】

抗酸剂与其他药物的相互作用

（1）铝、镁剂（如铝碳酸镁）等，与阿奇霉素、喹诺酮类、四环素类、H_2 受体阻断剂、左甲状腺素的口服制剂合用可以使后者的吸收减少，如需合用，服用时间应间隔两小时以上。

（2）含镁的抗酸剂可促进格列本脲的吸收，进而引发低血糖反应，因此两类药物不宜合用。

（3）碳酸钙与氧化镁等有轻泻作用的抗酸剂联合应用时，可减少嗳气、便秘等不良反应。

（4）碳酸钙与噻嗪类利尿药合用，可增加肾小管对钙的重吸收从而增加高钙血症的风险。

（5）氢氧化铝与西咪替丁或雷尼替丁等 H_2 受体拮抗剂合用时，可使后者吸收减少，不提倡一小时内同用。

3. 临床应用与不良反应

（1）临床应用

米索前列醇主要用于治疗胃、十二指肠溃疡及急性胃炎引起的消化道出血。对于关节炎患者因服用非甾体抗炎药（NSAID）而引起的胃、十二指肠溃疡，米索前列醇能保障患者继续使用非甾体抗炎药。此外，它还可以预防使用非甾体抗炎药所致的溃疡或慢性胃出血。

硫糖铝临床主要用于治疗消化性溃疡、胃食管反流病，还可用于防治上消化道出血。

枸橼酸铋钾主要用于胃和十二指肠溃疡的治疗，以及慢性浅表性胃炎以及伴有幽门螺旋杆菌感染的情况。

（2）不良反应

米索前列醇最常见的不良反应有腹部不适、腹泻，与抗酸药尤其是含镁离子的抗酸药合用，会加重此不良反应。米索前列醇会引起子宫收缩，因此孕妇禁用。其他可能有轻度的恶心、呕吐、腹痛、消化不良、头晕，眩晕，乏力等不良反应。

长期使用硫糖铝可致便秘，偶有恶心、胃部不适、腹泻、皮疹、瘙痒及头晕等不良反应。有习惯性便秘、肾功能不全者，不宜长期服用。

枸橼酸铋钾无明显不良反应。服用后口中可能带有氨味，可使舌苔及粪便呈黑色，停药后可消失。个别患者可能出现恶心、便秘等消化道不良反应。

4. 常用制剂及贮存要求

（1）米索前列醇：0.2 mg，片剂，遮光，密封，在阴凉（不超过20 ℃）干燥处保存。

（2）硫糖铝：0.25 g，片剂、胶囊，密封保存；5 mL∶1 g，混悬凝胶，遮光，密封，室温保存；10 mL∶1 g，混悬液，遮光，密封，在阴凉干燥处（不超过20 ℃）保存。

（3）枸橼酸铋钾：0.3 g（含铋0.11 g），片剂，遮光，密封，在阴凉（不超过20 ℃）保存；1.0 g（含铋0.11 g）、1.2 g（含铋0.11 g），颗粒剂，遮光，密封，在干燥处（10～30 ℃）保存；0.3 g，胶囊剂，遮光，密封，在干燥处保存。

【练一练】 --

案例分析

案例介绍：患者赵某某，女性，70岁，既往有高血压病十五年、骨质疏松症五年。一年前因腰背部疼痛自行服用布洛芬、扶他林等镇痛药物，断断续续服用至今。两个月前因上腹经常不适伴反酸、嗳气去社区医院就诊，胃镜显示慢性胃炎伴糜烂，予泮托拉唑治疗，症状有所好转后自行停药。五天前夜间出现上腹疼痛，排柏油样便一次、呕吐咖啡色胃内容物一次，并伴恶心、头晕、心悸。急诊收治入院。

入院后治疗经过：入院后检查，神志清晰，呈现贫血貌，体温36.5 ℃，血压100/60 mmHg，心率110次/分钟，腹软，左上腹轻压痛，大便隐血试验检查结果强阳性（＋＋＋），血常规显示血红蛋白9 g/L，心电图提示窦性心动过速。急诊胃镜示十二指肠球部溃疡，并伴有黏膜糜烂、坏死以及活动性渗血。诊断为非甾体抗炎药致消化性溃疡出血。给予禁食、静脉营养支持、嘱停用非甾体抗炎药镇痛药物，泮托拉唑40 mg 静滴，一日两次。三天后病情稳定，患者要求出院，出院医嘱口服泮托拉唑肠溶片40 mg、一日一次，米索前列醇片0.2 mg、一日四次。

用药分析：

（1）布洛芬、扶他林等非甾体抗炎药，其作用机制主要通过抑制环氧化酶减少炎性介质前列腺素的生成，从而发挥抗炎、镇痛、解热作用。在发挥治疗效果的同时，会有胃肠道不良反应。长期口服非甾体抗炎药的患者，10%～25%出现消化性溃疡，甚至有严重的并发症，如出血或穿孔。

（2）注射用泮托拉唑主要用于治疗十二指肠溃疡、胃溃疡、急性胃黏膜病变等引起的上消化道出血，短期使用适用于不易口服药物的患者，一旦患者可以口服，则不可继续使用。

（3）米索前列醇开始时治疗应最少持续四周，可用于预防非甾体抗炎药引起的消化性溃疡。根据患者的临床状况，剂量个体化。

（4）对于有腹泻易发因素的患者，为了降低腹泻的风险，米索前列醇应与食物同服，并尽量避免使用含镁的抗酸剂。

思考与练习

1. 简述抗酸药的药理作用。
2. 简述胃黏膜保护药的临床应用及不良反应。
3. 案例分析：田某某，女性，28岁。餐馆老板，所开餐馆生意火爆，日常饮食时间无规律，经常过餐点才吃饭，饮食嗜酒喜辣。半年前开始经常出现上腹不适，反酸、嗳气。因生意繁忙，未及时就医。今日晨起呕吐二次，呕吐物为酸性液体伴有胆汁。

试结合田某日常生活习性，分析其得病原因并推荐用药，说明其用药注意事项。

第二节　抑酸剂

 学习目标

◆ 熟悉抑酸剂的分类；
◆ 了解抑酸剂的结构与性质；
◆ 熟悉抑酸剂药理作用及作用机制；

◆ 掌握抑酸剂临床应用与不良反应；

◆ 掌握抑酸剂常用制剂及贮存要求。

抑酸剂，即抑制胃酸分泌的药物，是治疗胃部疾病的首要手段。有效抑制胃酸分泌是促进溃疡愈合的关键步骤。胃酸主要由胃壁细胞分泌，在胃壁细胞上存在组胺受体、M 胆碱受体和胃泌素受体等多种受体，当乙酰胆碱、胃泌素、组胺分别与相应受体结合，通过一系列复杂的生化过程，最终激活 $H^+ - K^+ -$ ATP 酶（也称质子泵），这种酶的作用是使壁细胞分泌 H^+，再由质子泵泵入胃腔内，从而形成胃酸。抑酸剂的主要作用机制是通过阻断上述胃酸分泌的不同阶段，达到抑制胃酸分泌的目的。因此，根据作用机制，抑酸剂主要分为 H_2 受体拮抗剂、质子泵抑制剂以及钾竞争性酸阻滞剂等。

一、H_2 受体拮抗剂

1. 代表药物结构与性质

H_2 受体拮抗剂结构主要由三部分组成：碱性芳环药效团、氢键键合极性药效团、柔性链。其中，西咪替丁对应氢键键合极性药效团为氰基胍，雷尼替丁对应氢键键合极性药团为硝基脲，法莫替丁对应氢键键合极性药团为氨基磺酰脒基。

西咪替丁，又名甲氰咪胍，是第一代 H_2 受体拮抗剂。它是基于甲硫咪脲结构改造而来，通过用胍基取代甲硫咪脲上的硫脲基，并在胍基的亚氨基氮上引入吸电子的氰基以降低胍基的碱性，从而得到咪唑类化合物。本品为白色或类白色结晶性粉末，几乎无臭，在甲醇中易溶，在乙醇中溶解，在异丙醇中略溶，在水中微溶，在稀盐酸中易溶。

雷尼替丁，作为第二代 H_2 受体拮抗剂，用呋喃环替代了西咪替丁结构中的咪唑环，在环上引入二甲氨基甲基以保持碱性，将侧链末端的氰基亚氨替换为硝基甲叉基，从而得到呋喃类药物雷尼替丁。本品为类白色至淡黄色结晶性粉末，有异臭，极易潮解，吸潮后颜色变深，在水或甲醇中易溶，在乙醇中略溶，在丙酮中几乎不溶。

法莫替丁，作为第三代 H_2 受体拮抗剂，用噻唑环替代西咪替丁结构中的咪唑环，侧链末端的氰基胍基替换为氨磺酰脒基，从而得到噻唑类药物法莫替丁。本品为白色或类白色的结晶性粉末，遇光色变深，在甲醇中微溶，在丙酮中极微溶解，在水或三氯甲烷中几乎不溶，在冰醋酸中易溶。

尼扎替丁，含有噻唑环，也是第三代 H_2 受体拮抗剂。本品为白色至灰白色结晶粉末，易溶于氯仿，溶于甲醇，略溶于水或缓冲溶液，微溶于乙酸乙酯或异丙醇，不溶于苯、二乙醚或辛醇。

2. 药理作用及作用机制

（1）药理作用

H_2 受体拮抗剂通过抑制胃酸分泌，保护胃黏膜及溃疡部分免受胃酸侵蚀，达到预防溃疡产生及促进溃疡面愈合的作用。西咪替丁对基础胃酸分泌、夜间胃酸分泌及各种刺激引起的胃酸分泌均有抑制作用，对十二指肠溃疡的疗效比胃溃疡好，此外还具有抗雄激素作用；雷尼替丁活性是西咪替丁的四至九倍，其生物效价是西咪替丁的五至十二倍；法莫替丁抑制胃酸分泌的作用是西咪替丁的四十至五十倍，特异性高，抑制夜间胃酸分泌作用显著，对胃酸分泌量的抑制能维持十二小时以上，长期服用无激素拮抗作用；尼扎替丁抑制胃酸分泌的作用是西咪替丁的八至九倍，抑制夜间胃酸分泌作用显著，无抗雄激素和促催乳素分泌的作用。

（2）作用机制

H_2 受体拮抗剂对胃壁细胞上的 H_2 受体具有高度选择性，通过竞争性拮抗 H_2 受体，显著抑制组胺引起的胃酸分泌。H_2 受体拮抗剂不仅可以抑制基础胃酸分泌，也显著抑制促胃泌素、胆碱受体激动药及迷走神经兴奋等引起的胃酸分泌。

3. 临床应用与不良反应

（1）临床应用

西咪替丁主要用于治疗十二指肠溃疡、胃溃疡、反流性食管炎以及应激性溃疡及草-艾综合征。

雷尼替丁主要用于复合溃疡、多发性溃疡、幽门管溃疡等，均有良好疗效，对阿司匹林、吲哚美辛引起的胃、十二指肠黏膜损伤具有保护和对抗作用。

法莫替丁主要用于治疗胃溃疡、十二指肠溃疡、吻合口溃疡、上消化道出血和反流性食管炎等。

尼扎替丁主要用于活动性十二指肠溃疡、十二指肠溃疡愈合后的维持治疗、内镜诊断的食道炎（包括糜烂和溃疡性食道炎）、胃食管反流性疾病以及因胃食管反流性疾病出现的胃灼热（烧心）症状，适用于治疗良性胃溃疡。

（2）不良反应

H_2 受体拮抗剂可引起便秘、腹痛腹泻、头痛、头晕、皮疹、肌痛、疲劳、嗜睡等不良反应。西咪替丁可能导致男性乳房发育、精子减少，女性乳溢等，突然停药易导致胃酸酸度反跳性升高，有使溃疡穿孔的危险；雷尼替丁、法莫替丁可能引起可逆性精神错乱、致幻和抑郁、定向力障碍和木僵等不良反应；尼扎替丁最常见不良反应为贫血和荨麻疹。

4. 常用制剂及贮存要求

（1）西咪替丁：200 mg、400 mg、800 mg，片剂；200 mg，胶囊剂；200 mg、400 mg，注射剂，密封保存。

（2）雷尼替丁：150 mg、300 mg，片剂；150 mg，胶囊剂，遮光，密封，在干燥处保存。

（3）法莫替丁：10 mg、20 mg、40 mg，片剂；20 mg，胶囊剂，遮光，密封保存。

（4）尼扎替丁：150 mg，片剂；150 mg，分散片；150 mg，胶囊剂，密闭，在干燥处保存。

【知识链接】

H_2 受体阻断剂用药安全

（1）一般不推荐儿童使用。

（2）胃溃疡患者用药前需先排除胃癌的可能性。

（3）长期使用需定期监测肾功能及血常规，肾功能不全者需酌情减量使用。

（4）餐后服药效果优于餐前，故不宜与促胃肠动力药联合使用。

（5）因可能引起幻觉、定向力障碍等症状，驾车、高空作业、操作精密仪器时慎用，或服药后六小时以上再工作；高龄老年人慎用，以免引起精神紊乱、语言含糊甚至昏迷等。

二、质子泵抑制剂

1. 代表药物结构与性质

质子泵抑制剂是一种以苯并咪唑为母核，含有亚磺酰基、吡啶环的脂溶性化合物。奥美拉唑是第一代不可逆型质子泵抑制剂，对奥美拉唑进行结构改造，可以得到兰索拉唑、泮多拉唑、雷贝拉唑、埃索美拉唑等。

奥美拉唑，是一种两性化合物。本品为白色或类白色结晶性粉末，无臭，遇光易变色，在二氯甲烷中易溶，在甲醇或乙醇中略溶，在丙酮中微溶，不溶于水，在 0.1 mol/L 氢氧化钠溶液中溶解。其水溶液稳定性易受 pH 值、光线、重金属离子、氧化剂等多种因素影响，在碱性条件下比较稳定，在酸性条件下容易分解。

兰索拉唑，是第二代不可逆型质子泵抑制剂，为奥美拉唑侧链中导入含氟的烷氧基所得。本品为白色或类白色结晶性粉末，无臭，遇光及空气易变质。在 N，N-二甲基甲酰胺中易溶，在甲醇中溶解，微溶于乙醇，水中几乎不溶。

泮托拉唑，是第三代不可逆型质子泵抑制剂，在奥美拉唑基本结构基础上，在吡啶环 4 位上去甲基所得。本品为白色或类白色结晶性粉末，其稳定性易受光线、重金属离子、氧化性和还原性成分等多种因素影响。尤其在酸性条件下可出现变色和聚合现象。在水或甲醇中易溶，在三氯甲烷或乙醚中几乎不溶。

雷贝拉唑，也是第三代不可逆型质子泵抑制剂。本品为白色至微黄色的粉末，无味，极具引湿性。在水或甲醇中极易溶解，在乙醇或二氯甲烷中易溶，不溶于醚或正己烷。在酸性溶液中迅速分解，在碱性溶液中稳定。

埃索美拉唑，又称艾司奥美拉唑，是奥美拉唑的 S 异构体。本品为白色至黄色至灰色粉末或晶体，极易溶于水，易溶于 95% 乙醇，微溶于甲醇和乙醇。

2. 药理作用及作用机制

（1）药理作用

质子泵抑制剂通过抑制胃酸分泌，发挥抗幽门螺杆菌作用、抗溃疡作用以及改善胃黏膜病变作用。

（2）作用机制

质子泵抑制剂在碱性环境中不易解离，可通过细胞膜进入低 pH 值环境的胃壁细胞的分泌小管内，质子化后转变为次磺酸活性体，然后立即与 H^+-K^+-ATP 酶上半胱氨酸残基的巯基以二硫键共价结合，形成酶-抑制剂复合物，使 H^+-K^+-ATP 酶不可逆地失活，从而抑制胃酸分泌，以此降低胃酸对胃黏膜的损伤。

3. 临床应用与不良反应

（1）临床应用

质子泵抑制剂适用于胃溃疡、十二指肠溃疡、胃食管反流病和草－艾氏综合征（胃泌素瘤），也适于胃溃疡急性胃黏膜病变，复合性胃溃疡等溃疡伴出血、呕吐或不能进食的情况，以及顽固性溃疡的治疗。此外，质子泵抑制剂还适用于非甾体抗炎药治疗引起的胃溃疡患者，还可用于预防大手术或严重外伤引起的应激性溃疡。

（2）不良反应

质子泵抑制剂最常见不良反应为头痛、腹痛、便秘、腹胀、腹泻、恶心、呕吐等，有些患者还可能发生胃黏膜细胞增生和萎缩性胃炎，此外还可能导致低镁血症、骨折以及艰难梭菌性腹泻。

4. 常用制剂及贮存要求

（1）奥美拉唑：10 mg、20 mg，片剂、缓释剂、肠溶片剂；20 mg，肠溶胶囊剂，遮光，密封，在阴凉干燥处保存；40 mg，注射用粉针剂，遮光，不超过 25 ℃ 密封保存。

（2）兰索拉唑：15 mg、30 mg，肠溶片剂，遮光，密封，在阴凉干燥处（不超过 20 ℃）保存；15 mg、30 mg，胶囊剂，常温（10～30 ℃）保存；30 mg，注射剂，遮光，密封，25 ℃ 以下保存。

（3）泮托拉唑：40 mg，肠溶片剂、肠溶胶囊剂，遮光，密封，在凉暗处（不超过 20 ℃）保存；40 mg，注射用粉针剂，25 ℃ 以下遮光保存。

（4）雷贝拉唑：10 mg、20 mg，肠溶片，室温保存，开封后保存时注意防潮；20 mg，注射剂，遮光，密封，阴凉干燥处（不超过 20 ℃）保存。

（5）艾司奥美拉唑：20 mg、40 mg，肠溶片，密封保存；40 mg，注射剂，遮光，密封保存。

三、钾竞争性酸阻滞剂

1. 代表药物结构与性质

伏诺拉生，是一种吡啶类化合物，含有甲胺基和磺酰基。本品为白色至近白色结晶或结晶性粉末，在酸性环境中稳定，无须制成肠溶制剂，微溶于二甲亚砜，微溶于 N，N－二甲基乙酰胺、甲醇和水，几乎不溶于丙醇和乙腈。

2. 药理作用及作用机制

（1）药理作用

钾竞争性酸阻滞剂通过抑制胃酸的生成，从而抑制胃肠道上部黏膜损伤的形成。

（2）作用机制

钾竞争性酸阻滞剂通过钾离子竞争性、可逆性方式与 H^+-K^+-ATP 酶以非共价键（氢键和离子键）结合，从而抑制 H^+-K^+-ATP 酶的活性，可长时间停留于胃壁细胞部位，阻滞质子泵 K^+ 与 H^+ 的交换，从而抑制胃酸的生成。

3. 临床应用与不良反应

（1）临床应用

钾竞争性酸阻滞剂适用于反流性食管炎，与适当的抗生素联用可以根除幽门螺杆菌。

（2）不良反应

钾竞争性酸阻滞剂主要不良反应有药物超敏反应（包括过敏性休克）、药物性皮炎、荨麻疹、血细胞减少症、血小板减少、肝功能损害、中毒性表皮坏死松解症、史蒂文斯－约翰逊综合征、多形性红斑、严重的结肠炎伴血便如艰难梭菌相关性腹泻等。

4. 常用制剂及贮存要求

富马酸伏诺拉生：10 mg、20 mg，片剂，30 ℃以下密闭保存。

【练一练】

案例分析

案例介绍：患者汪某某，男性，48 岁，因长期饮食不规律及工作压力大，出现上腹部疼痛，并伴有反酸、嗳气等症状。经胃镜检查，诊断为十二指肠溃疡。溃疡面积较大且深，累及十二指肠后壁，且伴有出血症状。经过多次内镜下止血治疗后，病情得到控制。患者幽门螺杆菌检测阳性，医生建议患者接受幽门螺杆菌根除治疗，以减少溃疡复发的风险。

药物治疗经过：患者服用泮多拉唑肠溶片 40 mg、阿莫西林胶囊 1 g、克拉霉素胶囊 0.5 g，均为一天两次，疗程十天。后期泮多拉唑肠溶片继续服用两周，同时嘱治疗过程中注意饮食规律，避免辛辣、刺激性食物，保持良好心态和生活习惯。经过系统治疗，患者病情得到明显改善，疼痛等症状逐渐消失。

用药分析：

（1）质子泵抑制剂是治疗十二指肠溃疡的首选药物，一定要足疗程治疗二至四周。此外可以加用黏膜保护剂以增强治疗效果，如替普瑞酮、瑞巴派特等。

（2）十二指肠溃疡常与幽门螺杆菌感染有关，因此需要检测幽门螺杆菌。如果幽门螺杆菌呈阳性，需要进行抗幽门螺杆菌治疗，常用三联或四联疗法，规范、系统的治疗两周，以根治感染。

（3）泮多拉唑肠溶片服用时不能咀嚼或咬碎，应在早餐前一小时完整服用。为根除幽门螺杆菌感染而使用联合疗法时，每日第二次服药应在晚餐前进行。

（4）联合疗法一般持续七天，如果后期症状持续存在，需继续服用泮多拉唑以保证溃疡的完全愈合，用药应遵守治疗十二指肠溃疡的推荐剂量。通常十二指肠溃疡在两周内愈合，如果两周疗程不够，可继续延长治疗两周。

思考与练习

1. 简述 H_2 受体拮抗剂、质子泵抑制剂的药理作用。

2. 简述抗酸药的基本化学结构特点。

3. 案例分析：患者祝某某，男性，45 岁，因长期胃灼热、反酸就诊，经胃镜检查，示食管下段黏膜糜烂、溃疡，同时存在食管裂孔疝。经过实验室一系列检查和诊断性治疗，最终确诊。

试根据案例特点，分析祝某某的疾病并推荐用药，同时说明用药注意事项。

第三节　解痉药、胃肠动力药和治疗功能性胃肠病药

 学习目标

- ◆ 熟悉解痉药、胃肠动力药和治疗功能性胃肠病药的分类；
- ◆ 了解解痉药、胃肠动力药和治疗功能性胃肠病药的结构与性质；
- ◆ 熟悉解痉药、胃肠动力药和治疗功能性胃肠病药理作用及作用机制；
- ◆ 掌握解痉药、胃肠动力药和治疗功能性胃肠病药临床应用与不良反应；
- ◆ 掌握解痉药、胃肠动力药和治疗功能性胃肠病药常用制剂及贮存要求。

解痉药以 M 胆碱受体阻断剂为主，主要作用于消化道，能够减弱食管、胃和小肠的蠕动，松弛消化道括约肌，从而减慢胃的排空和小肠转运速度，同时还可以减弱胆囊的收缩和降低胆内压力，进而减弱结肠的蠕动，减慢结肠内容物的转运。临床上解痉药包括莨菪生物碱类及其衍生物，以及人工合成的类似药物。

当胃动力障碍时，可能出现胃内容物排空延缓，进而引发腹胀、胃灼热、恶心呕吐等消化不良症状，可能进一步引起功能性消化不良、肠易激综合征、便秘等疾病出现。胃肠动力药通过增加胃肠运动，增强肌肉收缩，促进和刺激胃肠排空，同时抑制胃酸的分泌，改善症状。常用的胃肠动力药有多巴胺 D_2 受体阻断剂，如甲氧氯普胺、多潘立酮，以及选择性 5 - HT_4 受体激动剂，如莫沙必利、西沙必利等。

功能性胃肠病是指具有腹胀、腹痛、腹泻及便秘等消化系统症状，但缺乏器质性疾病（如胃炎、肠炎等）或其他证据的一组疾病，可伴有全身性神经官能症状。治疗药物包括助消化药，如胃蛋白酶、胰酶、乳酶生等；止吐药，如苯海拉明、阿托品、多潘立酮、氯丙嗪、昂丹司琼等；止泻药，如蒙脱石、地芬诺酯、洛哌丁胺等；泻药，如硫酸镁、酚酞、甘油、乳果糖、聚乙二醇、比沙可啶等；微生态制剂，如双歧三联活菌制剂、地衣芽孢杆菌制剂等。

一、解痉药

1. 代表药物结构与性质

颠茄，是一种从茄科植物颠茄全草中提取的生物碱类成分，是一类莨菪烷衍生物，是由吡咯啶和哌啶类骈合而成的杂环，是莨菪醇和莨菪酸缩合成的一元酯。本品为类白色至淡黄色粉末，味苦，可溶于氯仿、乙醚、苯、丙酮、乙醇。

阿托品，是从茄科植物颠茄、曼陀罗或莨菪中提取分离得到的一种生物碱，是莨菪碱的

外消旋体，同时也是托品酸的叔胺生物碱脂，碱性较强。本品为无色结晶或白色结晶性粉末，无臭，在水中极易溶解，在乙醇中易溶，在三氯甲烷、丙酮和乙醚中难溶。

山莨菪碱，是从茄科植物唐古特莨菪中分离出的一种生物碱，是一种左旋体，简称654，常用的为人工合成的消旋体，称为654-2。本品为白色结晶或结晶性粉末，无臭，在乙醇中易溶，在水中溶解。

东莨菪碱，是一种以洋金花为原料提取得到的生物碱，能与多种无机或有机酸生成结晶盐，在稀碱中易消旋化。本品为白色或类白色结晶性粉末，无臭或几乎无臭，易溶于乙醇、乙醚、氯仿、丙酮，微溶于苯和石油醚。

溴丙胺太林，又名普鲁本辛，是一种季胺类阿托品合成类似物。本品为白色或类白色的结晶性粉末，无臭，味极苦，在水、乙醇中极易溶解，不溶于乙醚。

2. 药理作用及作用机制

（1）药理作用

颠茄能解除胃肠道平滑肌痉挛，同时抑制腺体分泌，并具有镇痛作用。

阿托品药理作用广泛，但组织选择性不高，主要作用于心血管、平滑肌、眼和腺体等组织器官。阿托品作用于心脏，能短暂性地使心率轻度减慢，较大剂量时可能导致心率加快、皮肤血管舒张，对组织器官微循环小血管痉挛有明显解痉作用，中枢兴奋作用明显增强。对多种内脏平滑肌，有松弛作用，尤其是过度活动或痉挛性收缩的内脏平滑肌，其中对胃肠道平滑肌强烈蠕动或痉挛所致的绞痛疗效最好，能降低胃肠道蠕动的收缩幅度和频率，对输尿管和膀胱逼尿肌痉挛引起的绞痛效果次之，对胆道、支气管、子宫平滑肌的解痉作用最弱；作用于眼部，主要是散瞳、升眼压和调节麻痹三种效应；作用于腺体，可以使腺体分泌减少，尤其唾液腺和汗腺，对胃酸的作用影响较小。

山莨菪碱有明显抗胆碱作用，解除血管平滑肌痉挛和微循环障碍作用强大，解除平滑肌痉挛及升压作用与阿托品相似，抑制腺体分泌、散瞳作用比阿托品弱，不易通过血脑屏障，很少出现中枢作用，排泄快。

东莨菪碱抑制腺体分泌和散瞳、调节麻痹作用比阿托品强，易通过血脑屏障和胎盘屏障，治疗剂量东莨菪碱即对大脑皮层有明显的抑制作用和镇静催眠作用，表现为疲劳、困倦、少梦等。此外，东莨菪碱还有舒张血管、改善微循环及抗晕船、晕车的作用。

与阿托品相比，溴丙胺太林选择性缓解胃肠道平滑肌痉挛作用较强且持久，中枢副作用较弱。

（2）作用机制

M胆碱受体存在于副交感神经节后纤维所支配的效应器中，如胃肠道平滑肌、膀胱逼尿肌、瞳孔括约肌、腺体、心脏等。M受体阻断剂通过阻断乙酰胆碱和拟胆碱药与受体的结合，拮抗它们对M胆碱受体的激动效应。

3. 临床应用与不良反应

（1）临床应用

颠茄常用于缓解胃痉挛、胃十二指肠溃疡、胆绞痛、输尿管结石等引起的腹痛，以及胃炎、胃痉挛引起的呕吐和腹泻，此外，它还能有效治疗迷走神经兴奋导致的多汗、流涎、心率慢、头晕等症状。

阿托品主要适用于缓解各种内脏绞痛，特别是胃绞痛及膀胱刺激症状，但对胆绞痛、肾绞痛的疗效差；作用于迷走神经过度兴奋所致的窦房阻滞、房室阻滞等缓慢型心律失常，也可激发于窦房结功能低下而出现的室性异位节；此外，它还能用于解救有机磷酸酯类中毒；在眼科方面它可用于治疗虹膜睫状体炎、验光以及检查眼底；阿托品还常用于全身麻醉前给药，以减少呼吸道腺体和唾液腺的分泌，并可用于严重盗汗和流涎症的治疗。

山莨菪碱常用于感染中毒性休克、血管痉挛和栓塞引起的循环障碍，以及用于解除平滑肌的痉挛、胃肠绞痛、胆道痉挛、有机磷中毒等症状。

东莨菪碱常用于胃肠道痉挛、胆绞痛、肾绞痛、胃肠道蠕动亢进的治疗，还可用于麻醉前给药、晕动病、感染性休克、有机磷农药中毒等方面。

溴丙胺太林主要用于胃肠痉挛性疼痛。

（2）不良反应

M胆碱受体阻断剂主要不良反应包括口鼻咽喉及皮肤干燥、便秘、出汗减少、瞳孔散大、视物模糊、眼睑炎、眼压升高、排尿困难、心悸、眩晕、兴奋、烦躁、皮肤潮红、胃肠动力低下、胃食管反流等。

4. 常用制剂及贮存要求

（1）颠茄：10 mg，片剂；0.03%（以生物碱计），酊剂；复方颠茄片，含颠茄浸膏0.01 g，苯巴比妥0.015 g，密封保存。

（2）硫酸阿托品：0.3 mg，片剂；1 mL∶0.5 mg、1 mL∶1 mg、5 mL∶25 mg，注射液，密闭保存。

（3）消旋山莨菪碱片：5 mg；氢溴酸山莨菪碱片：5 mg；盐酸消旋山莨菪碱注射液：1 mL∶10 mg，密封保存。复方消旋山莨菪碱滴眼液：5 mL，密闭，在凉暗处（遮光并不超过20 ℃）保存。

（4）氢溴酸东莨菪碱片：0.3 mg；丁溴东莨菪碱胶囊：10 mg；丁溴东莨菪碱注射液：1 mL∶20 mg，遮光，密封保存。

（5）溴丙胺太林：15 mg，片剂，密封保存。

【知识链接】..

关于阿托品

阿托品化是抢救有机磷农药中毒时使用阿托品剂量适量时的表现，其指标为瞳孔较前散大、口干、皮肤干燥、颜面潮红、心率加快等。当患者出现阿托品化表现后应减量，延长给药间隔时间。

阿托品中毒表现为瞳孔散大、颜面潮红、皮肤干燥、高热、意识模糊、狂躁不安、幻觉、谵妄、抽搐、心动过速、尿潴留，严重者可陷入昏迷和呼吸麻痹。

二、胃肠动力药

1. 代表药物结构与性质

甲氧氯普胺，又名胃复安，含叔胺和芳伯氨基结构，是一种苯甲酰胺衍生物，具有碱性，可与酸成盐，与硫酸共热以后显紫黑色，加水后有绿色荧光，碱化后消失。本品为白色结晶性粉末，无臭，溶于三氯甲烷，略溶于乙醇或丙酮，极微溶于乙醚，不溶于水。

多潘立酮，又名吗丁啉，是一种苯咪唑类化合物。本品为白色或类白色结晶性粉末，无臭，在甲醇中极微溶解，在水中几乎不溶，在冰醋酸中易溶。多潘立酮极性大，不易通过血脑屏障，对脑内多巴胺受体无抑制作用，因此中枢神经系统副作用较少。

西沙必利，是一种苯甲酰胺衍生物，其分子结构中甲氧基和苯甲酰氨基均位于哌啶环一侧，因此为顺式结构。西沙必利具光学活性，存在四个光学异构体，药用其顺式的两个外消旋体。本品为白色或类白色结晶性粉末，无臭，易溶于冰醋酸或二甲基甲酰胺，溶于二氯甲烷，难溶于乙醇和乙酸乙酯，几乎不溶于水。

莫沙必利，是一种碱性化合物，含有多个功能团，包括苯环、吡唑环、甲基氧基乙基和甲苯基等。与酸成盐后性质稳定，常温下不易分解，常用其枸橼酸或盐酸形式。本品为白色或类白色结晶性粉末，无臭，在甲醇中溶解，在冰醋酸中易溶，在乙醇中微溶，在水或氯仿中几乎不溶。

2. 药理作用及作用机制

（1）药理作用

甲氧氯普胺具有强大的中枢性镇吐作用和胃肠道兴奋作用，此外还有刺激催乳激素释放作用。

多潘立酮作用于胃肠壁，可以增加胃肠道蠕动和张力，促进胃排空，同时协调胃窦和十二指肠运动，增强食道蠕动和食道下端括约肌张力，从而抑制恶心、呕吐，不易通过血脑屏障。

西沙必利和莫沙必利通过促进胃肠道平滑肌运动，可以改善胃肠道运动障碍的基本症状。

（2）作用机制

甲氧氯普胺为多巴胺受体阻断剂，主要通过抑制延髓化学催吐感受区（CTZ）的 D_2 受体，从而产生强大的中枢性止吐作用，此外它还能拮抗胃肠道 D_2 受体，激动肠道 5-羟色胺4（5-HT_4）受体并拮抗 5-羟色胺3（5-HT_3）受体，这些作用促进肠神经元释放乙酰胆碱，增强平滑肌收缩，从而加速胃排空，并促使小肠上部松弛，进而促进胃肠功能协调。由于甲氧氯普胺能使下食管括约肌静止压升高，并使食管蠕动收缩幅度增加，因此有助于减少食管反流。

多潘立酮是一种外多巴胺 D_2 受体拮抗剂，通过拮抗胃肠道的多巴胺 D_2 受体，促进乙酰胆碱释放，加强胃肠蠕动，从而增加食管下端括约肌张力，防止食物反流。

西沙必利、莫沙必利为选择性 5-HT_4 受体激动剂，通过兴奋胃肠道胆碱能中间神经元及肌间神经丛的 5 - HT$_4$ 受体，促进乙酰胆碱的释放，从而增强胃肠道运动，改善功能性消化不良患者的胃肠道症状，但不影响胃酸分泌。莫沙必利与大脑突触膜上的多巴胺 D$_2$ 受体、5 - HT$_4$ 受体以及 5 - HT$_2$ 受体无亲和力，因而没有这些受体阻滞所引起的锥体外系的不良反应。

3. 临床应用与不良反应

（1）临床应用

甲氧氯普胺主要用于治疗各种病因所致的恶心、呕吐、嗳气、消化不良、胃部胀满、胃酸过多等症状，也用于治疗反流性食管炎、胆汁反流性胃炎、功能性胃滞留、胃下垂、残胃排空延迟症、迷走神经切除后胃排空延缓、糖尿病性胃轻瘫等疾病，此外，还可用于尿毒症、硬皮病等胶原疾患所致的胃排空障碍。

多潘立酮主要用于治疗消化不良、腹胀、嗳气、恶心呕吐、腹部胀痛。

西沙必利常用于对其他治疗不耐受或疗效不佳的严重胃肠道动力性疾病，如慢性特发性或糖尿病胃轻瘫、慢性假性肠梗阻、胃食管反流病等。

莫沙必利主要用于功能性消化不良、胃灼热、嗳气、恶心、呕吐、上腹胀等消化道症状，也可用于胃食管反流性病、糖尿病胃轻瘫及部分胃切除患者的胃功能障碍。

（2）不良反应

甲氧氯普胺不良反应有昏睡、烦躁不安、倦怠无力。少见不良反应有乳腺肿痛、恶心、便秘、皮疹、腹泻、睡眠障碍、眩晕、严重口渴、头痛、容易激动等。注射给药可引起直立性低血压。静脉快速给药可出现躁动不安，随即可进入昏睡状态。大剂量或长期应用可能导致锥体外系反应（特别是年轻人），主要表现为帕金森综合征，可出现肌震颤、头向后倾、斜颈、阵发性双眼向上注视、发音困难、共济失调等。

多潘立酮偶见口干、头痛、失眠、神经过敏、嗜睡、倦怠、腹泻、皮疹等不良反应。因报道有严重心脏不良反应，如严重室性心律失常和心源性猝死风险，临床上谨慎使用。

西沙必利有极罕见的 Q - T 间期延长或严重室性心律失常、惊厥性癫痫和锥体外系反应、可逆性高催乳素血症等，一般不良反应有一过性腹部痉挛、肠鸣、腹泻、过敏、轻微头痛、头晕等。

莫沙必利不良反应主要表现为腹泻、腹痛、口干、皮疹及倦怠、头晕等。偶见嗜酸性粒细胞增多，甘油三酯升高及谷草转氨酶（GOT）、谷丙转氨酶（GPT）、碱性磷酸酶（AKP）、γ-谷氨酰转肽酶（GGT）升高。

4. 常用制剂及贮存要求

（1）甲氧氯普胺：5 mg、10 mg、20 mg，片剂，密封（10～30 ℃）保存；1 mL：10 mg、1 mL：20 mg，注射剂，密闭保存。

（2）多潘立酮：10 mg，片剂、胶囊剂、分散片；1 mg，混悬液，遮光，密闭保存。

（3）西沙必利：5 mg，片剂、胶囊剂，15～30 ℃干燥处保存；5 mg，干混悬剂，密闭保存，放于儿童不易拿到之处。

（4）枸橼酸莫沙必利：5 mg，片剂、胶囊剂、分散片；10 mL：5 mg，口服液，遮光，密闭保存。

三、治疗功能性胃肠病药

1. 代表药物结构与性质

乳酶生，是一种活乳酸杆菌干燥制剂，由粪链球菌、嗜酸乳杆菌及双歧杆菌制取，其有效成分为活的肠链球菌。本品为白色或淡黄色干燥粉末，有微臭，无味，难溶于水。乳酶生遇热或受潮效力降低。

昂丹司琼，其分子结构具有叔胺和咪唑结构，有一定碱性。咪唑环上 3 位碳具有手性，其异构体（R 构型）的活性较大，临床常用其外消旋体。本品为白色或类白色结晶性粉末，无臭，在甲醇中易溶，在水中略溶，在丙酮中微溶，在 0.1 mol/L 盐酸溶液中略溶。

蒙脱石，又名微晶高岭石或胶岭石，是一种颗粒极细的含水铝硅酸盐构成的层状矿物，其主要成分为八面体蒙脱石微粒，中间为铝氧八面体，上下为硅氧四面体所组成的三层片状结构，具有较高的吸水膨胀能力。蒙脱石散取天然的膨润土经水洗加工制成，呈现类白色或灰白色或微黄色或微红色细粉，加水湿润后有类似黏土的气味且颜色加深，在水、稀盐酸或氢氧化钠试液中几乎不溶。

地芬诺酯，是一种人工合成哌替啶衍生物。本品为白色或类白色的粉末或结晶性粉末，无臭，在三氯甲烷中易溶，在甲醇中溶解，在乙醇或丙酮中略溶，在水或乙醚中几乎不溶。

洛哌丁胺，其化学结构与地芬诺酯相似。本品为白色或类白色结晶粉末，几乎无臭，味苦，在乙醇或冰醋酸中易溶，在水中微溶。

硫酸镁，是一种含镁离子化合物，本品为无色结晶，无臭，有风化性，在水中易溶，在乙醇中几乎不溶，在甘油、乙醚中微溶，在丙酮中不溶。无水硫酸镁易吸水，七水硫酸镁易脱水。

酚酞，是一种弱有机酸，在 pH 值小于 8.2 的溶液里为无色内酯式结构，在 pH 值大于 8.2 溶液中为红色醌式结构，常被用来检测酸碱。本品为白色至微带黄色的结晶或粉末，无臭，在乙醇中溶解，在乙醚中略溶，在水中几乎不溶。

乳果糖，是一种半乳糖与果糖组成的二糖，与乳糖是同分异构体，结晶体为白色不规则粉末，易溶于水，本品为淡黄色澄明黏稠体，味甜。

比沙可啶，其化学结构为 4，4′-双二苯酚醋酸酯，其中 4，4′-双二苯酚部分由两个邻甲基酚基团连接而成，而醋酸酯部分则连接在 4，4′-双二苯酚的羟基氧原子上。这种结构使得比沙可啶具有较好的脂溶性。此外，比沙可啶的化学结构还使其在胃酸环境中保持一定的稳定性，不易被胃酸破坏。本品为白色或类白色结晶性粉末，无臭，在三氯甲烷中易溶，在丙酮中溶解，在乙醇或乙醚中微溶，在水中不溶。

2. 药理作用及作用机制

（1）药理作用

乳酶生是一种助消化药，有促进消化和止泻作用。

昂丹司琼是一种止吐药，有强大的止吐作用。对抗顺铂、环磷酰胺等化疗药物及放疗引起的呕吐作用迅速、强大且持久，疗效较甲氧氯普胺明显，但对晕动病引起的呕吐无效。

蒙脱石是一种止泻药，有加强和修复消化道黏膜屏障、固定和清除多种病原体及毒素的作用，也有平衡正常菌群、局部止痛作用。

地芬诺酯是一种止泻药，通过抑制肠蠕动，促进肠内水分的回吸收。

洛哌丁胺通过减缓肠蠕动，影响水电解质通过肠道而起作用，另外还可减少大便失禁和便急。洛哌丁胺不影响肠道正常菌群，止泻作用较地芬诺酯快速、强效而持久。推荐剂量对中枢神经系统无影响。

硫酸镁给药途径不同，呈现不同药理作用。通过减少水分吸收，增加肠内容物，刺激肠道蠕动，从而缓解便秘症状。口服高浓度硫酸镁溶液，或导管直接灌入十二指肠，可产生利胆作用。此外，硫酸镁溶液外用热敷患处还有消炎去肿的功效。

酚酞能促进肠蠕动，抑制肠道内水分吸收，产生缓泻作用，作用缓和，很少引起肠道痉挛。

乳果糖是一种渗透性泻药，通过刺激结肠蠕动，保持大便通畅，缓解便秘。

比沙可啶是一种刺激性泻药，通过刺激肠蠕动，产生反射性排便。

（2）作用机制

乳酶生促消化和止泻的作用机制主要是在肠内能分解糖类生成乳酸降低 pH 值，抑制肠内病原体的繁殖，并防止肠内发酵，从而减少肠产气量。

昂丹司琼是一种 $5-HT_3$ 受体拮抗剂，通过选择性拮抗中枢及迷走神经传入纤维的 $5-HT_3$ 受体，产生止吐作用。

蒙脱石具有层纹状结构和非均匀性电荷分布，能吸附消化道内病毒、病菌及其产生的毒素和气体，并将其固定在肠腔表面，使之失去致病作用，而后随肠蠕动排出体外，从而避免肠细胞被攻击因子损伤；覆盖于消化道黏膜，与黏液蛋白结合，起到防止 H^+、胃蛋白酶、胆盐、非甾体抗炎药、酒精、病毒、细菌及其毒素等对黏膜的侵害；促进损伤的消化道黏膜上皮再生；平衡消化道正常菌群，提高消化道免疫功能；通过激活凝血因子 I 和凝血因子 Ⅶ，对消化道有局部止血作用。

地芬诺酯是人工合成的阿片生物碱，有较弱的阿片样作用，但无镇痛作用。地芬诺酯通过激动肠道平滑肌上的阿片受体，提高肠平滑肌张力，减弱肠蠕动，使肠内容物通过延迟，从而促进肠内水分的吸收。

洛哌丁胺可与肠壁的阿片受体结合，抑制乙酰胆碱和前列腺素类的释放，减少肠蠕动，从而增加肠道的转运时间；通过增强肛门括约肌的张力，从而减少大便失禁。

硫酸镁是一种容积性泻药，口服后 SO_4^{2-}、Mg^{2+} 在肠道难被吸收，引起肠腔内高渗，同时将组织中的水分吸引到肠腔来，肠内容积增大，肠内保有大量水分，从而刺激肠蠕动，产生导泻作用；口服高浓度硫酸镁溶液可刺激十二指肠黏膜，反射性地引起胆管括约肌松弛，胆囊收缩，从而促进胆囊排空，产生利胆作用。

酚酞口服后，在小肠碱性肠液作用下，缓慢分解，形成可溶性钠盐，刺激肠壁内神经丛，作用于肠平滑肌使肠蠕动增加，可以使水和电解质在结肠蓄积，产生缓泻。

乳果糖在结肠被消化道的菌丛转化成有机酸，使肠道里 pH 值下降，同时通过保留水分，增加粪便体积，刺激结肠蠕动，缓解便秘，并且可恢复结肠的生理节律。

比沙可啶服用后，少量被吸收，在肠道内对肠壁有较强的刺激作用，从而引起广泛性结肠蠕动。

3. 临床应用与不良反应

（1）临床应用

乳酶生用于消化不良、腹胀，以及小儿饮食失调所引起的腹泻、绿便等症状。

昂丹司琼用于缓解细胞毒性药物化疗和放射治疗引起的恶心、呕吐症状，并可用于预防和治疗手术后的恶心、呕吐。

蒙脱石适用于成人急、慢性腹泻的治疗，以及儿童急性腹泻的缓解。

地芬诺酯用于治疗急、慢性腹泻和慢性肠炎。

洛哌丁胺用于控制急、慢性腹泻的症状，对于回肠造瘘术的患者，它可以减少排便量及次数，并增加大便的稠硬度。

硫酸镁用于导泻、肠道清洗、十二指肠引流以及胆绞痛治疗。

酚酞用于治疗习惯性、顽固性便秘，并可在结肠镜检查或 X 线检查时用作肠道清洁剂。

乳果糖用于治疗慢性功能性便秘、高血氨症以及由血氨升高引起的疾病。

比沙可啶用于治疗急性、慢性便秘和习惯性便秘，还可用于腹部 X 线检查、内镜检查或手术前后清洁肠道，对神经节阻断或脊髓受损患者也有效。

（2）不良反应

乳酶生目前未见不良反应。

昂丹司琼不良反应较轻，可能出现头痛、疲劳、便秘、腹泻等不良反应。

蒙脱石最常见的不良反应是便秘。

地芬诺酯不良反应少见，偶见口干、恶心呕吐、头痛、嗜睡、抑郁、烦躁、皮疹、腹胀、肠梗阻等不良反应，减量或停药后可消失。

洛哌丁胺常见不良反应有头痛、便秘、胃肠胀气、口干、恶心呕吐、皮疹等。

硫酸镁导泻时，如浓度过大可导致脱水。此外，由于硫酸镁会抑制中枢神经系统，不宜用于中枢抑制性药物中毒的抢救，或有中枢抑制症状的患者。

酚酞偶可引起皮炎、药疹、瘙痒、灼痛、肠炎、出血等不良反应。

乳果糖不被吸收，使用中等剂量时可出现轻微的腹痛和烧灼感，剂量过大可引起腹部不适、胃肠胀气、厌食、恶心呕吐、腹痛腹泻、电解质紊乱等。治疗肝性脑病时极少数可发生高钠血症。

比沙可啶偶可引起腹部绞痛，停药后可消失，也可能引起过度腹泻。

4. 常用制剂及贮存要求

（1）乳酶生：0.15 g、0.3 g，片剂，密封，遮光，在凉暗处保存（避光并不超过20 ℃）。

（2）昂丹司琼：4 mg、8 mg，片剂；8 mg，胶囊，遮光，密封，室温保存。2 mL：4 mg、

4 mL：8 mg，注射液，遮光，密闭，在阴凉处（不超过20 ℃）保存。

（3）蒙脱石散：3 g，密封，在干燥处保存。

（4）复方地芬诺酯片：每片含盐酸地芬诺酯2.5 mg、硫酸阿托品25 μg，片剂，密封保存。

（5）洛哌丁胺：2 mg，胶囊剂，密封，在干燥处保存。

（6）硫酸镁：10 mL：2.5 g，注射液，遮光，密闭保存。

（7）酚酞：50 mg、100 mg，片剂，密封保存。

（8）乳果糖：10 mL：5 g、100 mL：50 g，口服液，遮光，密闭保存。

（9）比沙可啶：5 mg，肠溶片，遮光，密封保存；10 mg，栓剂，密封，在30 ℃以下保存。

【练一练】

案例分析

案例介绍：患者赵某某，男性，40 岁，IT 行业从业人员，因腹痛、腹泻四天来医院就诊。五年前开始经常出现腹痛、腹泻及便秘等症状，曾就诊于多家医院，多次检查均未发现器质性病变。

入院后治疗经过：本次就诊后，经体格及相关实验室检查，均未发现异常。在问诊过程中，患者自述这些症状在情绪波动或工作压力大时会加重，同时伴有失眠、焦虑症状。近期由于工作繁忙，项目临期交付，饮食也不规律。随后，对患者做了心理评估，详细了解其情绪状态、生活质量、工作情况等，从而确定其心理因素对出现的这些胃肠道表现有一定影响。鉴于其目前情况，给予蒙脱石散 3 g，一天三次，并叮嘱患者调整生活方式，规律饮食，注意营养均衡，确保用餐定时，同时建议患者在情绪紧张时进行放松训练，避免过度劳累。经过一段时间饮食和心理调整，患者症状得到明显改善，生活质量得到显著提高。

用药分析：

（1）功能性胃肠道疾病需要综合考虑多种因素进行治疗，药物治疗只是其中一部分。

（2）根据患者具体症状，采用对症药物，如对于胃痛、胃胀、胃酸过多的患者，可以使用抑酸药、胃黏膜保护剂等药物；对于腹泻、便秘患者，可以使用助消化药、止泻药、导泻药或微生态制剂等。

（3）蒙脱石散在使用时可能影响其他药物吸收，需要合用时先用其他药物一小时后再使用蒙脱石散。

（4）腹泻患者适宜在两餐之间服用。

思考与练习

1. 简述治疗功能性胃肠道疾病药的药理作用。

2. 简述阿托品的药理作用及作用机制。

3. 案例分析：患者张某某，女性，23 岁，中午食用麻辣火锅后出现胃脘部绞痛，疼痛较剧烈，呕吐一次，无腹泻。

试结合案例特点，分析张某某得病原因并推荐用药，分析其用药注意事项。

第九章

利尿药和泌尿系统药物

泌尿系统是人体代谢产物的重要排泄途径，能够调节水盐代谢和酸碱平衡，产生多种具有生物活性的物质，从而维持机体内环境的稳定。尿的生成通过肾小球的滤过、肾小管和集合管的重吸收、肾小管和集合管的分泌来完成。在临床上，与泌尿系统相关的症状疾病有水肿、慢性心力衰竭、前列腺疾病、膀胱过度活动症等。本章主要介绍上述治疗相关药物，包括利尿药、治疗前列腺增生症药以及治疗膀胱过度活动症药。

第一节　利尿药

 学习目标

- ◆ 熟悉利尿药的分类；
- ◆ 了解利尿药的结构与性质；
- ◆ 熟悉利尿药药理作用及作用机制；
- ◆ 掌握利尿药临床应用与不良反应；
- ◆ 掌握利尿药常用制剂及贮存要求。

利尿药是促进水和电解质排出，增加尿量，从而消除水肿的药物。此类药物直接作用于肾脏，通过影响尿的生成过程产生利尿作用。在临床上，利尿药主要用于治疗由各种原因，如心性、肾性、肝性等引起的水肿，也用于某些非水肿性疾病的治疗，如高血压、肾结石、慢性心力衰竭、高钙血症等。根据作用部位、效能和作用机制，利尿药包括袢利尿药、噻嗪类和类噻嗪类利尿药、留钾利尿药以及渗透性利尿药。

一、袢利尿药

1. 代表药物结构与性质

呋塞米，又名速尿，是一种磺酰胺类利尿药。其分子结构中含有一个游离的羧基，亲水性强，起效快，是一种高效能利尿药。本品为白色或类白色的结晶性粉末，无臭，在丙酮中溶解，在乙醇中略溶，在水中不溶。

布美他尼，与呋塞米同属邻氯氨基苯甲酸类，本品为白色结晶或结晶性粉末，无臭，在乙醇中溶解，在三氯甲烷中极微溶解，在水中不溶。

2. 药理作用及作用机制

（1）药理作用

呋塞米与布美他尼均具有迅速、强大而短暂的利尿作用，但效果存在明显的个体差异。它们能扩张小动脉，降低肾血管阻力，从而增加肾血流量。与呋塞米相比，布美他尼的特点是起效更快，作用更强，毒性更低，用量也较小。布美他尼最大利尿效应与呋塞米相似，但利尿效价是呋塞米的 40 倍，且排钾作用小于呋塞米。

（2）作用机制

袢利尿药的作用机制主要在于抑制髓袢升支粗段的 $Na^+ - K^+ - 2Cl^-$ 同向转运系统，减少氯化钠（NaCl）的重吸收，使管腔液中氯化钠浓度上升，进而抑制尿的稀释功能，同时因氯化钠向间质转运减少，肾的浓缩能力随之下降。当尿液流经集合管时，水的重吸收减少，影响尿的浓缩过程，排出大量等渗尿。袢利尿药扩血管作用可能与抑制前列腺素分解酶，导致前列腺素 E_2（PGE_2）的含量增加有关。

3. 临床应用与不良反应

（1）临床应用

呋塞米与布美他尼适用于水肿性疾病，包括充血性心力衰竭、肝硬化以及肾脏疾病，尤其是其他利尿药效果不佳时，与其他药物合用以治疗急性肺水肿、脑水肿等危急情况；也可用于治疗高血压，尤其适用于伴有肾功能不全或高血压危象的患者；此外，它们还可用于预防急性肾功能衰竭，如休克、中毒、循环功能不全；同时，对高钾血症、高钙血症以及急性药物、毒物中毒也有疗效。某些呋塞米治疗无效的病例布美他尼仍可能有效。

（2）不良反应

呋塞米与布美他尼常见不良反应有水与电解质紊乱，如低容量血症、低钾血症、低钠血症、低镁血症等，其中低钾血症最常见，还可能引起高尿酸血症。其耳毒性表现为眩晕、耳鸣、听力减退或暂时性耳聋，此外还有胃肠道反应，如恶心、呕吐、消化道出血。同时，过敏反应如皮疹也偶有发生，对磺胺过敏者可能出现交叉过敏。

4. 常用制剂及贮存要求

（1）呋塞米：20 mg，片剂，遮光，密封保存；2 mL：20 mg，注射液，遮光，密闭保存（10 ~ 30 ℃）。

（2）布美他尼：1 mg，片剂；2 mL：1 mg，注射液；0.5 mg、1 mg，注射用粉针剂，遮光，密封保存。

二、噻嗪类与类噻嗪类利尿药

1. 代表药物结构与性质

氢氯噻嗪，具有苯噻嗪环结构，含有两个磺酰氨基基团。连接在磺酰氨基氮上的氢原子具弱酸性。其中，6 位上的氯原子对于利尿活性至关重要，可使利尿作用加强。本品呈白色结晶性粉末，无臭，在丙酮中溶解，在乙醇中微溶，在水、三氯甲烷或乙醚中不溶，在氢氧化钠试液中溶解。

氯噻酮，属于类噻嗪类利尿药，同时也是吡咯酮类化合物。本品为白色或类白色结晶性粉末，无臭且无味，在甲醇或丙酮中溶解，在乙醇中微溶，在水、三氯甲烷或乙醚中几乎不溶。

吲达帕胺，同属于类噻嗪类利尿药，是二氢吲哚类衍生物。本品为类白色针状结晶或结晶性粉末，无臭，在丙酮、冰醋酸中易溶，在乙醇或乙酸乙酯中溶解，在三氯甲烷或乙醚中微溶，在水中、稀盐酸中几乎不溶。

【知识链接】

使用利尿药期间的用药监护

1. 定期监测体液和电解质平衡

（1）在使用利尿药期间，应定期检查体液，并密切监测血压变化，确保药物剂量适中。防止剂量过大、水肿下降过快导致血容量不足、血压降低，甚至发生循环衰竭等严重后果。

（2）应定期监测电解质，包括 K^+、Na^+、Mg^{2+} 及 HCO_3^- 等，以防发生低钾血症、低镁血症、低钠血症、低氯性碱中毒。

（3）应定期监测肾功能，根据肾功能状况及时调整利尿药剂量或输液速率，在必要时应考虑停用利尿药。

2. 注意用药安全性

（1）袢利尿药与氨基糖苷类抗生素和第一、第二代头孢菌素类合用，可能会加重耳毒性，导致听力受损等不良反应。

（2）具磺胺类相似结构的利尿药可能与其他磺胺类药发生交叉过敏反应。

2. 药理作用及作用机制

（1）药理作用

噻嗪类和类噻嗪类利尿药均具有中等强度的利尿作用，同时伴有氯化钠和钾离子的排出。它们通过利尿作用引起血容量下降而达到降压效果。此外，它们还有抗尿崩症作用。低剂量吲达帕胺降压作用强而利尿作用弱；较高剂量时其附加的利尿作用才明显，呈现出抗高血压与排钠利尿作用分离的特性。

（2）作用机制

噻嗪类和类噻嗪类作用机制类似，通过作用于远曲小管近段，抑制 Na^+-Cl^- 同向转运体，从而减少氯化钠和水的重吸收，降低肾脏的稀释功能。但它们并不影响尿的浓缩过程，因此产生较为温和持久的利尿作用。由于转运到远曲小管和集合管的钠离子增加，钠离子与钾离子交换增加，使钾离子排泄增加，长期服用可引起低血钾。此外，这些药物有一定的抑制碳酸酐酶的作用，氢离子生成减少，抑制氢离子与钠离子交换而利尿。

噻嗪类可促进远曲小管钙离子重吸收，减少尿中钙离子含量及其在管腔中的沉积，有助于预防高钙血症。这种作用机制与重吸收到肾小管上皮细胞内的钠离子减少，进而促进钠离子与钙离子交换有关。噻嗪类的利尿作用还依赖于前列腺素的产生，非甾体抗炎药可干扰其利尿效应。

吲达帕胺则可通过刺激前列腺素 E_2 和前列腺腺 I_2 的合成，产生利尿、扩张血管及抑制血小板聚集作用。其降压作用主要是在用药早期通过利尿、血容量减少来实现，长期用药可能由于利尿导致细胞内低 Na^+ 水平所致。抗利尿作用可能与其排 Na^+ 使血浆渗透压降低，从而减轻口渴感有关。

3. 临床应用与不良反应

（1）临床应用

这类药物主要适用于水肿性疾病，如充血性心力衰竭、肝硬化、腹水、肾病综合征、急慢性肾炎水肿、慢性肾功能衰竭早期、肾上腺皮质激素和雌激素治疗所致的水钠潴留。单独或与其他降压药联合应用可治疗原发性高血压，此外还可用于治疗中枢性和肾性尿崩症以及高尿钙伴有肾结石。

（2）不良反应

这类药物的大多数不良反应与剂量和疗程有关，常见有水电解质紊乱，如低钾血症、低镁血症、低氯性碱中毒、低钠血症等，此外还可能引发高糖血症和高尿酸血症。少见皮疹等过敏反应及光敏感、视觉障碍等。

4. 常用制剂及贮存要求

（1）氢氯噻嗪：25 mg，片剂，遮光，密封保存。

（2）氯噻酮：50 mg、100 mg，片剂，遮光，密封保存。

（3）吲达帕胺：2.5 mg，片剂、胶囊剂，1.5 mg，缓释片，遮光，密封保存。

三、留钾利尿药

1. 代表药物结构与性质

螺内酯，又名安体舒通，是一种人工合成甾体化合物，其化学结构与醛固酮相似，口服后脱去乙酰巯基生成坎利酮和坎利酮酸。坎利酮是一种活性代谢物，可以拮抗醛固酮受体的活性；而坎利酮酸是无活性代谢物，可内酯化为坎利酮。醛固酮是一种盐皮质激素，可增强肾小管对 Na^+ 及 K^+ 的重吸收，发挥保钠排钾作用。本品为白色或类白色的细微结晶性粉末，有轻微硫醇臭，在三氯甲烷中极易溶解，在苯或乙酸乙酯中易溶，在乙醇中溶解，在水中不溶。

氨苯蝶啶，是一种蝶啶衍生物，其化学结构与叶酸相似。本品为黄色结晶性粉末，无臭或几乎无臭，无味，不溶于水、乙醇、氯仿或乙醚，极微溶于冰醋酸，几乎不溶于稀无机酸。

阿米洛利，是一种吡嗪衍生物。本品为淡黄色或黄绿色粉末，无臭或几乎无臭，在水中微溶，在乙醇中极微溶解，在三氯甲烷或乙醚中几乎不溶。

2. 药理作用及作用机制

（1）药理作用

螺内酯及其活性代谢产物是醛固酮的特异性拮抗剂，具有利尿药和降压药物的双重作用，可以单独用药，也可以与其他利尿药联合使用。氨苯蝶啶与阿米洛利是肾小管上皮细胞钠通道阻滞药，有排钠保钾利尿作用，起效快但作用弱。

（2）作用机制

螺内酯通过竞争性拮抗醛固酮与远曲肾小管醛固酮依赖性 Na^+ 与 K^+ 交换位点的受体结合起作用，可以增加水钠排出量，同时保留 K^+，具有保钾作用。螺内酯还能干扰细胞内醛固酮活性代谢产物的形成，从而影响醛固酮作用的充分发挥。其利尿作用与体内醛固酮的浓度有关，因此，对于切除肾上腺的动物无利尿作用。

氨苯蝶啶与阿米洛利的作用机制是阻断了远曲小管末端和集合管腔膜上的钠通道，减少 Na^+ 的重吸收并抑制 K^+ 的分泌，从而产生排钠保钾利尿作用。利尿作用是由于直接抑制了 Na^+ 和 K^+ 交换，与醛固酮无关，因此对肾上腺切除的动物仍有利尿作用。

3. 临床应用与不良反应

（1）临床应用

螺内酯与其他利尿药合用，适用于治疗充血性水肿肝硬化、腹水、肾性水肿等水肿性疾病，以及特发性水肿。同时，螺内酯可以对抗其他利尿药的排钾作用，防止低钾血症的发生。此外，它还可以作为治疗高血压的辅助药物，以及用于原发性醛固酮增多症的诊断和治疗。与噻嗪类利尿药合用时，能够增强利尿效应，同时预防低钾血症。氨苯蝶啶与阿米洛利常与保钾利尿药合用治疗顽固性水肿。

（2）不良反应

螺内酯最常见不良反应为高钾血症，长期大量服用可引起头痛、困倦、精神紊乱等不良反应。此外，螺内酯还可能引起低血压、肾功能恶化、电解质和代谢异常，如低钠血症、低镁血症、低钙血症、低氯血症、碱中毒和高血糖症、高尿酸血症。男性患者可能出现男性乳房女性化和性功能障碍，女性患者可能出现妇女多毛症、月经不调等不良反应。少数患者可能出现过敏反应等。

氨苯蝶啶与阿米洛利不良反应少，偶有头晕和恶心呕吐、腹泻等消化道不良反应。长期使用可致高钾血症。氨苯蝶啶因抑制二氢叶酸还原酶可能引起叶酸缺乏，肝硬化患者可能发生巨幼红细胞贫血。

4. 常用制剂及贮存要求

（1）螺内酯：12 mg、20 mg、25 mg、100 mg，片剂，密封，置干燥处保存。

（2）氨苯蝶啶：50 mg，片剂，密封保存。

（3）盐酸阿米洛利：2.5 mg，片剂，遮光，密封保存。

四、渗透性利尿药

1. 代表药物结构与性质

甘露醇，是从褐藻细胞中提制的一种六碳多元醇，本品为白色结晶性粉末，无臭，味甜，在无菌溶液中较稳定，不易被空气中的氧所氧化。在水中易溶，在乙醇、乙醚中几乎不溶。

山梨醇，是甘露醇的同分异构体，本品为白色结晶性粉末，无臭，味甜，有引湿性，在水中易溶，在乙醇中微溶，在三氯甲烷或乙醚中不溶。

2. 药理作用及作用机制

（1）药理作用

渗透性利尿药，又称为脱水剂，药理作用主要为组织脱水作用、利尿作用以及扩张肾血管从而增加肾血流量。山梨醇作用与甘露醇相似，进入体内大部分转化为果糖，作用较弱。

（2）作用机制

渗透性利尿药的脱水作用主要是口服不易吸收，从而提高血浆渗透压，使细胞内的水分向组织间隙渗透，组织间液水分向血浆转移，从而减轻组织水肿，降低眼内压、颅内压和脑脊液容量及其压力，引起组织脱水。而其利尿作用主要是通过渗透性脱水增加血容量，进而提高肾小球滤过率，从而产生利尿作用。另外，渗透性利尿药从肾小球滤过后极少由肾小管重吸收，因此可提高肾小管内液渗透浓度，减少肾小管对水以及 Na^+、Cl^-、K^+、Ca^{2+} 等溶质的重吸收。

3. 临床应用与不良反应

（1）临床应用

甘露醇作为组织脱水药，主要用于治疗各种原因引起的脑水肿，能够降低颅内压，防止脑疝发生，是治疗脑水肿、降低颅内压的首选药；还可用于其他降眼内压无效时或眼内手术前准备，降低眼压。此外，甘露醇可作为辅助性利尿药，用于治疗肾病综合征、肝硬化、腹水，尤其伴有低蛋白血症时。甘露醇也被用于某些药物过量或毒物中毒。

山梨醇适用于治疗脑水肿及青光眼，也可用于心肾功能正常的水肿少尿。

（2）不良反应

渗透性利尿药注射过快可引起一过性头痛、眩晕、视物模糊等不良反应。持续大剂量应用，还可能引起高渗性肾病，也可能出现水和电解质紊乱及过敏反应。

4. 常用制剂及贮存要求

（1）甘露醇：100 mL∶20 g、250 mL∶50 g，注射液，遮光，密闭保存。

（2）山梨醇：100 mL∶25 g、250 mL∶62.5 g，注射液，遮光，密闭保存。

【练一练】

案例分析

案例介绍：患者何某某，男性，65 岁。患者五年前无明显诱因情况下出现双下肢水肿，伴气促、乏力，当时诊断为"充血性心力衰竭"，给予强心、利尿、扩血管等药物治疗后症状缓解。近一个月来，患者水肿症状加剧，波及全身，伴呼吸困难、夜间不能平卧，现来院急诊科就诊。

入院后治疗经过：入院后查体，经心脏彩超、X 线胸片、血液检查，结果显示：右心房增大，右心室肥厚，心脏功能减退；血浆蛋白降低，尿钠含量升高。诊断为"心源性水肿，伴有右心功能衰竭"，给予地高辛片 0.25 mg 口服，一天一次；硝酸甘油片 0.25 mg，舌下含服，一天一次；呋塞米片 20 mg，一天一次；低盐饮食。经过两周治疗，患者的水肿症状明显缓解，呼吸困难减轻，夜间可以平卧，予以出院。医生嘱出院后继续坚持强心、利尿、扩血管治疗，并定期随访，监测心脏功能和水肿症状变化情况。

用药分析：

（1）针对心源性水肿的治疗，需要综合运用药物治疗、生活方式调整等方法，根据患者病情进行个体化治疗。

（2）在治疗过程中，密切监测患者心脏彩超、血液检查等各项指标，并及时调整治疗方案，有助于提高治疗效果，改善患者的生活质量。

（3）给予地高辛口服，进行强心治疗，增强心肌收缩力，提高心脏的泵血功能。

（4）使用硝酸甘油扩血管治疗，可以扩张全身血管，增加血管的血容量，改善血液循环。

（5）给予呋塞米口服，减少体内的水钠潴留，从而改善水肿症状。使用呋塞米时，特别关注体液或电解质紊乱的情况，尤其限制盐摄入的患者，以防低钠血症、低氧血症碱中毒、低钾血症、低钙血症等。

（6）低盐饮食，并指导患者控制每日盐摄入量，以减少水分摄入，从而减轻水肿症状。

思考与练习

1. 简述利尿药的分类及各自的作用机制。

2. 简述脱水药的临床应用。

3. 案例分析：患者许某某，女性，40岁，是一名超市销售人员。一年前开始全身多部位出现浮肿，开始时是小腿部位，半年后加重，手、脚及大腿相继出现浮肿，呈凹陷性，晨起稍好，晚间更甚。面色萎黄，脘腹胀闷，腰膝酸软，精神较差。经医院就诊确诊为肾炎、肾性水肿。

试结合许某日常生活习性，分析其得病原因并推荐用药，说明用药注意事项。

第二节　治疗前列腺增生症药

 学习目标

◆ 熟悉治疗前列腺增生症药的分类；

◆ 了解治疗前列腺增生症药的结构与性质；

◆ 熟悉治疗前列腺增生症药药理作用及作用机制；

◆ 掌握治疗前列腺增生症药剂临床应用与不良反应；

◆ 掌握治疗前列腺增生症药常用制剂及贮存要求。

前列腺增生症（BPH），即良性前列腺增生，也称前列腺肥大，是一种中老年男性好发的常见疾病。由于前列腺基质细胞和表皮细胞异常增生，前列腺体积增大，压迫尿道，或导致膀胱尿道口梗阻，产生尿频、尿急、排尿困难、夜尿增多、尿失禁以及急慢性尿潴瘤等症状，病因可能是与年龄增长及雄激素睾酮有关。遗传、吸烟、饮酒、肥胖、高血压、糖尿病等会增加 BPH 的发生率。目前，临床上常用的治疗用药主要包括 α_1 受体拮抗剂、5α-还原酶抑制剂。

一、α_1 受体拮抗剂

1. 代表药物结构与性质

盐酸特拉唑嗪，作为单盐酸盐二水合物，是喹唑啉的衍生物，属于第二代 α_1 受体拮抗剂。它通过将第一代 α_1 受体拮抗剂——哌唑嗪的呋喃环还原为四氢呋喃而得到。盐酸特拉唑嗪较哌唑嗪毒性低，半衰期长。本品为白色或类白色结晶性粉末，几乎无臭，在甲醇中溶解，在水中略溶，在乙醇中微溶。

盐酸坦索罗辛，又称坦洛新，是第三代长效超选择性 α_{1A} 受体拮抗剂，是一种苯烷胺类化合物。本品为白色至灰白色粉末，在甲醇中溶解，可溶于水。

2. 药理作用及作用机制

（1）药理作用

α_1 受体拮抗剂能够降低尿道阻力及膀胱阻力，从而促进尿液排出，适用于需要尽快解决急性症状的患者。这类药物还有扩张血管，产生缓慢降血压作用。

（2）作用机制

前列腺基质、前列腺包膜、膀胱颈内有大量的 α_1 受体，前列腺增生患者前列腺基质增加，α_1 受体密度也增加。交感神经通过兴奋 α_1 受体引起平滑肌收缩，压迫尿道，引起排尿困难。而 α_1 受体拮抗剂通过选择性阻断分布在前列腺和膀胱颈部等处的平滑肌细胞表面的 α_1 受体，使平滑肌舒张，降低膀胱颈和尿道内压力，从而降低排尿阻力，改善尿流量，达到缓解梗阻的作用。盐酸坦索罗辛与血管平滑肌上的 α_1 受体亲和力较与 α_2 受体亲和力更强，由于尿道、膀胱颈部及前列腺存在的 α_1 受体主要为 α_{1A} 受体，故它对上述部位平滑肌具有高选择性阻断作用，抑制尿道内压上升的能力是抑制血管舒张压上升能力的数十倍，可减少服药后发生直立性低血压的概率。

3. 临床应用与不良反应

（1）临床应用

盐酸特拉唑嗪用于治疗良性前列腺增生引起的症状，如尿频、尿急、尿线变细、排尿困难、夜尿增多、排尿不尽感等。此外单独或与噻嗪类利尿药及其他抗高血压药物合用可治疗

轻、中度高血压。盐酸坦索罗辛主要用于治疗前列腺增生引起的排尿困难。

（2）不良反应

α_1 受体拮抗剂最常见不良反应是头晕、虚弱、头痛、心悸、嗜睡、鼻充血、视力模糊、外周水肿、体位性低血压等。

4. 常用制剂及贮存要求

（1）盐酸特拉唑嗪：1 mg、2 mg，片剂、胶囊剂，遮光，密闭保存。

（2）盐酸坦索罗辛：0.2 mg，缓释胶囊、缓释片，密封，室温保存。

【知识链接】

前列腺特异抗原（prostate specific antigen，PSA）

前列腺特异抗原是由前列腺腺泡和导管的上皮细胞分泌的一种单链糖蛋白，通过导管分泌到精液中。对健康男性来说，释放进入血液中的前列腺特异抗原浓度极低，但对于前列腺肿瘤患者，由于肿瘤细胞的异常生长会使这一自然屏障遭受严重破坏，前列腺特异抗原就会大量渗漏于血中造成血清前列腺特异抗原水平大幅度升高。血清前列腺特异抗原测定有助于前列腺癌的早期诊断，但前列腺特异抗原仅具有前列腺组织特异性而不具前列腺癌特异性：当前列腺增生时，血清前列腺特异抗原水平也会明显升高。而常用剂量下 5α-还原酶抑制剂可以使血清前列腺特异抗原水平下降 50%，因此，在前列腺增生症治疗前必须预先监测前列腺特异抗原以排除恶性肿瘤可能，再应用抗前列腺增生症药物，以免延误肿瘤治疗。

二、5α-还原酶抑制剂

1. 代表药物结构与性质

非那雄胺，是一种 4-氮杂甾体化合物，分子中有一个氨基（NH_2）、一个甲基（CH_3）、一个羟基（OH）和一个位于 17 号碳中的氧代丙基（C_3H_5O）。所含羟基和甲基与天然雄激素有相似之处，其氨基部分有抗雄激素特性，可以阻止雄激素作用，从而防止前列腺癌的生成。本品为白色或类白色结晶性粉末，无臭，在甲醇、乙醇中易溶，在乙腈、乙酸乙酯中略溶，在水中几乎不溶，在冰醋酸中易溶。

2. 药理作用及作用机制

（1）药理作用

非那雄胺可使前列腺内双氢睾酮（DHT）含量下降，有效减少血浆中双氢睾酮水平，缩小前列腺体积，缓解良性前列腺增生（BPH）临床症状。非那雄胺对膀胱颈和平滑肌没有影响，不能松弛平滑肌，最大的临床治疗作用出现比较迟缓，不适用于需要尽快解决急性症状的患者。此外它还有促进头发生长的作用。

（2）作用机制

双氢睾酮在前列腺中有强大的雄激素作用，正常情况下可以促进前列腺发育，病理情况下可能导致前列腺增生。非那雄胺是选择性 5α-还原酶抑制剂，通过抑制 5α-还原酶，抑制双氢睾酮的产生，从而引起前列腺上皮细胞的萎缩，达到控制前列腺增生的目的。

3. 临床应用与不良反应

（1）临床应用

非那雄胺适用于治疗和控制良性前列腺增生，使肥大的前列腺缩小，改善症状；可以预防泌尿系统问题发生，降低发生急性尿潴留的危险性，降低需进行经尿道切除前列腺和前列腺切除术的危险性；需长期用药，建议治疗开始时与 α_1 受体拮抗剂合用；临床上还用于治疗雄激素源性脱发。

（2）不良反应

非那雄胺可能导致性功能障碍、过敏反应、乳房增大、触痛等不良反应。

4. 常用制剂及贮存要求

非那雄胺：1 mg、5 mg，片剂，遮光，密封，在 30 ℃以下保存；5 mg，胶囊剂，密封，阴凉（不超过 20 ℃）干燥处保存。

【练一练】

案例分析

案例介绍：患者周某某，男性，63 岁，因"尿频、尿急、尿不尽三年，伴夜尿增多"就诊于当地医院。经医生检查，发现患者前列腺体积增大，质地较硬，未触及明显结节。通过进一步的实验室检查和影像学检查，医生确诊为良性前列腺增生症。

入院后治疗经过：

（1）药物治疗。使用非那雄胺片 5 mg，一天一次；盐酸坦索罗辛缓释胶囊 0.2 mg，一天一次。这两种药物旨在缩小前列腺体积、缓解膀胱出口梗阻。同时，患者还接受了中医治疗，包括中药汤剂和中成药辅助调理。

（2）生活方式干预。建议患者保持良好的生活习惯，包括饮食调整、适量运动和避免长时间久坐等。

（3）心理疏导。患者还接受了心理疏导，以减轻焦虑和抑郁情绪。

经过三个月的综合治疗和生活方式干预，患者尿频、尿急、尿不尽等症状明显改善。复查结果显示，患者前列腺体积缩小，质地变软。患者整体生活质量得到提高，对治疗效果非常满意。

用药分析：

（1）良性前列腺增生症是中老年男性常见疾病之一，对患者的生活质量产生严重影响。通过药物治疗和生活方式干预的综合治疗，可以有效缓解症状、提高生活质量。同时，心理疏导也至关重要，有助于提高患者的治疗信心和配合度。因此，对于良性前列腺增生症患者，应尽早接受治疗，以免病情加重。

（2）使用盐酸坦索罗辛时要注意体位性低血压的发生，尤其与降压药合用时要密切监测血压变化，防止低血压的发生。

（3）有严重磺胺类过敏者应避免使用盐酸坦索罗辛。

（4）对于有大量残留尿和（或）严重尿流减少的患者，应密切监测其堵塞性尿路疾病。

（5）在接受非那雄胺治疗前及治疗一段时间之后，应定期做直肠指检以及其他的前列腺癌检查。虽然本品也可使前列腺腺增生患者血清前列腺特异抗原浓度大幅降低，但这并不意味着可以排除前列腺癌的发生，因此，服用本品时，如果发生前列腺特异抗原降低，仍需进一步检查以排除前列腺癌的可能。

思考与练习

1. 简述盐酸特拉唑嗪的药理作用及作用机制。
2. 简述治疗前列腺增生症药物的常用制剂及储存要求。
3. 案例分析：患者连某某，男性，57 岁，高血压史五年，规律服药。两年前出现尿频、尿急，伴夜尿增多，一月前症状加重，伴有排尿困难，今来院就诊。

根据连某症状特点进行疾病判断并推荐用药，说明用药的注意事项。

第三节 治疗膀胱过度活动症药

 学习目标

◆ 熟悉治疗膀胱过度活动症药的分类；
◆ 了解治疗膀胱过度活动症药的结构与性质；
◆ 熟悉治疗膀胱过度活动症药药理作用及作用机制；
◆ 掌握治疗膀胱过度活动症药临床应用与不良反应；
◆ 掌握治疗膀胱过度活动症药常用制剂及贮存要求。

膀胱过度活动症（OAB）是一种以尿急症状为特征的症候群，常伴有尿频和夜尿症状，有时可伴有或不伴有急迫性尿失禁。其病因可能涉及逼尿肌异常收缩、膀胱感觉过敏、尿液生成过多、盆底肌功能异常或精神行为异常以及激素代谢失调等因素。常用治疗药物包括 M 体拮抗剂、镇静抗焦虑药以及钙通道阻滞剂，其他如前列腺素合成抑制剂、β_3 肾上腺素受体激动剂等。

一、M 受体拮抗剂

1. 代表药物结构与性质

托特罗定，属于叔胺类抗毒蕈碱药物，本品有酒石酸盐和富马酸盐两种形式。本品为白色结晶粉末，无臭，味苦，在甲醇中溶解，在水中略溶，在乙酸中微溶，在丙酮中极微溶，在氯仿和乙醚中几乎不溶。

索利那新，常用其琥珀酸盐形式。本品为白色至类白色固体，加热、超声处理后可轻微溶于甲醇、水。

奥昔布宁，是一种外消旋混合物，由等量的 R－异构体和 S－异构体组成。其抗毒蕈碱作用主要由 R－异构体组成。本品为白色结晶或结晶性粉末，无臭，在甲醇或三氯甲烷中易溶，在水中溶解，在正己烷中几乎不溶，在冰醋酸中溶解。

2. 药理作用及作用机制

（1）药理作用

托特罗定、索利那新为选择性、特异性、竞争性毒蕈碱性受体拮抗剂，可以松弛内脏平滑肌，从而解除平滑肌痉挛。奥昔布宁具有很强的平滑肌解痉作用、较强的镇痛作用、较弱的抗胆碱能作用及局部麻醉作用，作用类似阿托品。它们还对平滑肌具有直接作用，其肌松弛作用很强，可使膀胱容量增至最大，使逼尿肌压力降至最小。

（2）作用机制

托特罗定、索利那新对膀胱的选择性明显高于唾液腺。它们均具有抗毒蕈碱活性，托特罗定代谢产物之一（5－羟甲基衍生物）具有与母体化合物相似的药理学特征，能够竞争性抑制乙酰胆碱和受体的结合，从而抑制膀胱的不自主收缩，缓解膀胱过度活动所致的尿频、尿急和排尿困难；奥昔布宁能够选择性作用于膀胱逼尿肌及降低膀胱内压，增加容量，减少不自主膀胱受损、缓解尿急、尿频、尿失禁等症状。

3. 临床应用与不良反应

（1）临床应用

托特罗定、索利那新适用于膀胱过度活动症所致的尿频、尿急和或急迫性尿失禁症状的治疗。奥昔布宁用于无抑制性和返流性神经源性膀胱功能障碍患者与排尿有关的症状缓解，如尿急、尿频、尿失禁、夜尿和遗尿等。

（2）不良反应

这类药物常见不良反应有口干、皮肤干燥、呼吸道感染、头痛、头晕、嗜睡、心悸、感觉异常、眼干、视觉损伤、眼调节障碍、排尿困难、尿潴留、疲乏、胸痛、外周水肿等。个别可能有过敏反应或药物特异反应，如荨麻疹和其他皮肤不良反应。

4. 常用制剂及贮存要求

（1）酒石酸托特罗定：1 mg、2 mg，片剂、胶囊剂，遮光，在干燥处密封保存；4 mg，缓释片，密封，常温（10～30 ℃）保存；2 mg、4 mg，缓释胶囊，15～30 ℃避光保存。

（2）琥珀酸索利那新：5 mg，片剂，密封，室温（10～30 ℃）保存。

（3）盐酸奥昔布宁：5 mg，片剂、胶囊；10 mg，缓释片，遮光，密闭干燥保存。

【知识链接】

膀胱过度活动症新一代治疗药

非索罗定缓释片是托特罗定新一代升级药物。与托特罗定相比，虽然两者具有相同的活性代谢产物 5-羟甲基托特罗定（5-HMT），但生成途径不同。通过非特异性酯酶水解得到 5-HMT 的非索罗定比通过肝酶 CYP-2D6 代谢的托特罗定，具有更加稳定的药动学特性。同时，由于不同人群对非索罗定敏感度不同，导致药动学和药效学的差异，因此，非索罗定有 4 mg 和 8 mg 两个规格可供灵活选择。另外，非索罗定还具有每天给药一次的便利性，有利于提高患者的顺从性。

咪达那新口崩片，是索利那新的新一代药物，对 M_3 受体具有的高度选择性以及在膀胱组织中具有较高的血药浓度，使其更类似于膀胱靶向制剂，同时，咪达那新短期起效，且患者长期使用耐受性良好。另外，它还具有改善夜尿和良性前列腺疾病症状的特点。由于年龄不影响咪达那新的疗效，因此适用于老年人。肝肾损伤患者无须调整剂量。

二、其他药物

1. 代表药物结构与性质

米拉贝隆，是一种 β_3 肾上腺素受体激动剂，其化学结构中包含一个乙酰胺基团，能够与 β_3 受体结合，并激活该受体，还包含一个噻唑环以及多个取代基，如羟基、氨基、苯基等。本品为淡黄色或黄色固体，加热微溶于氯仿，微溶于甲醇。

2. 药理作用及作用机制

（1）药理作用

米拉贝隆可作用于膀胱组织，松弛膀胱平滑肌，用于治疗尿急、尿频、尿失禁等症状。

（2）作用机制

米拉贝隆可作用于膀胱平滑肌的 β_3 受体，通过减少膀胱肌肉收缩，使逼尿肌舒张，从而促进膀胱充盈，增加储尿量，并减少排尿次数，这一机制有利于改善尿频、尿急、尿失禁等主要症状。同时，本品疗效确切，不影响膀胱排空功能，因此不易造成急性尿潴留。此外，本品还可以抑制腺苷酸环化酶、磷酸二酯酶的活性，以及拮抗钙离子，具有弱的抗毒蕈碱作用。

3. 临床应用与不良反应

（1）临床应用

米拉贝隆适用于成年膀胱过度活动症（OAB）患者尿急、尿频和（或）急迫性尿失禁的对症治疗。

（2）不良反应

米拉贝隆常见不良反应包括尿路感染、心动过速、头痛、头晕，失眠、高血压、心悸、眼睑水肿、消化不良等。此外还可能出现皮疹、荨麻疹等皮肤不良反应，以及恶心呕吐等消化道不良反应等。

4. 常用制剂及贮存要求

米拉贝隆：25 mg、50 mg，缓释片，密封，10～30 ℃保存。

【练一练】

案例分析

案例介绍：患者李某某，女性，26 岁。两个月前无明显诱因情况下，开始出现夜尿次数增多，白天症状相对不明显，因此起初未引起重视。随着时间推移症状逐渐加重，开始影响日常生活。日前因"尿急、尿频、夜尿日轻，一周前加重"就诊。患者无尿痛，伴全身酸痛不适，睡眠差，脱发厉害，怕冷，手脚冰凉，口干喜饮，无恶心呕吐。

入院后治疗经过：经过实验室检查，患者血常规、尿常规正常，被诊断为"膀胱过度活动症"。给予酒石酸托特罗定缓释片 4 mg，一天一次，同时辅以中药方剂治疗，症状有所缓解，医嘱继续服药并进行膀胱训练、盆底肌训练等锻炼，以增加控制排尿的能力。

用药分析：

（1）患有膀胱过度活动症的患者，一般首选药物为 M 受体拮抗剂。

（2）女性患者使用托特罗定要特别注意，不建议在妊娠、哺乳期使用。

（3）缓释片可以与食物同服或不同服，但必须整片吞服，不能掰开或咀嚼。如需减量，请选择其他适合制剂。

（4）不建议与大环内酯类抗生素（如红霉素、克拉霉素）、抗真菌药（如酮康唑、咪康唑、伊曲康唑）合用，以免血清浓度升高出现过量危险。

思考与练习

1. 简述膀胱过度活动症用药的分类及典型药物的化学结构特点。

2. 简述 M 受体拮抗剂的药理作用及作用机制。

3. 案例分析：患者王某某，女性，54 岁，自述三年前无明显诱因开始出现尿频尿急，在医院就诊，化验尿常规正常。现在发展到五分钟不到就跑一趟厕所，憋不住尿，有时动作稍慢未跑到厕所就会尿裤子，而且排尿时尿不尽，导致她白天不敢喝水。晚上睡觉做噩梦，一晚起夜八至九次，无法正常睡眠。长期的病情折磨及睡眠问题使其情绪抑郁。

请根据患者情况，分析其病因并推荐合适药物为其解忧，说明用药注意事项。

第十章

内分泌、生殖及代谢药

内分泌、生殖及代谢药主要是指针对因内分泌腺及组织发生病理改变而导致的内分泌系统、生殖系统及其他全身代谢性疾病的治疗药物。人体主要内分泌腺包括下丘脑、垂体、甲状腺、甲状旁腺、肾上腺、胰岛、性腺等，这些内分泌腺涉及的疾病包括糖尿病、甲状腺疾病、垂体功能减退症、肾上腺皮质疾病、骨质疏松等。本章主要介绍胰岛素和胰岛素类似物、降血糖药、甲状腺激素与抗甲状腺药、激素类药物以及抗骨质疏松症药。

第一节　胰岛素和胰岛素类似物

 学习目标

◆ 熟悉胰岛素和胰岛素类似物的分类；
◆ 了解胰岛素和胰岛素类似物的结构与性质；
◆ 熟悉胰岛素和胰岛素类似物药理作用及作用机制；
◆ 掌握胰岛素和胰岛素类似物药临床应用与不良反应；
◆ 掌握胰岛素和胰岛素类似物常用制剂及贮存要求。

糖尿病是一种以糖、蛋白质和脂肪代谢紊乱为主要症状的常见的内分泌疾病，是以血液中持续高血糖为基本生化特征的慢性代谢性综合征。高血糖则是由于胰岛素分泌缺陷或其生物作用受损，或两者兼有引起。空腹血糖正常值为 4.4～6.1 mmol/L，餐后血糖正常值会根据个体差异和饮食差异有所不同，餐后两小时血糖正常值为小于或等于 7.8 mmol/L。空腹血糖大于或等于 7.0 mmol/L，餐后或口服葡萄糖耐量试验两小时血糖大于或等于 11.1 mmol/L，就可以诊断糖尿病。长期存在的高血糖，会导致各种组织，特别是眼、肾、心脏、血管、神经的慢性损害和功能障碍。目前糖尿病分为 1 型糖尿病、2 型糖尿病以及妊娠糖尿病，是一种终生性疾病，尚无根治办法，常采用综合治疗原则，即控制饮食和体育锻炼，以及在此基础上应用胰岛素和胰岛素类似物、降血糖药物。在糖尿病患者中，1 型糖尿病和 2 型糖尿病占绝大多数，本节重点介绍 1 型糖尿病，即胰岛素依赖型糖尿病，又称原发性糖尿病，占糖尿病患者 5% ~10% 左右，多为胰岛 β 细胞发生自身免疫性损伤引起，使内源性胰岛素分泌不足，该病多发于青少年，必须采用胰岛素和胰岛素类似物的制剂进行治疗。

一、代表药物结构与性质

胰岛素，是一种由胰岛细胞分泌的多肽类激素，由两个肽链组成：A 链包含 21 个氨基酸，B 链包含 30 个氨基酸，两链通过二硫键相连。本品为白色或类白色结晶性粉末，在水、乙醇中几乎不溶，在无机酸或氢氧化钠溶液中易溶，具有典型的蛋白质性质。

门冬胰岛素，是一种速效胰岛素，同样由 A 链和 B 链两个多肽链组成，A 链由 21 个氨基酸组成，B 链由 30 个氨基酸组成，与普通胰岛素区别在于，门冬胰岛素 B 链 28 号氨基酸由脯氨酸替换为门冬氨酸。本品为无色澄明液体，可供静脉使用。

低精蛋白锌胰岛素，是一种中效胰岛素，是由胰岛素与锌和鱼精蛋白磷酸缓冲液复合物混合而成的混悬剂。其颜色为白色或类白色，胰岛素和鱼精蛋白的分子比例保持为 1:1。等电点 pI 值稳定在 5.1 至 5.3 之间，与碱性蛋白结合后，其等电点升高，与体液 pH 值接近，皮下注射后在注射部位形成沉淀，加入锌增强其稳定性。在微酸性（pH 值在 2.5 至 3.5）中稳定，在碱性溶液中及遇热条件下则不稳定。

【知识链接】

吸入型胰岛素

吸入型胰岛素是一种可被吸入到肺内的胰岛素粉末。含有胰岛素粉末的药筒可装入小型吸入器内（类似于哮喘吸入器）。将吸入器置于口中，吸气时，胰岛素粉末便会进入肺内，建议用法为每餐前或开始进餐后 20 分钟内给药。

吸入型人胰岛素用于成年 1 型糖尿病和 2 型糖尿病患者，但不能取代长效胰岛素的作用。在 1 型糖尿病患者中，吸入型胰岛素须与长效胰岛素联合应用。此外，不推荐其用于治疗糖尿病酮症酸中毒，也不推荐吸烟患者使用，以警惕潜在的支气管痉挛风险。

与目前主流的餐时胰岛素——速效胰岛素相比，吸入型胰岛素的药动学显示出了超速效的特性，由于它直接通过肺泡吸收进入血液循环，发挥作用更快，达峰时间约为 15 ~20 分钟，而速效胰岛素的达峰时间约为 1 小时。除了达峰时间短外，吸入型胰岛素持续作用时间仅为 2 ~3 小时，而通常速效胰岛素的作用时间约为 3 ~5 小时。因此吸入型胰岛素具有"快进、快出"的特点，这与生理的胰岛素特性十分接近，"快进"意味着起效迅速，可以快速响应餐后高血糖；"快出"意味着"胰岛素长尾"效应短，减少了低血糖的不良事件风险。

虽然吸入型胰岛素在某些方面具有优势，但由于其固定剂量以及不容忽视的潜在肺部并发症，所以并不适合所有胰岛素依赖人群将其作为首选治疗方式。

二、药理作用及作用机制

1. 药理作用

胰岛素调节体内葡萄糖稳态水平的主要靶器官是肝脏、骨骼肌、脂肪组织。其药理作用表现主要有以下几方面。

（1）糖代谢方面，胰岛素促进全身组织（除脑外）对葡萄糖的摄取和利用，加速葡萄糖的有氧氧化和糖酵解过程，促进糖原的合成和利用，抑制糖原分解和糖异生，增加葡萄糖的去路，减少葡萄糖的来源，从而使血糖降低。

（2）脂肪代谢方面，胰岛素能抑制脂肪酶以及减少肾上腺素、生长激素和胰高血糖素对脂肪分解的刺激作用，使脂肪分解减慢，促进脂肪酸进入脂肪细胞，促使肝脏等部位脂肪合成，增加脂肪酸转运，使其利用增加。

（3）蛋白质代谢方面，胰岛素能促进氨基酸转运过程，促进蛋白质合成，抑制蛋白质分解。

（4）其他方面，胰岛素促进钾离子进入细胞，降低血钾浓度。此外通常认为胰岛素改善心肌能量代谢而增强心肌功能，并不直接增加心率。长时间给药胰岛素可影响其靶组织中的基因转录，进而增加或降低某些关键酶的合成。

2. 作用机制

胰岛素作为多肽类激素，其分子较大，通常认为其不易进入靶细胞而只通过与膜受体结合来发挥作用。胰岛素受体是一种跨膜糖蛋白复合物，由两个 α 亚单位和两个 β 亚单位经二硫键连接而成，广泛存在于所有组织细胞膜上，胰岛素通过胰岛素受体而发挥作用。α 亚单位完全裸露在细胞膜外，携带一个胰岛素识别结合部位，β 亚单位是带有酪氨酸蛋白激酶活性的跨膜蛋白。一旦胰岛素与受体的 α 亚单位结合，就会迅速引起 β 亚单位自身磷酸化过程，进而激活 β 亚单位上的酪氨酸蛋白激酶，并作用于胰岛素受体底物，由此引发细胞内其他活性蛋白一系列磷酸化反应，最终产生降血糖等生物效应。此外，胰岛素还可以使葡萄糖转运蛋白从细胞内转移至细胞膜，从而加速葡萄糖的转运和利用。

三、临床应用与不良反应

1. 临床应用

胰岛素可用于治疗各类糖尿病，尤其是 1 型糖尿病，是最重要的治疗药物，主要应用于以下几种情况。

（1）1 型糖尿病。由于胰岛 β 细胞功能基本丧失，胰岛素是唯一有效的治疗药物，需终身用药。

（2）2 型糖尿病。经饮食控制或口服降血糖药效果不佳时可考虑使用胰岛素。

（3）继发性糖尿病。因胰腺切除、胰腺疾病、垂体疾病等原因引起的糖尿病。

（4）糖尿病伴合并症。如严重感染、高热、创伤、手术、消耗性疾病、妊娠等各型糖尿病的治疗。

（5）糖尿病伴并发症。治疗各种急性或严重的如酮症酸中毒、乳酸性酸中毒、高渗性昏迷等伴发的高血糖症状。

（6）其他应用。将胰岛素加入葡萄糖液内静脉注射，可治疗高钾血症；在心肌梗死的早期治疗中，合用葡萄糖、胰岛素和氯化钾静脉滴注，可防治心肌病变引起的心律失常，降低死亡率。

2. 不良反应

（1）低血糖反应。低血糖反应是胰岛素治疗中最常见且可能较为严重的不良反应，通常由胰岛素过量引起。当血糖水平降至 3.5 mmol/L 以下时可产生低血糖反应，早期表现为饥饿、虚弱、出汗、心悸、苍白、头痛、震颤、情绪不稳等症状。严重时可出现低血糖休克，大脑皮质功能严重受损，表现为惊厥、昏迷甚至可能死亡。轻者可通过饮用糖水或进食迅速缓解，重者需立即静脉注射高渗葡萄糖进行治疗。临床应用时，要注意将低血糖昏迷与糖尿病酮症酸中毒性昏迷及糖尿病非酮症高渗性昏迷相区别。

（2）过敏反应。一般反应为皮疹、红斑、丘疹等，偶见全身性荨麻疹、血管神经性水肿、紫癜，甚至过敏性休克。过敏反应多因动物胰岛素和人胰岛素结构上的差异性所致，或因制剂纯度较低所致。轻度过敏反应者可用 H_1 受体阻断剂进行治疗，重度过敏反应者可用糖皮质激素治疗。近年来，随着高纯度制剂或者人胰岛素的广泛应用，过敏反应的发生率已明显减少。

（3）胰岛素耐受性。胰岛素耐受性又称胰岛素抵抗，是指正常或高于正常浓度的胰岛素只能发挥低于正常的生物效应。胰岛素抵抗是 2 型糖尿病发病的关键因素，其主要类型可以分为急性和慢性两个类型。急性耐受性常因并发感染、创伤、手术、情绪激动等应激状态所致。血液中拮抗胰岛素作用物质增多、pH 值降低时，胰岛素与受体结合能力会下降；酮症酸中毒时，血中游离脂肪酸和酮体的增多会干扰葡萄糖的摄取和利用。对于急性胰岛素耐受，只要正确处理诱因，调整酸碱、水电解质平衡，并适当增加胰岛素的剂量，通常可取得良好效果。慢性耐受性的产生机制较为复杂，包括体内产生了胰岛素抗体、胰岛素受体数目减少、受体与胰岛素亲和力降低以及靶细胞膜上葡萄糖转运系统失常等。

（4）其他不良反应。皮下注射时局部可出现红肿、硬结和皮下脂肪萎缩，为避免这一问题，注射部位应有计划地顺序变换，以减少组织损伤并避免吸收不良。此外，也可能出现体重增加、屈光不正等不良反应。

四、常用制剂及贮存要求

（1）胰岛素注射液：3 mL∶300 单位、10 mL∶400 单位、10 mL∶800 单位，密闭，在冷处保存，避免冰冻。

（2）精蛋白锌胰岛素注射液：10 mL∶400 单位、10 mL∶800 单位，密闭，在冷处保存，避免冰冻。

（3）精蛋白人胰岛素注射液：3 mL∶300 单位、10 mL∶400 单位，于 2~8 ℃避光保存及运输，避免冰冻。

【练一练】

案例分析

案例介绍：患者曹某某，男性，68 岁，已退休。因血糖升高超过 12 年，伴乏力 7 天住院。患者 12 年前于单位体检，发现空腹血糖升高，时测血糖为 7.5 mmol/L，伴有口干、口渴，无明显乏力，患者未给予重视，也未给予特殊治疗。三年前，患者因血糖控制不佳于当地医院就诊，诊断为 2 型糖尿病，给予盐酸二甲双胍片 500 mg，一日两次，精蛋白生物合成人胰岛素注射液（具体剂量不详）控糖治疗。患者未规律监测血糖，血糖控制情况不详。

七天前患者无明显诱因出现乏力，于家中自测随机血糖 13.5 mmol/L，遂于我院就诊。入院症见乏力，口干口渴，视物模糊，偶有双足麻木刺痛，无恶心呕吐，无腹痛，睡眠可，小便有泡沫，大便质干。近半年体重下降约四千克。既往患者高血压病（3 级极高危）病史十余年，最高血压为 182/98 mmHg。现口服苯磺酸氨氯地平片 5 mg，一日一次控制血压。患者 40 余年吸烟史，约每天 10 支，无嗜酒史。否认家族遗传病史。

入院后治疗经过：患者入院后积极完善相关检查，给予糖尿病饮食宣教，治疗方案包括使用胰岛素（诺和锐）皮下泵强化控糖；口服缬沙坦胶囊 80 mg，每日一次以控制血压；瑞舒伐他汀钙片 10 mg，每日一次以调节血脂；甲钴胺片 0.5 mg，每日三次以营养周围神经；羟苯磺酸钙胶囊 0.5 g，每日三次以改善微循环；百令胶囊 2 g，每日三次以改善尿蛋白。患者出院前撤掉胰岛素皮下泵，改为门冬胰岛素 30 注射液，早晚各 14 U，联合盐酸二甲双胍片 1 000 mg，每日两次以控制血糖，降压、调脂、改善循环的药物继续服用。

用药分析：

（1）患者在治疗初始阶段使用二甲双胍联合精蛋白生物合成人胰岛素注射液控糖效果欠佳，因此将胰岛素升级为胰岛素诺和锐 30 进行治疗。诺和锐 30 起效更快，能快速恢复胰岛素第一时相，达峰迅速，胰岛素峰值更高，能更大程度上模拟生理性胰岛素分泌曲线，从而在有效控制餐前血糖的同时有效降低餐后血糖，并减少低血糖事件的发生。

（2）通过加强患者的健康教育和院外管理，调整其生活方式，有利于实现血糖的长期控制。

（3）患者为老年男性，患有高血压病（3 级极高危），并发糖尿病肾病，可考虑联用有肾脏获益的钠-葡萄糖协同转运蛋白-2（SGLT-2）抑制剂，这类药物能够降低肾脏主要终点事件的风险，改善肾脏结局。同时由于患者 BMI 指数属超重范畴，联用 SGLT-2 抑制剂也有利于后期进一步减少胰岛素用量，改善预后。

思考与练习

1. 简述胰岛素和胰岛素类似物的药理作用和作用机制。

2. 简述胰岛素和胰岛素类似物的临床应用及不良反应。

3. 案例分析：患者高某，男性，18 岁，近一个月来出现口干、多饮症状，无明显诱因，每日饮水量增加，达到 3 000 至 40 000 mL，并偏好饮含糖碳酸饮料，尿量增多，夜尿三至四次。两天前与朋友聚餐后出现恶心、呕吐，呕吐物为胃内容物，无腹痛、腹泻，无发热。发病以来体重下降，既往体健，无烟酒嗜好，无遗传病家族史。

请初步推断高某疾病，并给出你觉得合适的用药方案。

第二节 降血糖药

 ## 学习目标

- ◆ 熟悉降血糖药的分类；
- ◆ 了解降血糖药的结构与性质；
- ◆ 熟悉降血糖药药理作用及作用机制；
- ◆ 掌握降血糖药临床应用与不良反应；
- ◆ 掌握降血糖药常用制剂及贮存要求。

2 型糖尿病又称非胰岛素依赖型糖尿病，也叫继发性糖尿病，其发病原因较为复杂，通常与遗传和生活方式有关，占糖尿病患者总数的 90% 以上。2 型糖尿病在疾病初期或者某些情况下一般不需要使用胰岛素治疗，在控制饮食的基础上，使用口服降血糖药后即可控制病情。因此，口服降血糖药是治疗 2 型糖尿病的主要手段，按其作用机制可分为磺酰脲类、非磺酰脲类、双胍类、α‑葡萄糖苷酶抑制剂、噻唑烷二酮类等。

一、磺酰脲类

1. 代表药物结构与性质

甲苯磺丁脲，是第一代磺酰脲类降糖药，本品为白色结晶或结晶性粉末，无臭、无味，易溶于丙酮或三氯甲烷，可溶于乙醇，几乎不溶于水，可溶解于氢氧化钠溶液。甲苯磺丁脲含有磺酰脲结构，具有酸性，其中酰脲结构不稳定，在酸性溶液中易受热水解。

格列本脲，作为首个上市的第二代磺酰脲类降糖药，格列本脲为白色结晶性粉末，几乎无臭、无味，在三氯甲烷中略溶，在甲醇或乙醇中微溶，在水或乙醚中几乎不溶。本品在干燥条件下相对稳定，但是对湿度敏感，可发生水解，与硝酸钾固体加热混合碳化后，其滤液显氯化物鉴别反应。

格列吡嗪，作为第二代磺酰脲类降糖药，格列吡嗪为白色或灰白色结晶粉末，几乎无臭、无味，略溶于乙醚和三氯甲烷，不溶于水。本品与二氧六环溶液置水浴中加热溶解，加

0.5% 的 2，4 – 二硝基氟苯的二氧六环溶液，煮沸 2 ~ 3 分钟，溶液显亮黄色。

2. 药理作用及作用机制

（1）药理作用

胰岛细胞分为 α 细胞、β 细胞、δ 细胞和 PP 细胞，其中 β 细胞能够分泌胰岛素，磺酰脲类降血糖药主要通过刺激胰岛 β 细胞，促使其释放胰岛素，从而降低血液中的血糖含量。本类药物对正常人和胰岛素功能尚存的糖尿病患者均有降血糖作用，但对严重的糖尿病患者或胰岛素功能完全丧失的患者效果有限或无效。

（2）作用机制

胰岛 β 细胞膜上分布有磺酰脲受体，这些受体与 ATP 敏感性钾通道以及电压依赖性钙通道相偶联。当磺酰脲类降血糖药与胰岛 β 细胞膜上的磺酰脲受体结合时，引起 ATP 敏感性钾通道关闭，抑制细胞内 K^+ 外流，随后使细胞膜发生去极化，进而引起电压依赖性钙通道开放，使得 Ca^{2+} 内流，这一系列反应最终触发胰岛素的释放。此外，本类药物降血糖的作用机制可能是因为药物可抑制胰岛素的代谢，增加靶细胞膜上胰岛素受体的数目与亲和力，增强了胰岛素的作用，以及通过增加胰岛素和生长抑制素的释放来间接抑制胰高血糖素的分泌，这些作用共同促使血糖降低。

3. 临床应用与不良反应

（1）临床应用

磺酰脲类降血糖药主要用于单用饮食控制无效但胰岛素功能尚存的 2 型糖尿病患者，这类患者胰岛功能至少保持在 30% 以上。此外，由于磺酰脲类药物与胰岛素有相加作用，因此可用于对胰岛素有耐受性的患者，可减少胰岛素的用量。氯磺丙脲还可以用于尿崩症，可明显减少患者尿量。

（2）不良反应

磺酰脲类降血糖药总体来说较安全，不良反应较少。第二代药物较第一代药物不良反应发生率低。常见不良反应为胃肠道反应（如恶心、呕吐、胃痛、厌食、腹泻等）、低血糖症、过敏性皮疹红斑、中枢神经系统反应（如嗜睡、神经痛、眩晕等）以及体重增加等。此外，少数患者可出现黄疸及肝损伤、粒细胞减少、溶血性贫血等较为严重的不良反应。

4. 常用制剂及贮存要求

（1）甲苯磺丁脲：0.5 g，片剂，常温遮光密闭保存。

（2）格列本脲：2.5 mg，片剂，常温遮光密闭保存。

（3）格列吡嗪：2.5 mg、5 mg，片剂；2.5 mg、5 mg，胶囊；5 mg、10 mg，缓释胶囊，遮光密封，在干燥处保存。

二、非磺酰脲类

1. 代表药物结构与性质

瑞格列奈，是一种苯甲酸类衍生物，本品为白色或类白色结晶性粉末，无臭，在三氯甲烷中易溶，在乙醇或丙酮中略溶，在水中几乎不溶，在 0.1 mol/L 盐酸中微溶。本品中加丙二酸和醋酐置热水中加热数分钟后，溶液显橙黄色至红棕色。瑞格列奈分子结构中含有一个手性碳原子，其中 S 构型活性是 R 构型的 100 倍，因此临床上常使用具有更高活性的 S 构型体。

那格列奈，是一种 D－苯丙氨酸衍生物，本品为白色或类白色结晶性粉末，味苦，在甲醇、乙醇、丙酮中易溶，在乙腈中略溶，在水中几乎不溶，在 0.1 mol/L 氢氧化钠溶液中溶解，在稀盐酸中几乎不溶。

2. 药理作用及作用机制

（1）药理作用

非磺酰脲类降血糖药是将磺酰脲结构替换为其电子等排体而得到的，其降糖作用与磺酰脲类相似，主要通过促进胰岛素分泌而发挥作用，是一种促胰岛素分泌的短效口服药。

（2）作用机制

非磺酰脲类药物作用机制与磺酰脲类相似，它们通过与胰岛 β 细胞上特异性受体结合，阻断胰岛 β 细胞上对 ATP 敏感的钾通道，使细胞膜去极化，引起钙通道开放，使 Ca^{2+} 内流，从而导致胞浆内 Ca^{2+} 浓度升高，进而刺激胰岛素分泌而起降低血糖的作用。与磺酰脲类不同的是，该类药物在胰岛 β 细胞中另有其亲和力和结合位点，并且很少引起低血糖副作用。

3. 临床应用与不良反应

（1）临床应用

非磺酰脲类降血糖药临床上用于饮食控制、降低体重及运动锻炼仍不能有效控制的 2 型糖尿病患者的治疗。该类药物口服吸收迅速，一小时内血药浓度达到峰值，血浆半衰期约为一小时，此特点允许患者多次餐前用药，因此可有效改善餐后高血糖。

（2）不良反应

该类药物可能发生低血糖，通常症状较轻。腹痛、恶心较为罕见，腹泻、呕吐、便秘和视觉异常、肝脏异常非常罕见。部分患者可能出现皮肤过敏反应，如瘙痒、皮疹、荨麻疹等。有些患者出现转氨酶指标升高，多为轻度和一过性。

4. 常用制剂及贮存要求

（1）瑞格列奈：0.5 mg，片剂，遮光，密闭保存。

（2）那格列奈：30 mg、60 mg、90 mg、120 mg，片剂；30 mg，胶囊，密封，在干燥处保存。

【知识链接】

其他类降糖药

1. 二肽基肽酶-4（DPP－4）抑制剂

DPP－4 抑制剂为治疗 2 型糖尿病提供了新的选择，它通过抑制 DPP－4 的活性，保护内源性胰高血糖素样肽-1（GLP－1）和葡萄糖依赖性胰岛素释放多肽（GIP）不被降解，从而增加葡萄糖刺激下的胰岛素分泌，进而降低血糖含量。代表药物有西格列汀、维格列汀、沙格列汀、利格列汀和阿格列汀。

2. 钠-葡萄糖协同转运蛋白-2（SGLT-2）抑制剂

SGLT-2 在肾脏中负责约 90% 的葡萄糖的重吸收，因此，通过抑制 SGLT-2，可以减少葡萄糖的重吸收，增加尿糖的排出，从而降低血糖含量。代表药物有达格列净、恩格列净、卡格列净。

3. 胰高血糖素样肽-1（GLP-1）受体激动剂

GLP-1 受体激动剂的氨基酸序列与人体中的 GLP-1 部分重叠，能够作为人体 GLP-1 受体激动剂，与之结合并模拟肠降血糖素的作用，发挥多种抗高血糖效应。代表药物有艾塞那肽、利拉鲁肽、度拉糖肽、利司那肽。

三、双胍类

1. 代表药物结构与性质

盐酸苯乙双胍，是一种双胍结构母核的一侧与苯乙基侧链相连形成的盐酸盐，本品为白色结晶或结晶性粉末，无臭，在水中易溶，在乙醇中溶解，在三氯甲烷或乙醚中几乎不溶。盐酸苯乙双胍水溶液加硫酸铜铵试液，会迅速生成紫红色沉淀。

盐酸二甲双胍，是一种双胍结构母核的一侧与两个甲基相连形成的盐酸盐，本品为白色结晶或结晶性粉末，无臭，在水中易溶，在甲醇中溶解，在乙醇中微溶，在三氯甲烷或乙醚中不溶。本品加水溶解后，加入由 10% 亚硝基铁氰化钠溶液、铁氰化钾试液和 10% 氢氧化钠溶液等体积混合而成的溶液后，溶液呈红色。

2. 药理作用及作用机制

（1）药理作用

双胍类药物主要在肠道吸收，不与血浆蛋白结合，也不被代谢，主要以原型药物形式从肾脏排出，因此作用时间较短。该类药物能明显降低糖尿病患者的血糖水平，无论是否存在胰岛 β 细胞功能障碍均有效，而对正常人则无降血糖作用。其药物本身无直接降糖作用，也不促进胰腺分泌胰岛素，主要是通过增加肌肉和脂肪组织中对葡萄糖的利用来降低血糖，一般不发生低血糖的不良反应。

（2）作用机制

双胍类降血糖药的作用机制主要包括促进组织对葡萄糖的摄取、减少葡萄糖经肠道吸收、增加肌肉组织中糖的无氧酵解、减少肝脏内糖异生过程、提高胰岛素和受体的结合能力、抑制胰高血糖素的释放等，从而发挥降血糖作用。此外双胍类药物还能降低高血脂患者的低密度脂蛋白、极低密度脂蛋白、甘油三酯和胆固醇，有助于延缓糖尿病患者心血管并发症的发生。

3. 临床应用与不良反应

（1）临床应用

该类药物主要用于轻度、中度 2 型糖尿病患者，尤其是有胰岛素耐受的肥胖患者和单纯通过饮食控制无法有效管理病情的患者。本品不仅不会增加患者体重，而且能够显著降低患者相关心血管并发症的可能，是治疗 2 型糖尿病的一线首选药物之一。此外，它也可以与胰岛素或磺酰脲类药物合用于中、重度患者，以增强疗效，同时有助于减少胰岛素的用量。

（2）不良反应

该类药物主要不良反应为胃肠道反应，如恶心、呕吐、腹泻、腹痛、消化不良等，为了减轻这些不适，建议从小剂量开始逐渐加量；此外，偶见疲倦、头痛、头晕、味觉异常（口中金属味）、皮疹、寒战、流感样症状、心悸、潮红等不良反应；罕见乳酸性酸中毒。本品还可能引起维生素 B_{12} 及叶酸缺乏，长期大量服用应及时补充此类物质。

4. 常用制剂及贮存要求

（1）盐酸二甲双胍：0.25 g、0.5 g，片剂；0.25 g、0.5 g、0.85 g，肠溶片；0.25 g，胶囊；0.25 g、0.5 g，肠溶胶囊，遮光，密封保存。

（2）二甲双胍格列本脲：片剂 I （盐酸二甲双胍 250 g，格列本脲 1.25 g，制成 1 000 片）、片剂 II （盐酸二甲双胍 500 g，格列本脲 2.5 g，制成 1 000 片）、胶囊 I （盐酸二甲双胍 250 g，格列本脲 1.25 g，制成 1 000 粒）、胶囊 II （盐酸二甲双胍 500 g，格列本脲 2.5 g，制成 1 000 粒），遮光，密封保存。

（3）盐酸苯乙双胍：25 mg，片剂，密封保存。

四、α - 葡萄糖苷酶抑制剂

1. 代表药物结构与性质

阿卡波糖，本品是从放线菌属微生物中分离得到的低聚糖，其分子结构中的活性部位包括取代的环己烷和 4，6 - 脱氧 - 4 - 氨基 - D - 葡萄糖结构。本品为白色至淡黄色无定形粉末，无臭，在水中极易溶解，在甲醇中溶解，在乙醇中极微溶解，在丙酮或乙腈中不溶，是第一个应用于临床的 α - 葡萄糖苷酶抑制剂。

伏格列波糖，是一种氨基糖类似物，是环己四醇的氨基衍生物，本品为白色结晶或结晶性粉末，在水中极易溶解，在甲醇中微溶，在无水乙醇中几乎不溶，在 0.1 mol/L 盐酸溶液中易溶。

2. 药理作用及作用机制

（1）药理作用

α - 葡萄糖苷酶抑制剂是第三代口服降血糖药，其主要药理作用是通过抑制小肠刷状缘上的各种 α - 葡萄糖苷酶，来减缓淀粉分解为麦芽糖并进而分解为葡萄糖的过程，同时降低蔗糖分解为葡萄糖的速度。这种抑制作用有助于延缓对葡萄糖的吸收，从而降低餐后血糖水平，但并不增加胰岛素分泌。阿卡波糖口服较少吸收，其生物利用度少于 2%。

（2）作用机制

食物中的淀粉和蔗糖作为主要的碳水化合物，都必须被水解成单糖才能被吸收利用。这一水解过程则需依赖 α - 葡萄糖苷酶的作用。α - 葡萄糖苷酶是位于小肠黏膜细胞刷状缘内的一组水解酶，α - 葡萄糖苷酶抑制剂可竞争性地与 α - 葡萄糖苷酶结合，从而抑制该酶的活性，阻断淀粉和蔗糖、麦芽糖等低聚糖的 1，4 - 糖苷键裂解成单个葡萄糖分子，进而减慢糖类水解产生葡萄糖的速度,并延缓葡萄糖的吸收。此外,这类药物还能够增加并延长回肠远端储量丰富的胰高血糖素样肽-1的释放,同时改善胰岛素的敏感性,使胰岛素抵抗降低。

3. 临床应用与不良反应

(1) 临床应用

本类药物主要用于轻、中度2型糖尿病患者,尤其适用于老年患者和对双胍类葡萄糖耐量降低的轻症糖尿病患者。对于使用磺酰脲类或双胍类餐后血糖控制不理想的患者,本类药物也是一个不错的选择。本类药物可与双胍类、磺酰脲类、噻唑烷二酮类及胰岛素联用。

(2) 不良反应

由于本类药物吸收利用少,因此患者通常不会出现全身性不良反应,但是由于本类药物会阻碍碳水化合物在肠道分解和吸收,使之滞留时间延长,因而导致细菌酵解并增加产气量,可出现肠道多气、腹痛、腹泻等不良反应。

4. 常用制剂及贮存要求

(1) 阿卡波糖:50 mg、100 mg,片剂;50 mg,胶囊,密封,凉暗处保存。

(2) 伏格列波糖:0.1 mg、0.2 mg、0.3 mg,片剂;0.1 mg、0.2 mg,胶囊,密封,阴凉干燥处保存。

(3) 米格列醇:25 mg、50 mg、100 mg,片剂,密封,阴凉干燥处保存。

五、噻唑烷二酮类

1. 代表药物结构与性质

罗格列酮,是一种噻唑烷-2,4-二酮衍生物,常与马来酸形成盐,本品为白色或类白色粉末,可溶于乙醇和pH值为2.3的水性缓冲溶液中。在生理pH值范围内,其溶解度随pH值的升高而降低。在稀硫酸中,本品可使高锰酸钾溶液褪色,这是因为马来酸与高锰酸钾发生氧化还原反应。此外,罗格列酮还具有叔胺的特征反应。

吡格列酮,同为噻唑烷-2,4-二酮衍生物,常与盐酸形成盐,本品为白色针状结晶,在甲醇中溶解,在乙醇、三氯甲烷中微溶。

2. 药理作用及作用机制

(1) 药理作用

本类药物主要通过改善胰岛素抵抗性,降低血液中高血糖和三酰甘油水平,增加肌肉及脂肪组织对胰岛素的敏感性而发挥降血糖作用,因此也称为胰岛素增敏剂。同时,罗格列酮还能抑制血小板的聚集、减少炎症反应和抑制内皮细胞的增生,从而抗动脉粥样硬化,起到防治心血管病并发症的效果。此外,罗格列酮可增加胰腺胰岛的面积、密度和胰岛中胰岛素的含量,但对胰岛素的分泌无影响。

(2) 作用机制

本类药物的作用机制是通过竞争性激活过氧化氢酶增殖活化受体γ(PPARγ),调节与胰岛素反应性相关的基因的转录。过氧化氢酶增殖活化受体γ被激活后,活化的过氧化氢酶

增殖活化受体 γ 与几种核蛋白结合，导致大量小脂肪细胞产生，从而增加脂肪细胞总量，提高和改善胰岛素的敏感性。同时，本类药物能够增强胰岛素的信号传导，降低脂肪细胞瘦素（Leptin）和肿瘤坏死因子 - α（TNF - α）的表达，进而改善胰岛 β 细胞的功能。此外，它们还能增加外周组织对葡萄糖的摄取、转运和利用，以降低体内外对胰岛素的抵抗。

3. 临床应用与不良反应

（1）临床应用

本类药物主要用于使用其他降糖药疗效不佳的 2 型糖尿病患者，尤其是有胰岛素抵抗者。可单独服用，也可与磺酰脲类或胰岛素联合用药。

2010 年以来，由于罗格列酮具有显著增加心肌梗死的风险，在临床使用上受到限制或者禁用。我国要求只能在无法使用其他降血糖药或使用其他降血糖药无法控制血糖的情况下，方可考虑使用罗格列酮及其复方制剂。吡格列酮也因为存在诱发膀胱癌的风险而从某些国家撤市。

（2）不良反应

这类药物的不良反应主要是肝功能异常、头晕、头痛、腹泻，可见轻中度水肿、贫血、体重增加、血容量扩张等症状。合并使用其他降糖药物时，有发生低血糖的风险。肝功能异常者，会出现轻中度转氨酶升高，血脂升高。

4. 常用制剂及贮存要求

（1）马来酸罗格列酮：2 mg、4 mg、8 mg，片剂，常温密闭保存。

（2）盐酸吡格列酮：15 mg，片剂，常温密闭保存。

【练一练】

案例分析

案例介绍：患者陈某某，男性，56 岁。十年前查得患有糖尿病，偶感口干，无其他症状，在医院经治疗，血糖降至正常范围后出院，并带药门冬胰岛素 3012 U，三餐前皮下注射；二甲双胍 0.5 g，每日两次。出院后自觉血糖控制尚可，停用胰岛素，未进行饮食控制且不规律服用二甲双胍缓释片 1.0 g，每日两次；阿卡波糖片 50 mg，每日三次进行降糖治疗。六年前因 2 型糖尿病并糖尿病肾病及混合型高脂血症再次入院治疗，末次出院带药为二甲双胍缓释片 1.0 g，每日两次；阿托伐他汀片 20 mg，每日一次；门冬胰岛素 3013 U，三餐前皮下注射，患者自行停用胰岛素。本次入院前一个月患者用药方案为二甲双胍缓释片 1.0 g，每日两次；阿卡波糖片 50 mg，每日三次。入院前两周，患者无明显诱因即出现双下肢麻木、酸痛不适，伴有泡沫尿，两周来体重减轻约三千克，监测空腹血糖 15 mmol/L。

入院后治疗经过：入院查体，患者身高 165 cm，体重 75 kg；测空腹血糖 24.6 mmol/L，胰岛功能差，经各项检查诊断为 2 型糖尿病、糖尿病性周围神经病、糖尿病性肾病以及混合型高脂血症。治疗方案为口服降血糖药二甲双胍缓释片 1.0 g，每日两次；恩格列净 10 mg，每日一次，配合门冬胰岛素治疗方案，根据患者血糖波动及体重、饮食等计算胰岛素给药剂量：每餐前注射 6 U，基础率设置为 10：00—22：00（0.7 U/h）、22：00—10：00（0.6 U/h）。

同时采用营养神经、改善微循环、降脂等辅助治疗措施，患者血糖、血脂水平逐步下降，双下肢酸痛症状逐渐缓解。

用药分析：

（1）该2型糖尿病患者病史长、依从性差，反复自行停用胰岛素且口服降糖药疗效有限，目前胰岛功能差、并发症增多。故明确诊断后，综合考虑患者经济情况和本人意愿，给予胰岛素泵治疗，按设置参数规律给药，以达到严格控制血糖的目的。

（2）二甲双胍不仅不增加患者体重，且能够显著降低糖尿病相关心血管并发症危险，是治疗2型糖尿病的首选药物，尤其是肥胖性2型糖尿病。

（3）恩格列净通过抑制肾小管钠-葡萄糖协同转运蛋白2，促进尿糖排泄以降低血糖水平，不受胰岛功能和胰岛素抵抗的影响，还可以改善心血管功能、延缓肾脏疾病进展，符合该患者的用药需求。

思考与练习

1. 简述口服降血糖药的分类及其药理作用。
2. 简述双胍类降血糖药的临床应用及不良反应。
3. 简述 α - 葡萄糖苷酶抑制剂的作用机制及代表药物。
4. 案例分析：患者金某某，75 岁，男性，有冠心病及高血压病史。目前长期服用二甲双胍治疗糖尿病，自诉空腹血糖控制在 7.0 ~ 9.0 mmol/L，餐后或随机血糖控制在 11.0 ~ 13.0 mmol/L。为控制血糖前来购买药物。

试问二甲双胍联用阿卡波糖的治疗方案是否合适？请分析原因。

第三节　甲状腺激素与抗甲状腺药

 学习目标

◆ 熟悉甲状腺激素与抗甲状腺药的分类；
◆ 了解甲状腺激素与抗甲状腺药的结构与性质；
◆ 熟悉甲状腺激素与抗甲状腺药药理作用及作用机制；
◆ 掌握甲状腺激素与抗甲状腺药临床应用与不良反应；
◆ 掌握甲状腺激素与抗甲状腺药常用制剂及贮存要求。

甲状腺激素是指由甲状腺所分泌的维持机体正常代谢和生长发育所必需的激素，是一类碘化酪氨酸衍生物，包括甲状腺素（T_4）和三碘甲状腺原氨酸（T_3）。甲状腺激素的生理作用非常广泛，参与了机体生长发育、物质和能量代谢、神经系统以及心血管系统活动等。

正常人每日释放的三碘甲状腺原氨酸为 $15 \sim 30$ μg、甲状腺素为 $70 \sim 90$ μg，三碘甲状腺原氨酸活性是甲状腺素的 4 倍，甲状腺素要转变为三碘甲状腺原氨酸才能起作用。当甲状腺功能减退（甲减）时，甲状腺激素合成分泌减少，可能导致呆小症或黏液性水肿等甲状腺功能减退症。具体而言，当胎儿、新生儿缺碘或甲状腺功能先天不足时，表现为生长发育迟缓、身材矮小、智力不足的呆小症；幼年或成年人甲状腺激素分泌不足时，则表现为基础代谢率降低，怕冷、便秘、少汗等甲状腺功能减退症，均需要用甲状腺激素类药物治疗。当甲状腺激素功能亢进（甲亢）时，甲状腺激素合成分泌增多，可能导致毒性弥散性甲状腺肿或慢性结节性甲状腺肿等甲状腺功能亢进症，表现为怕热、多汗、易饿、消瘦乏力等物质代谢加速、分解代谢加强，因具有兴奋神经和心血管系统的作用，易出现心悸、血压增高、失眠、大便次数增多等症状，需要用抗甲状腺药治疗。本章主要介绍甲状腺激素与抗甲状腺激素药。

一、甲状腺激素药

1. 代表药物结构与性质

左甲状腺素钠，是一种 L-酪氨酸单钠盐的碘代衍生物，是人工合成的四碘甲状腺原氨酸，常用其钠盐形式。本品为类白色至淡棕黄色粉末或结晶性粉末，在乙醇中微溶，在水中几乎不溶，在热 1 mol/L 氢氧化钠溶液中溶解。取少量左甲状腺素钠置坩埚中，小火加热，即分解产生紫色的碘蒸气。

甲状腺片，是由猪、牛、羊等食用动物的甲状腺体脱脂、干燥、研碎而制得，必要时可加乳糖、蔗糖、氯化钠或淀粉均匀稀释。本品为淡黄色粉末，微有肉臭，不溶于水，含三碘甲状腺原氨酸和甲状腺素，以甲状腺素为主。

碘塞罗宁，同为 L-酪氨酸单钠盐的碘代衍生物。本品为白色或黄白色结晶固体或结晶性粉末，微溶于乙醇，几乎不溶于水，作用与甲状腺素相似，而效力为甲状腺素的 $3 \sim 5$ 倍。

2. 药理作用及作用机制

（1）药理作用

1）对生长发育的影响。甲状腺激素是机体正常生长发育和成熟所必需的激素，它能促进蛋白质合成以及骨骼和中枢神经系统生长发育，对大脑发育及肺功能活动的影响尤为重要。甲状腺激素通过促进某些生长因子的合成来促进神经元分裂，促进轴突树突的形成，以及髓鞘及胶质细胞的生长；它还能刺激骨化中心发育、软骨骨化、促进长骨的生长。因此，发育期的甲状腺功能减弱会影响大脑发育和骨骼成熟，导致小儿智力低下、身材矮小，进而引发地方性克汀病（呆小症）。

【知识链接】

呆小症

1. 呆小症一般治疗措施

呆小症患者一定要注意保暖。存在贫血的呆小症患者，需要在医生的指导下补充铁元素、维生素 B_{12}、叶酸，以改善贫血的状况。缺碘地区的甲状腺功能减退患者应注意适当补充碘剂。

2. 呆小症药物治疗措施

（1）左甲状腺素钠。该药物是临床上治疗呆小症的首选药物。口服，其物活性较为稳定，一般每天只需要服用一次。

（2）甲状腺片。适用于所有呆小症患者，但不作为首选用药。口服，此药物从动物甲状腺中提取制成，一般不建议长期使用。因为长期服用可能使血清中三碘甲状腺原氨酸升高。

3. 呆小症预后及日常管理

呆小症无法完全治愈，需要终身服药。

（1）饮食。患者应多吃含碘丰富的食物和蔬菜，如海带、紫菜等，同时注意补充足量蛋白质，如鱼肉、鸡肉等，还要多吃含铁量较高的食物，并适当补充维生素 B_{12} 和叶酸。此外，要避免食用引起甲状腺肿的食物，如甘蓝、卷心菜等。

（2）运动。建议以有氧运动为主，如太极拳、散步、慢跑等。

（3）情绪心理。缓解压力、调整情绪，保持积极向上的态度。

2）对物质代谢的影响。甲状腺激素能促进物质氧化，使耗氧量增加，基础代谢率升高，产热量增加。在糖代谢中，甲状腺激素可促进葡萄糖吸收，增加糖原分解和糖异生；在脂肪代谢中，甲状腺激素可加速机体脂肪的氧化分解；在蛋白质代谢中，甲状腺激素可加速肌肉、骨骼、肝肾等组织中蛋白质的合成，有利于幼年时期机体的生长发育。然而，如果甲状腺激素分泌过多，它会加速组织蛋白质分解，特别是骨骼肌蛋白质分解，导致甲亢患者出现肌肉消瘦、乏力以及生长发育停滞等情况。

3）对神经系统的影响。甲状腺激素对成人的中枢神经系统具有兴奋作用，因此，甲亢时会有神经过敏、多言多动、紧张忧虑、焦躁易怒、失眠不安等表现；而甲状腺功能减退时，则表现为表情淡漠、嗜睡、语言和行动迟缓、记忆力减退等。

4）对心血管的影响。甲状腺激素能提高机体对儿茶酚胺类的敏感性，因此，甲状腺功能亢进患者可能出现心动过速、心肌肥大、脉压变大等；而甲状腺功能减退患者则出现心动过缓、外周血管阻力升高、心输出量降低、脉压变小等。

（2）作用机制

甲状腺激素通过与甲状腺激素受体（TR）结合发挥作用，在细胞内，二者形成激素-受体复合物，进而调控靶基因的转录和表达，使多种酶和蛋白的活性加强，从而产生相应的生理效应。其中，三碘甲状腺原氨酸可直接与甲状腺激素受体结合发挥效应，甲状腺素则要在组织脱碘转化成三碘甲状腺原氨酸才能与甲状腺激素受体结合。此外，甲状腺激素还存在不依赖甲状腺激素受体的作用方式，即通过核外非基因组途径发挥作用，这种作用方式能够激活磷脂酰肌醇3激酶信号通路，进而影响各种生理和病理进程。

3. 临床应用与不良反应

（1）临床应用

甲状腺激素主要用于甲状腺功能减退的替代治疗。

1）呆小症（地方性克汀病）。若功能减退始于胎儿或新生儿，尽早诊治可使发育趋于正常。若治疗过晚，则躯体发育虽可能趋于正常，但智力受损往往难以逆转。治疗过程应从小剂量开始，逐渐增加剂量，并根据临床表现，精细调整剂量。

2）单纯性甲状腺肿。针对不同的病因需采用不同的治疗方案，对于因为缺碘导致的甲状腺肿应补充适当的碘；对于内源性激素分泌不足的情况，可给予甲状腺激素治疗，以补充内源性激素的不足，并通过抑制促甲状腺激素的过多分泌，以缓解甲状腺组织的代偿性增生肥大。

3）黏液性水肿。轻症患者通常服用甲状腺片进行治疗，从小剂量开始，并逐渐增加至适宜剂量。剂量过大可增加心脏负担从而加重心脏疾病。对于垂体功能低下的患者，由于易发生急性肾上腺皮质功能不全，宜先使用皮质激素，再给予甲状腺激素。

4）三碘甲状腺原氨酸抑制试验。主要用于对摄碘率高的患者进行鉴别诊断，方法是，给药前先测定摄碘率作为对照，然后给患者服用三碘甲状腺原氨酸，若三碘甲状腺原氨酸可明显抑制摄碘率，且抑制值大于对照值50%，则考虑为单纯性甲状腺肿；若抑制值小于对照值50%，则可能为甲亢。

（2）不良反应

过量使用甲状腺激素可引起甲状腺功能亢进，表现为怕热、多汗、体重减轻、紧张多虑、心悸失眠等，严重情况下，患者可能出现呕吐、腹泻、发热及心律失常。在老年人和心脏病患者中，过量使用可发生心绞痛和心肌梗死，应立即停药并使用β-受体拮抗剂对抗。此外，过量使用也可出现大脑假性肿瘤等严重不良反应。

4. 常用制剂及贮存要求

（1）甲状腺片：10 mg、40 mg、60 mg，片剂，遮光密封保存。

（2）碘塞罗宁：20 μg，片剂，遮光密封保存。

（3）左甲状腺素钠片：25 μg、50 μg、100 μg，片剂，遮光，密封，25 ℃以下保存。

二、抗甲状腺激素药

1. 代表药物结构与性质

丙硫氧嘧啶，属于硫脲类抗甲状腺药是一种硫代嘧啶酮类衍生物，本品为白色或类白色结晶或结晶性粉末，无臭，在乙醇中略溶，在水中极微溶解，在氢氧化钠试液或氨试液中溶解。进行化学鉴别时，取本品的饱和水溶液加热至沸腾，加入等量新制的含0.4%亚硝基铁氰化钠、0.4%盐酸羟胺与0.8%碳酸钠的混合溶液，即显绿蓝色反应；取本品滴加溴试液至完全溶解，加热至褪色后冷却，滴加氢氧化钡试液，即生成白色沉淀。

甲巯咪唑，为1-甲基咪唑-2-硫醇，也属于硫脲类抗甲状腺药。本品为白色至淡黄色结晶性粉末，微有特臭，本品在水、乙醇或三氯甲烷中易溶，在乙醚中微溶。进行化学鉴别时，取本品加水溶解后，加入氢氧化钠试液并摇匀，滴加亚硝基铁氰化钠试液即显黄色，数分钟后转为黄绿色或绿色，最后再加入醋酸即呈蓝色。

碘化钾，化学式为KI。本品为无色结晶或白色结晶性粉末，无臭，微有引湿性，在水中极易溶解，在乙醇中溶解。本品的水溶液显钾盐与碘化物的典型鉴别反应。

放射性碘，临床应用中常用的放射性碘是^{131}I，是碘的一种放射性同位素，具有相对短的半衰期，约有8天，用药两个月后其放射性可消除99%。

2. 药理作用及作用机制

（1）药理作用

1）硫脲类。①抗甲状腺作用，硫脲类可抑制甲状腺激素的合成；②免疫抑制作用，硫脲类具有轻度的免疫调节作用；③抑制甲状腺素转化为三碘甲状腺原氨酸，从而减少活性三碘甲状腺原氨酸的含量水平。

2）碘及碘化物。①促甲状腺作用，碘是甲状腺激素的合成原料，小剂量碘剂可用于治疗单纯性甲状腺肿；②抗甲状腺作用，使用大剂量碘剂能够起到抑制甲状腺激素释放的作用。

3）放射性碘。利用甲状腺高度的摄碘能力，放射性^{131}I通过其放射性破坏甲状腺腺泡，从而减少甲状腺激素的分泌。

（2）作用机制

硫脲类主要通过抑制过氧化物酶，阻止甲状腺内的碘离子氧化成活性碘，进而抑制酪氨酸的碘化及碘化酪氨酸的缩合，从而抑制甲状腺激素的生物合成。硫脲类对机体碘的摄取不产生影响，也不影响已合成的激素的释放和发挥作用。硫脲类需待体内储存的甲状腺激素消耗后才能完全生效，故起效较缓慢。此外，硫脲类还可抑制血液循环中促甲状腺免疫蛋白（TSI）的合成，抑制淋巴因子和氧自由基的释放，促使血促甲状腺激素受体抗体消失，因此对甲亢患者除能控制高代谢症状外，也对病因有一定的治疗作用。丙硫氧嘧啶还能抑制外周组织的甲状腺素转化为三碘甲状腺原氨酸，迅速降低血清中生物活性较强的三碘甲状腺原氨酸水平，因此在重症甲亢、甲状腺危象时首选该药。

小剂量碘剂被甲状腺富集后，可促进甲状腺激素的合成，减少甲状腺组织的增生性肥大。大剂量（>6 mg/d）碘剂能抑制谷胱甘肽还原酶对甲状腺球蛋白水解时二硫键的还原，使甲状腺球蛋白对蛋白水解酶不敏感，从而抑制甲状腺激素的释放。此外，大剂量碘剂还能拮抗促甲状腺激素的释放作用，并通过抑制过氧化物酶，间接抑制酪氨酸的碘化以及三碘甲状腺原氨酸、甲状腺素的合成。

放射性^{131}I可被甲状腺主动摄取并聚集于甲状腺腺泡内，其产生的β射线在组织内的射程约为 2 mm，因此其辐射作用只限于甲状腺内，使腺泡上皮破坏和萎缩，从而达到甲状腺激素分泌减少的作用，而很少波及周围组织。

3. 临床应用与不良反应

（1）临床应用

1）硫脲类。①甲亢的内科治疗，适用于轻中度病情和不宜手术或不宜使用放射性碘治疗的患者，如青少年、术后复发及中重度活动的甲亢突眼患者；②手术前准备，为减少甲状腺次全切除术患者在麻醉和手术后的并发症，手术前应先服用硫脲类，使血清甲状腺激素水平显著下降，恢复或接近正常；③甲状腺危象的治疗，甲状腺危象是指因感染、外伤、手术及精神刺激等原因，致大量甲状腺激素释放入血，导致患者出现高热、虚脱、心力衰竭、肺水肿、电解质紊乱等症状，严重时甚至可导致死亡。危象时除了使用硫脲类药物，还可给予大剂量碘剂以抑制甲状腺激素释放用作辅助治疗。

2）碘剂。①单纯性甲状腺肿，小剂量碘剂可用于治疗单纯性甲状腺肿，在食盐中加入碘化钾可有效防止患者发病；②大剂量碘剂主要用于甲亢术前准备和甲状腺危象的治疗。

3）放射性碘。①甲亢治疗，^{131}I 适用于不宜手术或术后复发及硫脲类无效或过敏患者；②甲状腺摄碘功能检查，口服小剂量 ^{131}I 后按规定时间测定甲状腺放射性，从而计算摄碘率。

（2）不良反应

1）硫脲类。①过敏反应，常见症状为瘙痒、药疹等；②胃肠道反应，可能出现畏食、呕吐、腹痛、腹泻等不良反应；③急性粒细胞缺乏症，多发于老年患者或大剂量药物使用者，用药后可出现发热、咽痛和口腔溃疡等不良反应；④甲状腺功能减退，长期使用后可使血清中甲状腺激素水平显著下降，反馈性增加促甲状腺激素分泌，从而导致甲状腺肿大和功能减退。

2）碘剂。①过敏反应，发生于用药后立即或者几小时内，表现为发热、皮疹、皮炎、血管神经性水肿、呼吸道水肿及严重喉头水肿，一般停药可消退；②慢性碘中毒，表现为咽喉不适、呼吸道刺激、口内金属味、唾液分泌增多，眼刺激症状等，停药后可消退；③诱发甲状腺功能紊乱，长期服用碘化物可诱发甲亢、甲状腺功能减退和甲状腺肿大，此外碘还能进入乳汁并通过胎盘引起新生儿甲状腺肿，因此孕妇及哺乳期妇女慎用。

3）放射性碘。剂量过大可能导致甲状腺功能减退，故应严格掌握剂量和密切观察有无不良反应。一旦发生甲状腺功能减退可补充甲状腺激素对抗。由于儿童甲状腺组织处于生长期，^{131}I 辐射有致癌作用。卵巢可浓集放射性 ^{131}I，因此可能对遗传产生影响。

4. 常用制剂及贮存要求

（1）丙硫氧嘧啶：50 mg、100 mg，片剂，常温，遮光，密闭保存。

（2）甲巯咪唑：5 mg、10 mg、20 mg，片剂，常温，遮光，密闭保存。

（3）碘化钾：10 mg、200 mg，片剂，遮光，密封，在干燥处保存。

（4）碘酸钾：0.3 mg、0.4 mg，片剂；0.15 mg，颗粒剂，密封保存。

【练一练】

案例分析

案例介绍：患者张某某，女性，26 岁，患者一年前无诱因下出现怕冷、乏力、少汗、记忆力减退、便秘，未就诊，三个月前上述症状加重，并自觉颜面及四肢肿胀，但按压无凹痕，病程中无胸闷、胸痛、心悸及呼吸困难，食欲尚可，无口渴、多饮、多尿，无腹痛，无水样便、黏液便及脓血便。既往健康，否认肝炎、结核等病史，无药物过敏史。无烟酒嗜好。父母体健，表姐患甲亢，否认家族中糖尿病史，无遗传及传染性疾病史。

入院后治疗经过：入院查体，见反应迟钝，黏液性水肿外观，懒言少动，甲状腺弥漫性肿大，质地韧，无结节及触痛，无血管杂音，心率偏慢，心音略低钝，踝关节非凹陷性水肿。辅助检查三碘甲状腺原氨酸、甲状腺素降低、促甲状腺激素增高，甲状腺过氧化物酶抗体、甲状腺球蛋白抗体增高，促甲状腺激素受体抗体阴性。据此，可以诊断为原发性甲状腺功能减退症。补充甲状腺激素：左甲状腺素（T4）50 μg，每日一次，口服，嘱患者需终身用药。同时建议患者进行高蛋白质、高维生素、低热量、低盐、富含粗纤维的饮食，嘱其适当摄入含碘食物，避免劳累，注意休息及用眼卫生，避免被动吸烟，保持良好的生活习惯和健康状态。

用药分析：

（1）该患者出现明显的怕冷、少汗、乏力、记忆力减退等表现，结合辅助检查发现 T3、T4 含量降低，甲状腺激素增高，确诊为原发性甲状腺功能减退症，因此补充甲状腺素是第一方案，选择左甲状腺素钠片是甲减首选用药。

（2）甲减患者要配合饮食管理，并且动态监测随访，时时调整左甲状腺素钠片用量，建议一月复查，仍低于正常可加至 100 μg，每日一次。

思考与练习

1. 简述甲状腺激素的药理作用和临床应用有哪些。

2. 简述抗甲状腺药的分类及各有何临床应用。

3. 案例分析：患者赵某某，女性，30 岁，身高 160 cm，体重 40 kg。因胸闷、气短就诊，入院查甲状腺超声显示甲状腺弥漫性病变，心率 120 次/分钟，最高达 146 次/分钟，有伸舌细颤。次日根据检查甲状腺功能和既往病史诊断为甲状腺功能亢进症及胃炎。初步给出治疗方案：甲巯咪唑 30 mg，一日一次；酒石酸美托洛尔 25 mg，一日三次；雷贝拉唑 10 mg，一日一次。

请简要阐述用药方案原因。

第四节　激素类药物

 学习目标

◆ 熟悉激素类药物的分类；

◆ 了解激素类药物的结构与性质；

◆ 熟悉激素类药物药理作用及作用机制；

◆ 掌握激素类药物临床应用与不良反应；

◆ 掌握激素类药物常用制剂及贮存要求。

激素是由内分泌腺或内分泌细胞分泌的一类高效生物活性物质，它可直接进入血液或者淋巴液进而到达靶部位而起作用。激素类药物是指以人体激素、动物激素或者与激素结构、作用原理相同的有机物为有效成分的药物。只有对某种激素的结构、作用、合成和代谢有非常深入且清晰的认知，并且其性质相对稳定，才能作为药用。激素类药物是一类应用广泛、治疗效果显著的药物，具有调节机体新陈代谢、生长发育、神经信号传导等重要生命活动的作用。但由于激素类药物药理作用复杂，如若应用不当也会带来各种不良反应，因此原则上应尽量采用小剂量、短疗程的治疗方案。激素类药物按化学结构分为肽类激素类药物、甾体激素类药物和前列腺素类药物。

肽类激素由氨基酸通过肽键连接而成，最小的肽类激素可由三个氨基酸组成，多数肽类激素可由十几个、几十个乃至上百及几百个氨基酸组成。肽类激素的主要分泌器官是丘脑下部及脑垂体，如降钙素、生长激素等。

甾体激素类药物是指分子结构中含有甾体结构的激素类药物，是临床上一类重要的药物，主要包括肾上腺皮质激素、性激素和孕激素。

前列腺素是存在于动物和人体中的一类不饱和脂肪酸组成的，具有多种生理作用的活性物质，其分子结构为一个环和两条侧链构成的 20 碳不饱和脂肪酸，按其结构前列腺素分为A、B、C、D、E、F、G、H、I 等类型，不同类型前列腺素具有不同功能，包括终止妊娠和催产、抗溃疡、抗血栓等。

一、肽类激素类药物

1. 代表药物结构与性质

重组人生长激素，本品是由含有高效表达人生长激素基因的工程化细胞，经过发酵、分离和高度纯化后制得的人生长激素冻干品，产品加入了适宜稳定剂和保护剂，不含抗生素和抑菌剂。每 1 mg 无水人生长激素相当于 3.0 单位。本品呈无色澄明或微浊液体。

缩宫素，是从猪或牛的脑垂体后叶中提取或化学合成的缩宫素灭菌水溶液，又称为催产素，每单位相当于 2 μg 缩宫素。本品为无色澄明或几乎澄明的液体。

曲普瑞林，本品是化学合成的十肽，呈现白色粉末或疏松块状物，在水中易溶，在甲醇、乙醇中微溶，在乙醚中几乎不溶。取本品加水溶解后加入双缩脲试液，即显蓝紫色。

2. 药理作用及作用机制

（1）药理作用

肽类激素是一类由垂体和下丘脑分泌的微量蛋白质激素，它们的生理作用各异。促甲状腺激素能刺激甲状腺增生，并促进甲状腺合成和分泌甲状腺激素；促肾上腺皮质激素（ACTH）能促进肾上腺皮质的增生，以及肾上腺皮质激素的生成及分泌；生长激素（GH）能刺激骨骺端软骨细胞分化、增殖，并刺激软骨基质细胞增长；催乳素（PRL）能促进乳腺生长和发育，同时能刺激卵巢黄体分泌黄体酮；缩宫素（oxytocin）能收缩子宫，同时舒张血管平滑肌并促进排乳；促性腺激素释放激素（GnRH）能够刺激垂体生成和分泌促黄体酮（LH）与卵泡刺激素（FSH）；曲普瑞林是一种人工合成的促性腺激素释放激素，其药理作用与天然促性腺激素相似，但是曲普瑞林血浆半衰期延长。

（2）作用机制

肽类激素作用机制主要通过激素释放、激素运输、受体结合、细胞内信号传导、激素清除几个阶段来完成，其中也可能包括了基因表达、蛋白质合成、酶活性调节、离子通道活性变化或其他细胞过程的变化。不同的激素作用的靶细胞不同，并产生不同的生理活性。

1）生长激素主要作用于脂肪细胞和肝脏，通过血液循环到达目标组织后，生长激素会先与细胞膜上的一个生长激素受体结合，再结合另外一个生长激素受体形成一个受体二聚体稳定结构，再激活下游的 Janus 激酶 2（JAK2）信号通路的传导。被生长激素激活的 Janus 激酶 2 会磷酸化，进而入核并开始转录过程，生成胰岛素样生长因子这一重要的生长因子。这一过程会刺激软骨基质细胞增长，刺激成骨细胞分化与增殖，从而引起线形生长加速及骨骼变宽。

2）缩宫素能与缩宫素受体结合，并与 G 蛋白偶联活化，通过 G 蛋白介导激活磷脂酶 C，生成 1，4，5‑三磷酸肌醇，促进细胞内钙池释放 Ca^{2+}，从而兴奋子宫平滑肌，使子宫收缩力增强并加快收缩频率。同时，缩宫腺能收缩乳腺小叶周围肌上皮细胞从而促进排乳。

3）曲普瑞林能够与下丘脑促性腺释放激素细胞表面受体结合，从而抑制垂体前叶分泌促黄体生成素和卵泡刺激素。此外，它还可以促进卵巢内的芳香化酶活性增强，使雌酮转化为雌三醇，从而使血清中的雄激素水平下降。并且，它还可以通过抑制肾上腺皮质合成和分泌糖皮质激素来达到降低雄激素水平的目的。曲普瑞林还可以通过诱导肿瘤细胞凋亡、抑制肿瘤细胞增殖等方式发挥抗肿瘤作用。

3. 临床应用与不良反应

（1）临床应用

肽类激素种类众多，不同激素临床应用各不相同。例如，重组人生长激素主要用于内源性生长激素分泌不足所致的生长障碍，以及性腺发育不全所致的生长障碍（特纳综合征）；缩宫素临床主要用于催产、引产和产后止血，对于无产道障碍而宫缩无力的难产患者，可用小剂量缩宫素加强子宫收缩性能，从而促进分娩，较大剂量（5－10 U）缩宫素的皮下或肌肉注射，可迅速引起子宫强直性收缩，压迫子宫内肌层血管而发挥止血作用；去氨加压素临床适用于先天性或药物诱发的血小板功能障碍、尿毒症、肝硬化；曲普瑞林临床应用于前列腺癌、生殖器内外的子宫内膜异位症、女性不孕症等；促肾上腺皮质激素临床可用于治疗某些胶原病、痛风、支气管哮喘等。

（2）不良反应

肽类激素一般较为安全，但是要严格控制剂量，过量使用会引发内分泌失调、代谢紊乱、心血管疾病等不良反应。例如，重组人生长激素用药过量会致血钾降低，部分患者可出现高血糖；缩宫素的大剂量使用可能会导致对缩宫素高敏感的产妇子宫强烈收缩，甚至导致子宫破裂及广泛软组织撕裂，也可能引起胎儿心率减慢、心律失常、窒息，甚至胎儿或产妇死亡；曲普瑞林可引起男性患者出现热潮红、勃起功能障碍及性欲减退，女性患者出现热潮红、阴道干涸及出血斑，一般停止用药六至九个月完全恢复正常；人绒毛膜促性腺激素使用可发生过敏反应，长期使用可抑制垂体功能以及产生抗体。

4. 常用制剂及贮存要求

（1）重组人生长激素：0.85 mg/瓶、1.2 mg/瓶、1.6 mg/瓶、3.7 mg/瓶，注射剂，于2～8 ℃遮光、密闭保存和运输。

（2）缩宫素：0.5 mL:2.5 单位、1 mL:5 单位、1 mL:10 单位，注射液，密闭，在凉暗处保存。

（3）去氨加压素：0.089 mg、0.178 mg，片剂，遮光，密封，在25 ℃以下干燥处保存。1 mL:3.56 μg、1 mL:13.35 μg，注射剂，遮光，密闭，在2～8 ℃处保存。

（4）曲普瑞林：1 mL:0.1 mg，注射液，遮光，2～8 ℃保存。

二、甾体激素类药物

1. 代表药物结构与性质

雌二醇，分子结构为雌甾-1，3，5（10）-三烯-3，17β-二醇，本品为白色或类白色结晶性粉末，无臭，在丙酮中溶解，在乙醇中略溶，在水中不溶。取雌二醇加硫酸溶解，溶液显黄绿色荧光；加三氯化铁试液即显草绿色；再加水稀释，溶液变为红色。

甲睾酮，分子结构为17α-甲基-17β-羟基雄甾-4-烯-3-酮，本品为白色或类白色结晶性粉末，无臭，无味，微有引湿性，在乙醇、丙酮或三氯甲烷中易溶，在乙醚中略溶，在植物油中微溶，在水中不溶。取甲睾酮加硫酸-乙醇（2:1）混合液并使其溶解，即显黄色并带有黄绿色荧光。

醋酸甲羟孕酮，本品为白色或类白色的结晶性粉末，无臭，在三氯甲烷中极易溶解，在丙酮中溶解，在乙酸乙酯中略溶，在无水乙醇中微溶，在水中不溶。取醋酸甲羟孕酮置于试管中，加硫酸使溶解，沿管壁缓缓加入乙醇以形成两液层时，接界面显蓝紫色。

氢化可的松，分子结构为三羟基孕甾-4-烯-3，20-二酮。本品为白色或类白色的结晶性粉末，无臭，遇光渐变质，在乙醇或丙酮中略溶，在三氯甲烷中微溶，在乙醚中几乎不溶，在水中不溶。取氢化可的松加乙醇溶解后，加入新制的硫酸苯肼试液，在70℃下加热15分钟，即显黄色。

2. 药理作用及作用机制

（1）药理作用

性激素可分为雄性激素和雌性激素两种类型。它们与动物的性别及第二性征的发育有关。性激素的分泌受脑垂体促性腺激素的调节，其中，雄性激素能促进男性性器官及第二性征的发育与成熟，可以对抗雌激素，从而抑制子宫内膜生长及卵巢、垂体功能；雌激素能促进女性性器官及第二性征的发育、成熟，促使子宫内膜增生变厚，促进乳腺导管生长发育，促使排卵，还可以对抗雄激素。

孕激素能够促进子宫内膜增生，抑制子宫收缩，以及促进乳腺腺泡的发育。

肾上腺皮质激素和糖皮质激素具有抗炎、免疫抑制、抗过敏、抗内毒素及抗休克作用。此外，还会对血液与造血系统、中枢神经系统、消化系统和骨骼等造成影响。

（2）作用机制

性激素在维持代谢平衡中扮演重要角色，它主要影响性征和生殖功能。通过促进细胞的增殖与分化，性激素有助于各组织、各器官的正常发育生长。同时，性激素在生殖器官的正常发育和生殖功能的增强中起到关键作用，参与生卵、排卵、生精、受精、着床等生殖过程。尽管血液中性激素的浓度极低，但其生理作用却非常显著。性激素能够透过细胞膜与胞浆受体结合，触发一系列反应，这些反应可能会影响到某些蛋白质的合成，但并非减少所有新蛋白的合成。此外，性激素还对中枢神经系统的发育和活动有一定影响，可能对学习和记忆力有促进作用。然而，性激素的主要作用是传递生理过程的信息，而非直接减少新蛋白的合成。

孕激素在女性生理周期和妊娠过程中发挥着至关重要的作用。在月经后期有利于受精卵的着床和胚胎的发育；在妊娠期有保胎作用，能够抑制子宫颈管腺体分泌黏液，从而减少精子进入子宫，还能抑制输卵管的节律性收缩和纤毛的生长。黄体酮与醛固酮结构相似，通过竞争性抑制醛固酮的作用，增加 Na^+ 和 Cl^- 的排泄，从而产生利尿作用；可促进蛋白质的分解，增加尿素氮的排泄；可增加血中低密度脂蛋白，对高密度脂蛋白无或仅有轻微的影响；黄体酮还是肝药酶的诱导剂，可以促进药物的代谢；黄体酮可通过下丘脑体温调节中枢影响散热过程，轻度升高体温，使月经周期黄体相的基础体温升高；黄体酮有中枢抑制和催眠的作用，还能增加呼吸中枢对二氧化碳的通气反应，从而降低二氧化碳分压。

肾上腺皮质激素和糖皮质激素主要影响正常物质的代谢过程，维持机体的生理功能，能够促进糖异生，增加肝糖原、肌糖原含量并升高血糖此外还可以促进脂肪蛋白质分解，抑制脂肪蛋白质合成。

【知识链接】

如何看懂性激素六项

性激素六项是哪六项呢？

性激素检查六项包括卵泡刺激素（FSH）、黄体生成激素（LH）、孕酮（P）、雌二醇（E2）、催乳素（PRL）以及睾酮（T）六项。

如何看懂性激素六项检查单呢？

（1）卵泡刺激素和黄体生成激素，基础值为 5~10 IU/L；基础卵泡刺激素大于 40 IU/L、黄体生长激素大于 40 IU/L 时，为高促性腺激素闭经，即卵巢功能衰竭；基础卵泡刺激素与黄体生成激素的比值大于 2~3 时，可作为诊断多囊卵巢综合征的主要指标。

（2）孕酮，基础值一般小于 1 ng/mL，可用于判断排卵，大于 16 nmol/L 提示排卵，小于 16 nmol/L 提示无排卵。

（3）雌二醇，基础值通常为 25~45 pg/mL，基础雌二醇大于 165.2~293.6 pmol/L 时，无论年龄与卵泡刺激素如何，均提示生育力下降；基础雌二醇大于等于 367 pmol/L 时，卵巢反应更差，即使卵泡刺激素小于 15 IU/L，也无妊娠可能。

（4）催乳素，基础催乳素大于 50 ng/mL 时，约 20% 有泌乳素瘤；基础催乳素大于 100 ng/mL，约 50% 有泌乳素瘤，可选择性做垂体 CT 或磁共振；基础催乳素大于 200 ng/mL，常存在微腺瘤，必须做垂体 CT 或磁共振。

（5）睾酮，基础睾酮大于 5.2 nmol/L、脱氢表雄酮水平大于 18.9 μmol/L 时，提示卵巢或肾上腺等产生雄激素的部位肿瘤；基础睾酮小于 0.02 ng/mL（0.069 4 nmol/L）时，预示卵巢功能低下。

3. 临床应用与不良反应

（1）临床应用

1）性激素。①雌激素主要用于卵巢功能不全和闭经、功能性子宫出血、绝经期综合征、乳房胀痛等，也可用于晚期乳腺癌治疗、避孕以及前列腺癌治疗等；②雄激素主要用于原发性或继发性男性性腺功能减退，男性青春期发育迟缓，也可用于绝经期后女性晚期乳腺癌的姑息治疗、功能性子宫出血，并有助于促进虚弱体质的恢复。

2）孕激素。临床用于功能性子宫出血、痛经、子宫内膜异位症、先兆性流产和习惯性流产、子宫内膜腺癌、前列腺癌及避孕等。

3）肾上腺皮质激素。主要用于治疗急慢性肾上腺皮质激素功能减退症（艾迪生病）和伴有毒血症的严重感染，如流行性脑膜炎、猩红热和败血症；能够防止某些炎症的后遗症，如心包炎、睾丸炎、脑炎等；治疗自身免疫性疾病及过敏疾病，如皮肌炎、全身性红斑狼疮；还可治疗各种过敏、中毒等引起的休克及再生障碍性贫血、急性淋巴细胞性白血病等血液病。

（2）不良反应

1）性激素。①雌激素不良反应常见恶心、食欲减退，长期大量服用可引起子宫内膜过度增生及子宫出血，也可引起高血压、水肿、加重心力衰竭；②雄激素不良反应包括对肝脏有一定损害，偶见黄疸，以及可能引起水钠潴留致水肿。女性患者长期用药可出现痤疮、声音变粗、多毛等男性化倾向。

2）孕激素。孕激素不良反应较少，偶见头晕、恶心及乳房胀痛，长期服用可致子宫内膜萎缩，月经量减少，并易引发阴道真菌感染。

3）肾上腺皮质激素。可引起医源性肾上腺素皮质功能亢进症、医源性肾上腺素皮质功能不全；减量或骤然停药可致原病复发或恶化的反跳现象；此外，还能诱发或加重感染、溃疡，引起心血管并发症、骨质疏松、肌肉萎缩、伤口愈合迟缓，以及青光眼、胎儿畸形等不良反应。

4. 常用制剂及贮存要求

（1）雌二醇：2.5 mg（4.0 cm×2.6 cm），缓释贴片，密封，置阴凉处保存。

（2）炔雌醇：5 μg、20 μg、50 μg、500 μg，片剂，遮光，密封保存。

（3）甲睾酮：5 mg，片剂，遮光，密封保存。

（4）炔诺酮：0.625 mg、2.5 mg，片剂；3 mg，丸剂，遮光，密封保存。

（5）氢化可的松：10 mg、20 mg，片剂；10 g∶25 mg、10 g∶50 mg、10 g∶100 mg，乳膏剂；2 mL∶10 mg、5 mL∶25 mg、10 mL∶50 mg、20 mL∶100 mg，注射液剂，遮光，密闭保存。

（6）地塞米松：0.75 mg，片剂，密闭，在凉暗处保存。

三、前列腺素类药物

1. 代表药物结构与性质

卡前列甲酯，是一种环戊醇-庚酸甲酯衍生物，本品为白色至淡黄色固状物，在乙醚或乙醇中易溶，在水中微溶。

前列地尔，其分子结构为11 α，15（S）-二羟基-9-羰基-13-反前列烯酸，本品为白色针状结晶或结晶性粉末，在乙醇中易溶，在水中微溶，在磷酸盐缓冲液（pH 值在 7.4～8.0）中溶解。

米索前列醇，是一种前列腺素 E1 衍生物，本品为淡黄色黏稠液体，能与乙醇、乙醚或三氯甲烷混溶，极难溶于水或正己烷。取米索前列醇加乙醇溶解后并摇匀，加 1% 间二硝基苯乙醇溶液置冰浴中冷却，避光下加 10% 氢氧化钾乙醇溶液，溶液显粉红色。

2. 药理作用及作用机制

（1）药理作用

前列腺素是一种广泛存在于多种组织中的化合物，由花生四烯酸转化而成多种形式的前列腺素，可能是作用于局部的一组激素。前列腺素与特异的受体结合后，在介导细胞增殖、分化、凋亡等一系列细胞活动中发挥关键作用，并可以调节雌性生殖功能、分娩过程、血小板聚集以及心血管系统平衡。此外，前列腺素也参与了炎症、癌症和多种心血管疾病的病理过程。

（2）作用机制

前列腺素按结构差异可分为 A、B、C、D、E、F、G、H、I 等类型。各类型的前列腺素对不同的细胞可产生完全不同的作用。例如，前列腺素 E 能扩张血管，增加器官血流量，降低外周阻力，并有排钠作用，从而使血压下降，而前列腺素 F 作用比较复杂，可使兔、猫血压下降，却又使大鼠、狗的血压升高；前列腺素 E 使支气管平滑肌舒张，降低通气阻力，而前列腺素 F 却使支气管平滑肌收缩；前列腺素 E 和前列腺素 F 对胃液的分泌都有很强的抑制作用，但对胃肠平滑肌却增强其收缩；它们还能使妊娠子宫平滑肌收缩。此外，前列腺素与排卵、黄体生成和萎缩、卵子和精子的运输等生殖功能也有密切关系。

3. 临床应用与不良反应

（1）临床应用

前列腺素的生理作用极为广泛，不同药物作用不同。米索前列醇具有强大的抑制胃酸分泌的作用，同时对妊娠子宫有收缩作用；前列地尔在临床上主要用于心肌梗死、血栓性脉管炎、闭塞性动脉硬化等症状；卡前列甲酯主要用于抗早孕、扩宫颈及中期引产；依前列醇为原发性肺动脉高血压治疗药，具有抗血小板和舒张血管作用，因此可以防止血栓形成；卡前列素氨丁三醇适应证为妊娠期为 13 周至 20 周的流产。

（2）不良反应

前列腺素类药物不良反应主要为恶心、呕吐、腹痛等肠胃兴奋现象。此外前列腺素还具有一定的扩张血管效果，如果长期服用可能会导致血管异常扩张和交感神经兴奋。当脑血管发生扩张，就会引起头晕、头痛等不适症状的发生。交感神经的兴奋性增加则会引起血压波动，对心脏造成刺激之后引发心悸。

4. 常用制剂及贮存要求

（1）前列地尔：20 μg、30 μg、80 μg、100 μg、200 μg，注射剂，密封，遮光，阴凉处保存。

（2）卡前列甲酯：0.5 mg、1 mg，栓剂，遮光，密闭，低温（低于 -5 ℃）保存。

（3）米索前列醇：200 μg，片剂，遮光，密封，在阴凉（不超过 20 ℃）干燥处保存。

【练一练】

案例分析

案例介绍：患者张某某，女性，21 岁，患者月经不规则一年余，停经六月余，潮热，出汗六月。平时体健，否认心、肝、肾病史，否认药物过敏史，否认长期用药史，否认外伤和手术史，否认脑膜瘤、腮腺炎、甲状腺疾病史。

入院后治疗经过：入院查体，脉搏（P）72 次/分钟，血压（BP）118/75 mmHg，心率（HR）20 次/分钟，体重 56 kg，身高 170 cm，子宫体、双侧附件未见异常，子宫内膜厚 0.7 cm，双侧乳房发育正常，全身毛发分布未见异常，卵泡刺激素（FSH）41.37 IU/L，促黄体生成素（LH）28.90 IU/L，孕酮（P）0.412 nmol/L，睾酮（T）0.76 nmol/L，泌乳素（PRL）11.19 μg/L。结合实验室检查和辅助检查，初步诊断为早发性卵巢功能不全、乳腺增生症。首次治疗予以雌二醇/雌二醇地屈孕酮片 1/10 mg，治疗三个月后剂量改至雌二醇/雌二醇地屈孕酮片 2/10 mg。治疗期间患者月经规则，治疗半个月后潮热、出汗等症状明显改善。

用药分析：

（1）该患者在就诊时，月经不规则且有明显的雌激素缺乏症状，无性激素应用禁忌和慎用情况，启用雌二醇/雌二醇地屈孕酮片 2/10 mg 并长期使用是正确的选择。

（2）定期随访，若患者后续有生育需求，建议可以进行辅助生殖治疗，要求分别于治疗后 1 月、3 月、6 月、12 月定期复诊。

思考与练习

1. 简述激素类药物的分类，各列举两例典型药物并说明其临床应用。

2. 简述甾体类药物的分类及各自药理作用。

3. 简述前列腺素类激素药物的常用制剂及不良反应。

4. 案例分析：某孕妇预产期间发生腹痛并逐渐加剧，送医院后用 2.5 U 缩宫素加入 5% 葡萄糖静脉滴注，约一小时后成功分娩出一女婴。将脐带剪断后发现子宫出血，医生用 10 U 缩宫素加马来酸麦角新碱治疗。

请分析治疗方案中的药用作用。

第五节　抗骨质疏松症药

 学习目标

◆ 熟悉抗骨质疏松症药的分类；

◆ 了解抗骨质疏松症药的结构与性质；

◆ 熟悉抗骨质疏松症药药理作用及作用机制；

◆ 掌握抗骨质疏松症药临床应用与不良反应；

◆ 掌握抗骨质疏松症药常用制剂及贮存要求。

骨质疏松症（OP）是一种以低骨量和骨组织细微结构损坏导致骨骼脆性增加，易发生骨折为特征的全身性疾病。骨质疏松是一种多病因疾病，其基本病理机制是在骨代谢过程中骨吸收与骨形成的偶联出现缺陷。骨质疏松症可分为三类：①原发性骨质疏松症，包括绝经期后骨质疏松症和老年性骨质疏松症；②继发性骨质疏松症，是由于某些疾病或药物引起的，如长期大量使用糖皮质激素、糖尿病、慢性肾衰竭、慢性肝病等；③特发性骨质疏松症，常见于青少年和成人，多伴有遗传性家族史。人的骨骼在不断进行着代谢，参与骨重建的主要有破骨细胞和成骨细胞，两种细胞在骨表面同一位置相继进行活动，与骨细胞一起构成重建的基本多细胞单位，经过骨吸收、类骨质分泌和骨矿化三个阶段，最终形成新骨。

目前，根据抗骨质疏松症药物作用机制，常用药物有钙剂和维生素 D 及其活性代谢物、抑制骨吸收的药物以及促进骨形成的药物三类。

一、钙剂和维生素 D 及其活性代谢物

1. 代表药物结构与性质

碳酸钙，其化学式 $CaCO_3$，本品为白色极细微的结晶性粉末，无臭，在水中几乎不溶，在乙醇中不溶，在含铵盐或二氧化碳的水中微溶，遇稀醋酸、稀盐酸或稀硝酸即发生泡沸并溶解。取碳酸钙适量，加入稀盐酸后即泡沸，产生二氧化碳气体，导入氢氧化钙试液中，即生成白色沉淀。

阿法骨化醇，其化学结构为 9，10 -开环胆甾-5，7，10（19）-三烯-1α，3β -二醇，本品为白色结晶性粉末，无臭，遇光、湿、热均易变质，在乙醇或二氯甲烷中易溶，在乙醚中溶解，在水中几乎不溶。取阿法骨化醇加三氯甲烷溶解后，加醋酸与硫酸振摇，初显黄色，瞬间变红色，渐成黄绿色。

维生素 D，包含维生素 D_2 和 D_3，两者均为无色针状结晶或白色结晶性粉末，无臭、无味，遇光或空气易变质，在三氯甲烷中极易溶解，在乙醇、丙酮或乙醚中易溶，在植物油中略溶，在水中不溶。取维生素 D 加三氯甲烷溶解后，加醋酐与硫酸振摇，初显黄色，渐变红色，迅即变为紫色，最后成绿色。

2. 药理作用及作用机制

（1）药理作用

钙是骨质矿化的主要原料，只有保证足够钙量摄入才能有效发挥维生素 D_3 的催化效果，达到增强骨质正常钙化的作用。维生素 D 作用于维生素 D 受体，能够促进小肠和肾小管对钙磷的吸收；同时抑制因甲状旁腺激素分泌过度而造成的骨吸收增强，并抑制破骨细胞增殖；此外，它还能提高成骨细胞的功能，促进钙磷沉积于骨组织中，使骨钙化，并促进牙齿健全；在甲状旁腺激素协调作用下，可以促进骨钙入血，维持血浆钙磷平衡；还能控制细胞的分化和生长。

（2）作用机制

维生素 D 在体内发挥作用主要是通过促进钙的吸收进而调节多种生理功能，维生素 D_3能诱导肠黏膜产生一种专一的钙结合蛋白（CaBP），增加肠黏膜对 Ca^{2+} 的通透性，促进钙在肠内吸收。维生素 D 促使钙沉着于新骨形成部位，使枸橼酸盐在骨中沉淀，促进骨质钙化和成骨细胞功能的完善，以及骨样组织的成熟。维生素 D 摄入后，在肝细胞微粒体中受

25－羟化酶系统催化作用，转化成骨化二醇，随后再经肾近曲小管细胞在1－羟化酶系统的催化作用，生成具有生物活性的骨化三醇，进而发挥其作用。

3. 临床应用与不良反应

（1）临床应用

钙剂是治疗骨质疏松症的基础药物，也广泛应用于佝偻病、骨软化病等。但是单纯补钙往往达不到理想效果，常与维生素D等药物联合应用，以增强其疗效。维生素D及其活性代谢物适用于原发性骨质疏松症及糖皮质激素诱发的继发性骨质疏松症，尤其适用于老年患者。

（2）不良反应

钙剂不良反应可见胃肠不适、嗳气、便秘等；与牛奶同服，偶可发生奶-碱综合征，表现为高血钙、碱中毒及肾功能不全；长期过量服用可引起胃酸分泌反跳性增高，并可发生高钙血症。维生素D的主要不良反应有食欲减退、恶心、呕吐、胃痛及腹泻等消化道反应。活性维生素D过量或合用钙剂时容易发生高钙血症、高钙尿症及肾结石，需要定期检查血钙和尿钙。大量注射或使用维生素D可发生中毒，早期症状为厌食、恶心、烦躁不安、低热、便秘和体重下降，严重时出现惊厥、血压升高、心律失常、尿频和脱水酸中毒等。

4. 常用制剂及贮存要求

（1）碳酸钙：0.125 g、0.5 g，咀嚼片；0.25 g（Ca）按计，颗粒剂，密封，在干燥处保存。

（2）维生素D：0.125 mg：5 000单位、0.25 mg：1万单位，D_2软胶囊；1 mL：5 mg（20万单位）、1 mL：10 mg（40万单位），D_2注射液；0.5 mL：3.75 mg（15万单位）、1 mL：7.5 mg（30万单位）、1 mL：15 mg（60万单位），D_3注射液，遮光，密闭保存。

（3）阿法骨化醇：0.25 μg、0.5 μg，片剂；0.25 μg、0.5 μg，软胶囊，遮光，密封，在凉暗干燥处保存。

二、抑制骨吸收的药物

1. 代表药物结构与性质

阿仑膦酸钠，是一种（4-氨基-1-羟基亚丁基）-1，1-二膦酸单钠盐三水化合物，本品为白色结晶性粉末，在水中略溶，在热水中溶解，在乙醇或丙酮中不溶，在氢氧化钠试液中易溶。取阿仑膦酸钠加水溶解后，加氢氧化钠试液适量使呈碱性，再加茚三酮试液混合，加热煮沸数分钟，溶液即显紫红色。

帕米膦酸二钠，是一种3-氨基-1-羟基丙叉二膦酸二钠五水合物，本品为白色结晶或结晶性粉末，无臭，略有引湿性，在水中溶解，在乙醇中不溶，在氢氧化钠试液中易溶。取帕米膦酸二钠加水加热使溶解，加茚三酮加热，溶液显蓝色至紫蓝色。

降钙素，是甲状腺C细胞分泌的一种肽类激素，由32个氨基酸单链组成，可来自鲑鱼、鳗鱼或由人工合成，主要有鲑降钙素和依降钙素。本品为白色或类白色粉末，在水中易溶。

2. 药理作用及作用机制

（1）药理作用

抑制骨吸收的药物主要分为双膦酸盐类、雌激素类和降钙素类。

1）双膦酸盐类骨吸收抑制药是人工合成的焦膦酸盐的稳定类似物，也是目前临床上应用最为广泛的抗骨质疏松药，能够增加骨质疏松症患者的腰椎和髋部骨密度，从而降低发生椎体及髋部等部位骨折的风险。

2）雌激素类药物能有效地预防绝经后骨丢失，增加骨质，保持骨量，减缓骨质疏松进程，对骨的各个部位有保护作用，减少骨折发生率。

3）降钙素类药物能够通过激动降钙素受体，作用于骨骼、肾脏和肠道使血钙降低，减轻绝经后骨的不断丢失。此外，降钙素对许多骨代谢疾病所引起的骨痛症也有显著的疗效。

（2）作用机制

双膦酸盐类抑制骨吸收药物进入骨基质羟磷灰石晶体后，当破骨细胞溶解晶体时，药物会被释放。这些释放出来的药物能抑制破骨细胞活性，并通过对成骨细胞的作用间接起到抑制骨吸收的作用。

雌激素类抑制骨吸收药物通过钙代谢激素调节系统发挥作用，能够增加血中 1，25 - $(OH)_2D_3$ 水平，促进降钙素的分泌，从而增加肠道对钙的吸收并抑制骨钙向血液中转移。同时，该类药物还能够抑制甲状旁腺激素（PTH）对骨吸收的调节作用，直接作用于成骨细胞和破骨细胞上的雌激素受体，促进破骨细胞凋亡，从而直接影响骨重建，有效地防止骨质丢失。

降钙素类抑制骨吸收药物能够直接抑制破骨细胞的骨吸收，使骨骼减少释放钙，促进骨骼吸收血浆中的钙，对抗甲状旁腺激素对骨吸收的促进作用。此外，降钙素类药物还能抑制肾小管近端对钙的重吸收，增加尿钙排泄，抑制肠道对钙的转运。同时，它们还能抑制前列腺素合成并增强 β - 内啡肽作用，具有镇痛效果，能够缓解或减轻骨痛。

3. 临床应用与不良反应

（1）临床应用

双膦酸盐类药物广泛应用于原发性骨质疏松症、继发性骨质疏松症（如糖皮质激素引起的骨质疏松症）以及骨质疏松性骨折的预防和防治，也可以用于恶性肿瘤及骨转移引起的高钙血症和骨质溶解破坏的治疗。

雌激素类药物常用于 50 岁以前存在的原发性卵巢功能衰竭和在绝经期出现骨质稀少或骨质疏松的妇女，也适用于有骨质疏松症和心血管疾病家族史的患者。这类药物也可用于预防或延缓未到自然绝经期而切除卵巢的妇女发生的骨质疏松症。

降钙素类药物可用于以下几种情况：用于其他药物治疗无效的早期和晚期绝经妇女的骨质疏松症及老年性骨质疏松症的治疗；治疗继发于乳腺癌、肺癌、肾癌、骨髓瘤等恶性肿瘤骨转移所致的高钙血症；治疗甲状旁腺功能亢进症、缺乏活动或维生素 D 中毒所致的高钙血症；用于佩吉特病的治疗，可缓解骨痛，改善骨畸形；治疗痛性神经营养不良症或创伤后骨萎缩。

（2）不良反应

服用双膦酸盐类药物后可能导致肌肉、关节以及骨质疼痛，在产生骨骼以及肌肉疼痛的同时，通常还会伴有寒战、发热、关节酸痛等不良反应，而且持续时间相对较长；此外，还可能引起荨麻疹、皮疹，或血管神经性水肿等过敏反应；部分患者可能出现消化道症状，如腹痛、消化不良、食管溃疡、吞咽困难、腹胀等；此外，还可能引起食道炎、下颌骨坏死、低钙血症等不良反应。

大剂量服用雌激素类药物可能引起子宫内膜增生，长期使用会增加乳腺癌、子宫内膜癌、深静脉血栓形成及肺栓塞的风险，因此在使用雌激素类药物时需要控制适宜的剂量和疗程。

降钙素类药物大剂量短期治疗时，少数患者易引起继发性甲状旁腺功能低下。此外，常见不良反应包括恶心、呕吐、腹泻、面部潮红和手部麻刺感，但通常继续用药或减小用量可减轻上述不良反应。罕见不良反应有头晕、头痛、味觉障碍、过敏性休克、全身皮疹等。

4. 常用制剂及贮存要求

（1）氯膦酸二钠：0.2 g、0.4 g，片剂；0.2 g、0.4 g，胶囊剂；5 mL∶0.3 g，注射剂，密封，在干燥处保存。

（2）帕米膦酸二钠：5 mL∶15 mg、10 mL∶30 mg，注射剂；15 mg、30 mg、60 mg，粉针剂，遮光，密闭，在阴凉处保存。

（3）唑来膦酸：5 mg∶100 mL，注射剂；4 mg，粉针剂，遮光、密闭，阴凉处（不超过20 ℃）保存。

（4）尼尔雌醇：1 mg、2 mg、5 mg，片剂，密封，在干燥处保存。

（5）鲑降钙素：1 mL∶8.3 μg（50 IU）、1 mL∶16.7 μg（100 IU），注射剂，遮光，密闭，2~8 ℃保存。

【知识链接】

其他抗骨质疏松症药

1. 雷奈酸锶

雷奈酸锶是近年来上市的新型抗骨质疏松症药，具有双重作用，即可促进骨的形成并降低骨的再吸收。其生物利用度在25%左右，并随着剂量增加而减少，牛奶及其衍生物能够降低雷奈酸锶的吸收。雷奈酸锶临床上常用于治疗绝经妇女的骨质疏松症，不良反应主要是胃肠道功能紊乱、静脉栓塞危险加大、头痛、记忆力丧失、皮疹等。

2. 维生素 K

维生素 K 包括维生素 K_1 和维生素 K_2，是谷氨酸 γ 羧化酶的辅酶，参与骨钙素中谷氨酸的 γ 羟基化过程，从而促进骨矿盐沉积。维生素 K 属于骨形成的促进剂，但其作用程度逊于雌激素，且其治疗作用有明显的药物剂量依赖性。目前维生素 K 可以用于改善中老年骨质疏松症，除个别病例有轻度一过性恶心或上腹部不适外，无明显副作用。

3. 四烯甲萘醌

四烯甲萘醌可抑制甲状旁腺激素所引起的骨吸收作用，并可联合1，25－（OH）2D3协同促进骨钙化。同时，四烯甲萘醌也可抑制1，25－（OH）2D3引起的破骨细胞释放。因此，连续服用四烯甲萘醌两年的患者，可见血清中骨钙素浓度明显升高而未羧化骨钙素降低。临床上四烯甲萘醌常用于提高骨质疏松症患者的骨量，其常见不良反应为胃部不适、腹痛、皮肤瘙痒、水肿和转氨酶轻度升高。

三、促进骨形成的药物

1. 代表药物结构与性质

特立帕肽，是一种人工合成多肽，由人甲状旁腺激素的活性片段1－34氨基酸组成，该片段是内源性甲状旁腺素（PTH）含有84个氨基酸序列中具有生物活性的N－末端区域，常用其醋酸盐形式。本品为白色或类白色结晶粉末，溶于水，其水溶液的pH值为3.5~4.5。

苯丙酸诺龙，是一种雄激素及同化激素类促进骨形成的药物，其分子结构为17β－羟基雌甾－4－烯－3－酮－3－苯丙酸酯。本品为白色或类白色结晶性粉末，有特殊臭，在甲醇或乙醇中溶解，在植物油中略溶，在水中几乎不溶。

氟钙定，是一种氟制剂类促进骨形成药物，其片剂中包含葡萄糖酸钙、枸橼酸钙、单氟磷酸谷氨酰胺，又名特乐定。

2. 药理作用及作用机制

（1）药理作用

促进骨形成的药物主要有甲状旁腺激素类、雄激素及其同化激素类、氟制剂类三种。甲状旁腺激素类药物能够高效、选择性地增加成骨细胞的活性和数量，刺激成骨细胞形成新骨。此外，它还可以作用于肾脏，促进远曲小管对钙的重新收。雄激素及其同化激素类药物能够促进成骨细胞的增殖和分化，促进骨基质蛋白的合成，进而刺激骨形成。氟制剂类药物对骨有高度的亲和性，可以加快形成大量新骨。

（2）作用机制

甲状旁腺激素类药物通过两种G蛋白偶联受体PTH－1和PTH－2，作用于骨骼、肾脏和胃肠道等靶器官，使血钙浓度增加，磷酸盐浓度降低，从而促进骨形成。雄激素及其同化激素类药物通过影响骨细胞分化、调节骨髓造血功能以及钙和磷等矿物质的吸收和利用，实现对骨细胞的刺激，进而促进骨骼形成。氟制剂类药物可通过取代羟磷灰石形成氟磷灰石，而氟磷灰石不易被破骨细胞溶解吸收，因此能增加骨强度。

3. 临床应用与不良反应

（1）临床应用

甲状旁腺激素类药物适用于男性和绝经后妇女的骨质疏松症，可显著增加骨矿密度、提高骨松质的质量以及增加椎体骨小梁的体积，从而使整个骨骼强度和质量提高，降低骨折的风险。此外，它也可用于假性和原发性甲状旁腺功能减退症的鉴别诊断。雄激素及其同化激素类药物临床主要适用于因衰老、运动减少、服用糖皮质激素等因素导致的骨质疏松症患者。氟制剂类药物适用于各种类型的骨质疏松症，其中对低转换型骨质疏松症和绝经后骨质疏松症尤其适用，还可应用于治疗类固醇激素诱发的骨质疏松症。同时，氟制剂类药物可以与其他抗骨质疏松症药物联合使用，已有临床试验证明，氟制剂联用抗骨吸收药的疗效比单独用药效果好。

（2）不良反应

甲状旁腺激素类药物大剂量使用可能导致骨溶解，增加骨质疏松性骨折的风险。过量使用可导致血钙浓度过高，引起肾脏和血管骨化，因此心肾疾病患者慎用。同时该类药物有增加骨肉瘤的风险，也可能引起过敏性反应。雄激素及其同化激素类药物的主要不良反应是肝脏毒性、男性化和血清脂蛋白异常等。氟制剂类药物大剂量使用可使骨形成异常，反而增加骨脆性。氟化物在快速形成大量新骨的同时会降低骨的质量，出现明显的钙缺乏，因此，需要补充足量的钙和活性维生素 D。长期使用也会有胃肠道反应和外周疼痛综合征。

4. 常用制剂及贮存要求

（1）特立帕肽：200 U∶20 μg，注射剂，遮光，密闭保存。

（2）苯丙酸诺龙：1 mL∶10 mg、1 mL∶25 mg，注射液，遮光，密闭保存。

（3）司坦唑醇：2 mg，片剂，遮光，密闭保存。

（4）氟钙定：咀嚼片，每片含葡萄糖酸钙 500 mg、枸橼酸钙 500 mg、单氟磷酸谷氨酰胺 134.4 mg，遮光，密闭保存。

【练一练】

案例分析

案例介绍：患者李某某，女性，69 岁，因发现骨质疏松 8 年，胸腰椎多发骨折入院。患者平日素食为主，活动量少，晒太阳少，体重较前无明显变化，身高较前减少共约 5 厘米。高血压病史 10 年，未用药。月经史：15 岁初潮，45 岁绝经，其间月经正常。无烟酒及特殊药物使用史。家族无类似病史。根据过往骨密度检查结果，可知患者骨密度偏低且有下降趋势。腰椎核磁共振（MRI）显示 T12、L2-3 非常窄，形状不规则，已压缩变形。患者确诊为绝经后的骨质疏松症。

入院后治疗经过：入院查体，胸腰段脊柱未见明显畸形，胸腰背部压痛、叩击痛，胸腰椎活动受限，无法弯腰及侧身。双下肢肌力、感觉基本正常，病理征阴性。建议患者调整饮食结构，多晒太阳，适量运动。采取补充碳酸钙 D_3 600 mg、一日两次，骨化三醇 0.25 μg、一日两次，四烯甲萘醌 15 mg、一日三次，唑来膦酸 5 mg 静滴的治疗方案。

用药分析：

（1）该患者为典型的绝经后骨质疏松症，女性自 50 岁起骨量就开始下降，平均每年丢失 0.5% ~1%；绝经后女性更是每年会丢失 3% ~5% 的骨量。因此，女性比男性更易出现骨质疏松。一般来说，绝经后 3 年，女性就容易出现骨质疏松。

（2）骨化三醇用于治疗绝经后及老年性骨质疏松症，同时补充足量的钙剂碳酸钙、四烯甲萘醌，能够提高骨质疏松症患者的骨量。唑来膦酸同样用于绝经后妇女的骨质疏松症，能够抑制骨吸收，对矿化骨有高度亲和力，可选择性地作用于骨骼。一般推荐 5 mg，一年一次静脉滴注。

（3）一般生活措施：均衡饮食，适当户外活动、晒太阳，预防跌倒，戒烟限酒。

思考与练习

1. 简述抗骨质疏松症药的分类及典型药物。

2. 简述抑制骨吸收药物的药理作用及临床应用。

3. 案例分析：患者袁某某，女，50 岁，因全身疼痛、乏力 5 年、加重 4 个月入院。在当地多次应用治疗感冒药物，一天前来医院门诊就诊，行骨密度检查显示骨质疏松。患者平时体力活动少，晒太阳少，饮食不佳，睡眠一般，有便秘，小便正常，身高、体重较前无明显变化。初步治疗方案为建议患者改善生活方式、调整饮食、改善食欲、保护胃黏膜、多晒太阳、适量运动、调节情绪。药物治疗方案为服用碳酸钙 D_3 600 mg、每日两次，骨化三醇 0.25 μg、每日两次，唑来膦酸 5 mg、一年一次静脉滴注、连用三年。

请对治疗方案进行分析，并说明各药物的药理作用及作用机制。

第十一章

抗菌药物

抗菌药物是指具有杀菌或抑菌活性，主要供全身应用（包括口服、肌内注射、静脉注射、静脉滴注等方式）的药物，这些药物通常分为两大类：一类是直接来源于微生物的次级代谢产物及其化学修饰衍生物，即抗生素，如 β - 内酰胺类、大环内酯类、氨基糖苷类、四环素类、糖肽类、利福霉素类、酰胺醇类等抗生素；另一类是通过各种化学方式全合成的抗菌药物，如磺胺类、喹诺酮类、硝基咪唑类、异烟肼等抗菌药物。此外还包括一些本身没有或仅有微弱抗菌活性，但能够显著增强其他抗菌药物活性的化合物，如 β - 内酰胺酶抑制剂等。

第一节　抗生素

 学习目标

◆ 熟悉抗生素的分类；
◆ 了解抗生素的结构与性质；
◆ 熟悉抗生素药理作用及作用机制；
◆ 掌握抗生素临床应用与不良反应；
◆ 掌握抗生素常用制剂及贮存要求。

抗生素是由微生物产生的次级代谢产物或合成的类似物，它们在体外可以抑制微生物的生长和存活，但对宿主不会产生严重的毒副作用。在临床应用上，多数抗生素主要是抑制或杀灭病原菌生长，从而用于治疗细菌感染性疾病。除了抗感染治疗外，某些抗生素还具有抗肿瘤活性，可用于肿瘤的化学治疗；有些抗生素还具有免疫抑制和刺激植物生长的作用。抗生素不仅用于医疗，而且应用于农业、畜牧业和食品工业等方面。

一、青霉素类

1. 代表药物结构与性质

天然青霉素，其结构特征为含有四元的 β - 内酰胺环与五元的四氢噻唑环并合的结构，这一结构具有较大的分子张力。在酸性或碱性条件下，β - 内酰胺环容易发生裂解，导致药物失活。本品为白色结晶性粉末，无臭或微有特异性臭，有吸湿性，遇酸、碱或氧化剂等迅速失效。天然青霉素对酸不稳定，因此在酸性环境中容易失活，这限制了它只能注射使用而不能口服。在使用过程中，某些细菌会产生 β - 内酰胺酶，从而使青霉素失效并产生耐药性，这可能导致严重的不良反应。

半合成青霉素药物，针对青霉素不耐酸、不能口服、抗菌谱窄、不耐 β - 内酰胺酶等特点，科学家们对青霉素的母核 6 - 氨基青霉烷酸（6 - APA）进行化学改造，在 6 位接上不同的氨基侧链，分别合成了耐酸、耐酶的青霉素及广谱青霉素。

广谱青霉素，如阿莫西林，在青霉素的侧链导入 α - 氨基，得到广谱青霉素。本品为白色或类白色结晶性粉末，味微苦，微溶于水，不溶于乙醇。阿莫西林的水溶液不稳定，在室温放置 24 小时可生成无抗菌活性的聚合物。

2. 药理作用及作用机制

（1）药理作用

青霉素类药主要用于由革兰阳性球菌、革兰阴性球菌及某些革兰阳性杆菌引起的感染。由于不同的青霉素类抗菌药之间存在结构差异，在抗菌谱、抗菌作用强弱、对酶和酸的稳定性等方面也表现不同。天然青霉素不耐酸、不耐酶，抗菌谱较窄；青霉素 V 则是耐酸的口服青霉素；甲氧西林、苯唑西林等耐酶类青霉素，对产生青霉素酶的金黄色葡萄球菌有较强的抗菌作用；氨苄西林、阿莫西林等广谱青霉素，主要作用于对青霉素敏感的革兰阳性菌以及部分革兰阴性杆菌，如大肠埃希菌、奇异变形杆菌、沙门菌属、志贺菌属和流感嗜血杆菌等；哌拉西林等抗铜绿假单胞菌青霉素类药物，对革兰阳性菌的作用较天然青霉素或氨基青霉素稍弱，但对某些革兰阴性杆菌，包括铜绿假单胞菌具有显著的抗菌活性。

（2）作用机制

青霉素类药物通过干扰敏感细菌细胞壁黏肽的合成，使细菌细胞壁缺损，进而使菌体失去渗透保护屏障，导致细菌肿胀、变形，并在自溶酶的激活下，细菌破裂溶解而死亡。其作用的靶位是一系列存在于细菌细胞内膜上的青霉素结合蛋白（PBP），青霉素结合蛋白是细菌细胞壁合成过程中不可缺少的成分，具有催化活性，如转肽酶、羧肽酶、肽链内切酶，它们在细菌生长繁殖过程中起重要作用。青霉素类抗菌药物作为青霉素结合蛋白底物结构的类似物，能够竞争性地与酶活性位点共价结合，从而抑制青霉素结合蛋白，干扰细菌细胞壁合成，达到杀灭细菌的作用。

3. 临床应用与不良反应

（1）临床应用

青霉素是治疗溶血性链球菌感染、敏感葡萄球菌感染、梅毒、鼠咬热等的首选药物，也可用于治疗肺炎链球菌感染和脑膜炎。当病原菌对青霉素耐药时，可考虑改用万古霉素。青霉素与氨基糖苷类联合使用，是治疗甲型溶血性链球菌引起的心内膜炎的首选药物。青霉素也是治疗放线菌病、钩端螺旋体病、梅毒、回归热等的首选药物。破伤风、白喉患者采用青霉素治疗时应与抗毒素合用。青霉素类抗菌药在体内分布广泛，可在胸腔液、心包液、腹腔液、滑液及尿液中达到治疗浓度。所有青霉素类抗菌药的胆汁浓度都比相应的血清浓度高，其中奈夫西林、氨苄西林及哌拉西林的胆汁浓度尤为显著。

（2）不良反应

青霉素类药物用药后可发生严重的过敏性反应，其中最典型的不良反应为过敏性休克；其他的过敏反应还有血清病型反应、白细胞减少、药物疹、荨麻疹、接触性皮炎、哮喘发作；有时还会产生赫氏反应，表现为全身不适、寒战、高热、咽痛、肌痛、心跳加快等；大剂量用药可导致菌群失调，从而引发二重感染。

4. 常用制剂及贮存要求

（1）注射用青霉素钾（每1 mg的青霉素钾相当于1 598 U青霉素）：0.125 g∶20万U、0.25 g∶40万U、0.5 g∶80万U、0.625 g∶100万U，密闭，在凉暗干燥处（避光并不超过20 ℃）保存。

（2）阿莫西林（羟氨苄青霉素）：0.125 g、0.25 g、0.3 g、0.5 g，片剂、胶囊剂，在10～30 ℃处避光密封保存；0.5 g、1 g、2 g，注射用粉针剂（按阿莫西林计），密闭，不超过25 ℃干燥处保存。

二、头孢菌素类

1. 代表药物结构与性质

头孢氨苄，其母核结构为7-氨基头孢烷酸（7-ACA），其侧链为苯甘氨酸。本品为白色或乳黄色结晶性粉末，微臭，在水中微溶，在乙醇、氯仿或乙醚中不溶。头孢氨苄具有耐酸的特性，并且对耐药金黄色葡萄球菌有良好抗菌作用。

头孢克洛，是通过在头孢氨苄C3位上进行氯替代而得到的半合成头孢菌素，适用于口服。本品为白色或类白色结晶性粉末，溶于水，几乎不溶于甲醇、氯仿或苯。

头孢噻肟，在7位氨基侧链上带有2-氨基噻唑-α-甲氧亚胺基乙酰基，本品为白色粉末，对大多数β-内酰胺酶具有高度稳定性。

头孢吡肟，在7位氨基侧链上被α-（2-氨基噻唑）-α-甲氧亚胺基乙酰基所取代，同时在3位上有甲基四氢吡咯鎓盐衍生物。本品为白色或近乎白色结晶粉末，对革兰阳性菌、革兰阴性菌和需氧菌均有很强的活性，杀菌力较第三代头孢菌素更强，对β-内酰胺酶具有良好的稳定性。

2. 药理作用及作用机制

（1）药理作用

第一代头孢菌素对革兰阳性菌，包括耐青霉素金黄色葡萄球菌的抗菌作用较第二代略强，显著超过第三代，而对革兰阴性杆菌的抗菌作用较第二代、第三代弱。这类药物对酶稳定性一般，但对各种β-内酰胺酶稳定性较第二代、第三代差，可被革兰阴性菌产生的β-内酰胺酶所破坏，此外，第一代头孢菌素对肾脏有一定的毒性，当与氨基糖苷类抗菌药物或强利尿药合用时，其毒性可能增加。

第二代头孢菌素对革兰阳性菌的抗菌活性较第一代略差或相仿，对革兰阴性菌的抗菌活性则较第一代强、较第三代弱，对多数肠杆菌有相当活性，对厌氧菌有一定作用，但对铜绿假单胞菌无效，相较于第一代、第二代头孢菌素，对多种β-内酰胺酶较稳定，对肾毒性较第一代小。第二代头孢菌素临床常用于革兰阴性菌和阳性敏感细菌引起的各种感染以及围手术期的预防性使用。

第三代头孢菌素对革兰阳性菌有一定的抗菌活性，但较第一代、第二代弱，对革兰阴性菌包括肠杆菌、部分铜绿假单胞菌菌种及厌氧菌（如脆弱拟杆菌）均有较强的抗菌作用，对流感嗜血杆菌、淋球菌具有良好的抗菌活性，对β-内酰胺酶高度稳定，对肾脏基本无毒性。

第四代头孢菌素对革兰阳性菌、革兰阴性菌、厌氧菌均显示广谱抗菌活性，与第三代相比，它增强了抗革兰阳性菌活性，特别是对链球菌、肺炎链球菌有很强的活性。同时，第四代头孢菌素对抗铜绿假单胞菌、肠杆菌属的作用增强，对β-内酰胺酶稳定，且不具有肾脏毒性。

（2）作用机制

头孢菌素类药的抗菌作用机制与青霉素类药相同，通过与细菌细胞内膜上的青霉素结合蛋白结合，阻断细菌细胞壁合成过程中的交叉连接的形成，从而使细菌细胞壁合成受阻，导致细菌溶菌死亡。

【知识链接】

β-内酰胺类抗生素耐药机制

（1）产生β-内酰胺酶，使β-内酰胺酶水解裂开，失去抗菌活性，此外，还有所谓"陷阱机制"。

（2）青霉素结合蛋白的组成与功能改变，降低青霉素结合蛋白与β-内酰胺类抗生素的亲和力，产生新的青霉素结合蛋白，青霉素结合蛋白的合成量增高。

（3）细菌体内的β-内酰胺类抗生素积聚减少，降低细胞壁外膜通透性，加强主动流出系统，形成细菌生物膜。

（4）细菌缺乏自溶酶（如金黄色葡萄球菌）和青霉素结合蛋白（如肠球菌）。

3. 临床应用与不良反应

（1）临床应用

第一代头孢菌素临床主要用于轻度、中度感染以及围手术期的预防性使用；第二代头孢菌素临床主要用于革兰阴性菌和阳性敏感细菌引起的各种感染以及围手术期的预防性使用；第三代头孢菌素临床主要用于严重革兰阴性菌及阳性敏感细菌的感染，常用于病原未明感染的经验性治疗以及院内感染；第四代头孢菌素临床应用与第三代相似，可用于敏感细菌引起的菌血症、肺炎、皮肤和软组织感染及尿路感染；头孢吡肟也常用于治疗中性粒细胞减少伴发热的治疗。

（2）不良反应

1）常见不良反应包括皮疹（如斑丘疹、荨麻疹）、瘙痒、过敏性休克，甚至可能出现可逆性中性粒细胞减少症、低凝血酶原血症以及凝血酶原时间延长。长期大量使用可导致抗生素相关性腹泻和二重感染。

2）交叉过敏反应，患者对一种头孢菌素或头霉素过敏者，对其他头孢菌素或头霉素也可能过敏；患者对青霉素类、青霉素衍生物或青霉胺过敏者，也可能对头孢菌素或头霉素过敏。

3）双硫样反应，头孢菌素类母核 7 - ACA 的 3 位上如存在与双硫仑分子结构类似的甲硫四氮唑活性基团，则在使用此类药物期间或之后 5 ~ 7 日内，饮酒、服用含有乙醇药物、食物以及外用乙醇都有可能引发双硫样反应，因为这些药物均可抑制乙醛脱氢酶活性，使乙醛代谢为乙酸的路径受阻，导致乙醛在体内蓄积，因而引发一系列症状，临床可表现为颜面部及身体皮肤潮红、结膜发红、发热感、头晕、头痛、胸闷、气急、出汗、呼吸困难等。

4. 常用制剂及贮存要求

（1）注射用头孢唑林钠：0.25 g、0.5 g、0.75 g、1 g、2 g、3 g，密闭，在凉暗处（避光不超过 20 ℃）干燥处保存。

（2）注射用头孢呋辛钠（按头孢呋辛计）：0.25 g、0.5 g、0.75 g、1.0 g、1.25 g、1.5 g、1.75 g、2.0 g、2.25 g、2.5 g、3.0 g，25 ℃避光保存。溶解后，本品可在常温（10 ~ 30 ℃）保存 5 小时，在 4 ℃以下保存 48 小时。

（3）头孢克洛：0.1 g、0.125 g、0.25 g、0.375 g、0.5 g、0.75 g、1.5 g，片剂、颗粒剂、胶囊剂、干混悬剂，遮光，密封在阴暗（避光并不超过 20 ℃）干燥处保存。

（4）注射用头孢噻肟粉针剂：0.5 g、1 g、2 g，使用前应存放于密闭纸盒内，避光，不超过 25 ℃保存。

（5）注射用盐酸头孢吡肟：0.5 g、1.0 g，遮光、密闭在干燥阴暗处保存。

三、碳青霉烯类

1. 代表药物结构与性质

亚胺培南，是 β-内酰胺环与另一个二氢吡咯环并在一起，与青霉素结构不同之处在于用亚甲基取代了噻唑环的硫原子，由于次甲基的夹角比硫原子小，加之 C_2 与 C_3 间的双键存在使二氢吡咯环成一个平面结构。本品为灰白色无吸湿的晶体，易溶于水和甲醇，对大多数 β-内酰胺酶高度稳定。

2. 药理作用及作用机制

（1）药理作用

碳青霉烯类通常不会被大多数质粒和染色体介导的 β-内酰胺酶所分解，抗菌谱包括革兰阴性菌、产 ESBL 菌株、厌氧菌（包括脆弱拟杆菌）、革兰阳性菌（包括类肠球菌和李斯特菌）等，对嗜麦芽窄食单胞菌、洋葱伯克霍尔德菌、屎肠球菌、耐甲氧西林葡萄球菌和 JK 类白喉菌无活性。厄他培南的抗菌谱比亚胺培南或美罗培南窄，对大多数肠杆菌科细菌和厌氧菌有活性，但对铜绿假单胞菌、不动杆菌及革兰阳性菌（尤其是肠球菌和耐青霉素肺炎球菌）的活性不及其他碳青霉烯类药物。

（2）作用机制

碳青霉烯类为 β-内酰胺类抗菌药物，作用机制与青霉素和头孢菌素相同，主要是与细菌细胞内膜上的青霉素结合蛋白结合，阻碍细菌细胞壁合成过程中的交叉连接的形成，导致细菌细胞壁合成障碍，进而使细菌溶菌死亡。

3. 临床应用与不良反应

（1）临床应用

该类药物临床适应证广泛，在多重耐药菌感染、需氧菌与厌氧菌混合感染、重症感染及免疫缺陷患者感染的抗菌治疗中发挥重要作用。但是亚胺培南-西司他丁钠治疗可能引起中枢神经系统毒性，具体包括精神状态改变、肌阵挛和癫痫发作，故亚胺培南不应用于治疗脑膜炎。此外，厄他培南可用于中重度细菌性感染。

（2）不良反应

该类药物典型的不良反应常见为皮疹、瘙痒、荨麻疹、多形红斑，少见嗜酸粒细胞增多、中性粒细胞减少、肝脏氨基转移酶谷丙转氨酶（ALT）以及天门冬氨酸氨基转移酶（AST）升高等，还可能出现血尿素氮、血清肌酐升高。长时间使用可出现抗生素相关性腹泻。

4. 常用制剂及贮存要求

（1）注射用亚胺培南-西司他丁钠：0.5 g（亚胺培南 0.25 g 与西司他丁 0.25 g）、1 g（亚胺培南 0.5 g 与西司他丁 0.5 g）、2 g（亚胺培南 1 g 与西司他丁 1 g），密闭，室温（25 ℃）下保存。

（2）注射用美罗培南粉针剂：0.25 g、0.5 g，密闭，室温（25 ℃）下保存。

四、氨基糖苷类

1. 代表药物结构与性质

阿米卡星，是卡那青霉素 a 的半合成衍生物的硫酸盐，本品为白色或类白色结晶性粉末，几乎无臭，无味，在水中易溶，在乙醇中几乎不溶。本品抗菌谱与庆大霉素相似，但对耐卡那霉素、妥布霉素和庆大霉素的细菌包括绿脓杆菌和沙雷氏杆菌仍有效。

2. 药理作用及作用机制

（1）药理作用

氨基糖苷类药物对多种需氧的革兰阴性杆菌具有很强的抗菌作用，多数品种对铜绿假单胞菌亦具抗菌活性。然而，它们对革兰阴性球菌如淋病奈瑟菌、脑膜炎奈瑟菌的抗菌作用较差，对嗜麦芽窄食单胞菌和洋葱伯克霍尔德菌没有活性。氨基糖苷类药物对于多数革兰阳性菌作用较差，但对金黄色葡萄球菌有较好抗菌作用，对各种厌氧菌无抗菌效果。链霉素对大多数革兰阳性菌作用差。链霉素、阿米卡星对结核分枝杆菌和其他分枝杆菌属亦有良好作用。此外，细菌对不同品种氨基糖苷类药物可能有部分或完全的交叉耐药性。氨基糖苷类药物胃肠道吸收差，用于治疗全身性感染时必须注射给药。

（2）作用机制

氨基糖苷类药物的抗菌作用机制主要是通过抑制细菌蛋白质的合成来发挥效果，还可影响细菌细胞膜屏障功能，导致细胞死亡。氨基糖苷类药物能与细菌的30S核糖体结合，影响蛋白质合成过程的多个环节，使细菌蛋白质的合成受阻。

3. 临床应用与不良反应

（1）临床应用

氨基糖苷类药物主要用于敏感需氧革兰阴性杆菌所致的全身感染，如呼吸道、尿道、皮肤软组织、胃肠道、烧伤、创伤及骨关节感染等。对于败血症、肺炎等严重感染，需联合应用其他抗革兰阴性杆菌的抗菌药物，如广谱半合成青霉素、第三代头孢菌素及喹诺酮类等。此外，某些氨基糖苷类药物可以治疗消化道感染、作为肠道术前准备用药和肝性昏迷用药，如新霉素。氨基糖苷类药物可制成外用软膏、眼膏或冲洗液治疗局部感染。链霉素、卡那霉素、阿米卡星可作为抗结核病的治疗药物。

（2）不良反应

1）氨基糖苷类药物常见不良反应是耳毒性，包括前庭和耳蜗神经功能障碍，不可逆；

2）肾毒性，氨基糖苷类药物是诱发药源性肾衰竭的常见因素，可逆；

3）氨基糖苷类药物可能引起心肌抑制、血压下降、肢体瘫痪，甚至呼吸肌麻痹而窒息死亡；

4）过敏反应，如皮疹、发热、嗜酸性粒细胞增多。

4. 常用制剂及贮存要求

硫酸阿米卡星注射液：1 mL∶50 mg（5万U）、1 mL∶0.1 g（10万U）、2 mL∶0.1 g（10万U）、2 mL∶0.2 g（20万U），密闭，在凉暗处保存。

五、大环内酯类

1. 代表药物结构与性质

红霉素是由红色链霉菌产生的抗生素。本品为白色或类白色的结晶或粉末，无臭，味苦、微有阴湿性，易溶于甲醇、乙醇或丙酮，微溶于水。红霉素对各种革兰阳性菌有很强的抗菌作用，是耐青霉素的金黄色葡萄球菌和溶血性链环菌引起的感染的首选药物。

2. 药理作用及作用机制

（1）药理作用

本类药物在低浓度时为抑菌剂，高浓度时可有杀菌作用。其抗菌谱广泛，包括革兰阳性球菌、革阴性球菌、部分革兰阴性杆菌（如流感嗜血杆菌、百日咳杆菌等）、非典型致病源（嗜肺军团菌、肺炎支原体、衣原体）和厌氧消化球菌。对产β-内酰胺酶的葡萄球菌和耐甲氧西林金黄色葡萄球菌也有一定抗菌活性。

（2）作用机制

大环内酯类药物的抗菌作用机制主要为抑制细菌蛋白质的合成。本类药物与细菌核糖体的 50S 亚基结合，竞争性阻断了肽链延伸过程中肽基转移作用与（或）移位作用，从而终止了蛋白质的合成。

3. 临床应用与不良反应

（1）临床应用

该类药物主要用于溶血性链球菌、肺炎链球菌等所致的上呼吸道感染，以及白喉及白喉带菌患者。此外，对于炭疽、破伤风、放线菌病、梅毒、李斯特菌病等（以上针对青霉素过敏患者）以及嗜肺军团菌病、肺炎支原体肺炎、肺炎衣原体肺炎、其他衣原体属和支原体属所致泌尿生殖系统感染、厌氧菌所致口腔感染，该类药物可作为首选药物。

（2）不良反应

1）胃肠道反应，如呕吐、腹胀、腹痛、腹泻等，部分患者还会出现抗生素相关性腹泻等。

2）肝毒性，常见于用药后 10 日，表现为肝肿大、腹痛、阻塞性黄疸等症状。

3）耳毒性，老年人、肾功能不全者或用药剂量过大时易发生，多见于以耳蜗神经损害的耳聋、耳鸣。

4. 常用制剂及贮存要求

（1）红霉素：0.125（12.5 万 U）、0.25 g（25 万 U）、50 mg（5 万 U），肠溶片剂、胶囊剂，遮光密封，在干燥处保存；0.5% 红霉素眼膏，密封，在阴凉干燥处（不超过 20 ℃）保存；1% 红霉素软膏，密闭，在阴凉干燥处（不超过 20 ℃）保存。

（2）克拉霉素：0.05 g、0.125 g、0.25 g、0.5 g，片剂、缓释片剂、胶囊剂、颗粒剂，遮光，密闭，在干燥处保存。

（3）阿奇霉素：0.1 g、0.125 g、0.25 g、0.5 g，片剂，密封，在干燥处保存；胶囊剂，室温 15 ~ 25 ℃ 下贮藏；颗粒剂，密封，在干燥处保存；干混悬剂，密封，在干燥处保存。

（4）注射用阿奇霉素粉针剂：0.1 g、0.125 g、0.25 g、0.5 g，密闭，在阴凉（不超过 20 ℃）干燥处保存。

【练一练】

案例分析

案例介绍：患儿曹某某，女性，4 岁 10 个月，于 5 天前无明显诱因出现发热，热型不规则，最高体温达到 39.7 ℃，无畏寒、寒战，伴咳嗽，起初单声咳嗽，次数不多，继而转为阵发性连声咳，每次 3 ~ 5 声，以晨起、夜间明显，无哮鸣音，喉中痰响，不易咳出，无气喘、气促。在院外给予输液治疗（具体用药不详）3 天，效果不佳，患儿病情无明显好转，为求进一步诊治，遂来咨询。

入院后治疗经过：经检查 C 反应蛋白 33.3 mg/L，肺炎支原体阳性。医生给予阿莫西林克拉维酸钾 0.6 g 静脉滴注，一天三次；联用阿奇霉素干混悬剂 0.2 g 口服，一天两次，3 天后症状消失，遂出院。

用药分析：

（1）儿童肺炎常见致病菌为肺炎链球菌、金黄色葡萄球菌、流感嗜血杆菌。一般首选广谱青霉素类，但由于耐药菌常见，临床一般选用加 β-内酰胺酶抑制药的复方制剂。

（2）肺炎支原体也是肺炎的常见致病菌之一，大环内酯类对其具有较强的抗菌作用，一般首选阿奇霉素。阿奇霉素不良反应较小。

（3）阿奇霉素干混悬剂在水中溶解度有限，常贴于杯壁，使用时应多次用水冲服，以免导致服用药物减少。

（4）阿奇霉素最常见的不良反应为胃肠道反应。

六、四环素类

1. 代表药物结构与性质

四环素是由放线菌产生的一类广谱抗生素，其结构中含有酸性的酚羟基和烯醇羟基以及碱性的二甲氨基，因此，四环素可溶于酸、碱、醇等极性溶剂中，在正丁醇、丙酮、乙腈和乙酸乙酯中溶解度不同，微溶于水，不溶于饱和烷烃、乙醚和氯仿。该抗生素遇日光可变色，在酸性及碱性条件下都不够稳定，易发生水解，此外还易和金属离子发生反应，这在某种程度上影响其在体内的吸收和使用，进而干扰口服时的血药浓度。

2. 药理作用及作用机制

（1）药理作用

本类药物为快速抑菌剂，常规浓度时主要发挥抑菌作用，高浓度时对某些细菌具有杀菌作用。其抗菌谱广，包括革兰阳性及阴性需氧菌、厌氧菌，以及立克次体、螺旋体、支原体、衣原体、诺卡菌、放线菌等，但对布鲁菌、兔热病、惠普尔病和疟疾等无直接治疗作用。对革兰阳性菌的抑制作用强于革兰阴性菌，对铜绿假单胞菌无抗菌作用。

（2）作用机制

四环素类药物的抗菌作用主要是通过抑制细菌蛋白质合成来实现。本类药物进入细胞后，与细菌核糖体的 30S 亚基结合，阻止蛋白质的合成。另外，四环素类药物也能引起细菌细胞膜通透性增加，使细菌细胞内核苷酸和其他重要物质外漏，进而抑制细菌 DNA 的复制，从而达到抗菌效果。

3. 临床应用与不良反应

（1）临床应用

四环素类药物是治疗立克次体感染（如斑疹伤寒、Q 热和恙虫病等）、支原体感染（如支原体肺炎和泌尿生殖系统感染等）、衣原体感染（如鹦鹉热、沙眼和性病性淋巴肉芽肿等）以及某些螺旋体感染（如回归热等）的首选药物。四环素类药物还可用于治疗鼠疫、布鲁氏菌病、霍乱、幽门螺杆菌感染引起的消化性溃疡，对于肉芽肿鞘杆菌感染引起的腹股沟肉芽肿以及牙龈卟啉单胞菌引起的牙周炎有一定的治疗效果。近年来，有学者利用四环素类药物易在肿瘤组织中聚集并在紫外线刺激下发出荧光等特点，辅助诊断肿瘤。

（2）不良反应

四环素类药物常见不良反应包括消化道反应、过敏反应、肝肾损害、牙齿黄染影响婴幼儿骨骼发育（尤其牙齿发育）、静脉给药导致的静脉炎等，长期使用四环素类药物还可引起菌群失调，如维生素缺乏、二重感染、伪膜性肠炎等。

4. 常用制剂及贮存要求

（1）盐酸米诺环素：50 mg、100 mg，片剂、胶囊，密闭，在阴凉干燥处保存；0.5 g盐酸米诺环素软膏，阴凉避光处保管 2~15 ℃。

（2）盐酸多西环素：50 mg、100 mg，片剂、胶囊（按多西环素计），遮光密封保存。

思考与练习

1. 简述抗生素的分类及其药理作用。

2. 简述头孢菌素类的临床应用及不良反应。

3. 案例分析：患者王某，男性，35 岁。身高178 cm、体重67 kg，从事猪养殖业，身体强壮，但是最近身体不舒服去医院检查，发现感染了丹毒。

试结合王某的职业特点分析得病原因并推荐用药，说明用药的抗菌谱及临床定位。

第二节　人工合成抗菌药

 学习目标

◆ 熟悉人工合成抗菌药的分类；
◆ 了解人工合成抗菌药的结构与性质；
◆ 熟悉人工合成抗菌药药理作用及作用机制；
◆ 掌握人工合成抗菌药临床应用与不良反应；
◆ 掌握人工合成抗菌药常用制剂及贮存要求。

人工合成抗菌药是一类通过化学合成方法得到的非天然抗菌化合物，能有效抑制和杀灭病原微生物，广泛应用于治疗细菌感染性疾病，是一类应用广泛的药物。

一、氟喹诺酮类

1. 代表药物结构与性质

诺氟沙星是于1984年上市的抗菌药，以4–喹诺酮（吡酮酸）为基本结构，其中6位引入氟原子，7位有碱基的哌嗪基。诺氟沙星在6位引入氟原子，增加了氟喹诺酮类抗菌药进入细菌细胞的通透性，同时增加了与DNA螺旋酶之间的相互作用，使得抗菌活性增加。本品为白色或者淡黄色颗粒或者粉末，无臭，味微苦，在冰醋酸或氢氧化钠中易溶，在氯仿中微溶，难溶于乙醇，在水、甲醇中几乎不溶。

2. 药理作用及作用机制

（1）药理作用

氟喹诺酮类可以选择性干扰细菌DNA螺旋酶或拓扑异构酶Ⅳ，通过抑制DNA的合成和复制，从而有效抑制细菌的生长和繁殖，最终导致细菌死亡。

（2）作用机制

喹诺酮类分子结构为氮（杂）双并环结构，能够作用于细菌的DNA回旋酶，该酶可将细菌的双股DNA扭曲成超螺旋状态。而喹诺酮类药物阻碍此酶作用，造成细菌DNA的不可逆损害，使细菌细胞无法继续分裂，该作用为高选择性，氟诺酮类药物不仅不受质粒传导耐药性的影响，并且与其他种类抗菌药物间无交叉耐药性。

3. 临床应用与不良反应

（1）临床应用

该类药物常用于治疗敏感病毒菌所致的泌尿生殖道感染、肠道感染、呼吸道感染以及革兰阴性杆菌所致的各种感染，如骨、关节、皮肤软组织感染。

（2）不良反应

1）胃肠道反应，最常见的是味觉异常、食欲减退、恶心、呕吐、腹痛、腹泻及便秘等，这些症状通常与剂量有关。

2）过敏反应，表现为皮疹、荨麻疹、皮炎和剥落性皮炎等，其中以诺氟沙星引起的过敏反应较为常见。

3）中枢神经系统损害，轻症者表现为失眠、头昏、头痛，严重者出现精神异常、抽搐等。

4）光敏反应，皮肤在阳光照射下可能出现瘙痒性红斑，严重者甚至发生皮肤脱落的情况。

5）泌尿系统损害，表现为肾功能损害，出现尿频、少尿、结晶尿、蛋白尿等症状，严重者会出现肾衰竭。

6）软骨损害，本类药物容易浓缩、沉积在骨髓中，直接损害软骨细胞的发育，影响胎儿和儿童的骨骼发育。

7）其他，还可能出现腱断裂、关节痛、肝毒性等不良反应。

4. 常用制剂及贮存要求

（1）环丙沙星：0.25 g，片剂、胶囊剂，遮光，密封保存；0.2 g，盐酸环丙沙星栓剂，遮光，密封保存；0.2 g，盐酸环丙沙星阴道泡腾片，遮光，密封，阴凉干燥处保存；100 mL：0.1 g、100 mL：0.2 g、250 mL：0.25 g，乳酸环丙沙星注射液，遮光，密闭保存。

（2）左氧氟沙星：0.1 g、0.2 g、0.5 g，片剂，遮光，密封保存；2 mL：0.1 g、2 mL：0.2 g，盐酸或乳酸左氧氟沙星注射液，遮光，阴凉（不超过20 ℃）干燥处密闭保存；100 mL：0.2 g，甲磺酸左氧氟沙星注射液，遮光，密闭保存；0.1 g、0.2 g、0.3 g、0.4 g，注射用左氧氟沙星粉针剂，遮光，密闭保存。

（3）莫西沙星：0.4 g，片剂，遮光，低于25 ℃密封保存。

【练一练】

案例分析

案例介绍：患者张某某，女性，62 岁。5 天前，出现发热症状，体温39.4 ℃，还有畏寒、寒战、咳嗽、咳脓痰的症状，在家服用抗生素后，体温还是反复升高，病情未见好转，遂去医院就诊，在医院门诊静脉滴注阿奇霉素、头孢呋辛酯和左氧氟沙星进行治疗，连续治疗5 天后，症状并未缓解，进而入院治疗。

入院后治疗经过：经检查体温38.7 ℃，双肺呼吸音粗，双下肺可闻散在湿啰音，以左肺明显。心率79 次/分钟，心律齐，无杂音。血常规检查显示白细胞计数为$11.89 \times 10^9/L$，中性粒细胞比例为78.2%，红细胞沉降率88 mm/h，痰涂片为革兰氏阳性球菌和革兰氏阴性杆菌，痰培养为肺炎克雷伯菌感染，胸部 CT 示右肺下大片模糊阴影，诊断为左肺中、下叶肺炎。服用莫西沙星400 mg、一天一次，两天后体温降至37.7 ℃，第四天检查体温正常，临床症状明显好转。9 天后复查胸片显示炎症吸收，痊愈出院。

用药分析：

（1）莫西沙星为第四代喹诺酮类抗菌药，其主要作用机制在于抑制细菌 DNA 回旋酶和拓扑异构酶，从而抑制细菌 DNA 的复制，导致细菌死亡。莫西沙星为广谱抗菌药，对革兰阳性菌和革兰氏阴性菌均有较强的抗菌作用，因此在临床治疗肺炎中得到广泛应用。

（2）根据患者的用药史和住院后的检查，该患者具有使用喹诺酮类药物的用药指征，莫西沙星作为第四代喹诺酮类药物，其在 8 位碳原子上引入了甲氧基，增强了与细菌的结合能力和细胞壁穿透能力，使抗菌能力显著增强，不良反应较少。

（3）莫西沙星具有增加肌腱炎和肌腱断裂的风险，尤其对于老年患者而言，需要提醒患者用药后避免剧烈的体力劳动。

二、磺胺类药物及抗菌增敏剂

1. 代表药物结构与性质

磺胺甲噁唑，是一种磺胺类药物，基本结构是对氨基苯磺酰胺，分子中含有苯环、对位氨基和磺酰胺基。本品为白色结晶性粉末，无臭，在水中几乎不溶，在稀盐酸、氢氧化钠溶液或氨溶液中易溶。

甲氧苄啶，是一种抗菌增敏剂，显现为白色或类白色结晶性粉末，无臭，在乙醇或丙酮中微溶，在水中几乎不溶，在乙醇中易溶。口服后可迅速吸收，分布于全身组织和体液，可通过胎盘并分泌于乳汁中。甲氧苄啶的抗菌谱与磺胺类类似，单用可引起细菌的耐药性，与磺胺甲噁唑组成的复方制剂为复方新诺明，抗菌作用增强数十倍。

2. 药理作用及作用机制

（1）药理作用

磺胺甲噁唑可作用于二氢叶酸合成酶，干扰细菌叶酸合成的第一步，而甲氧苄啶可作用于叶酸合成的第二步，通过选择性抑制二氢叶酸还原酶的功能来发挥作用，因此两者合用时可使细菌的叶酸代谢受到双重阻断，从而有效干扰细菌的蛋白合成。这种协同抗菌作用较单药强，对其耐药的菌株亦减少。然而，近年来细菌对这两种药物的耐药性亦呈增高趋势。

（2）作用机制

磺胺类药物能与细菌生长所必需的对氨基苯甲酸（PABA）产生竞争性拮抗，从而干扰细菌的酶系统对对氨基苯甲酸的利用。由于磺胺类药物与对氨基苯甲酸的结构类似，在二氢叶酸的合成过程中，磺胺类药物可以替代对氨基苯甲酸的位置，生成无功能的伪二氢叶酸，进而妨碍四氢叶酸的合成。甲氧苄啶作用机制在于可逆性地抑制微生物的二氢叶酸还原酶，使二氢叶酸不能还原为四氢叶酸，进而使辅酶 F 的合成受阻，最终影响微生物 DNA、RNA 及蛋白质的合成过程，从而使微生物的生长繁殖受到抑制。

【知识链接】

何谓"抗菌增敏剂"？

抗菌增敏剂和抗菌药物联合使用时，所产生的抗菌效果往往大于这两个药物单独使用时的效果总和，这主要是因为抗菌增敏剂和抗菌药物的作用机制相互协同，能产生双重杀菌的作用，因此能达到抗菌增敏目的，例如，磺胺类抗菌增敏剂与磺胺类药物合用时，通过对细菌代谢途径的双重阻断作用，大大增强了其抗菌效果。

3. 临床应用与不良反应

（1）临床应用

磺胺类药物广泛应用于治疗由于敏感菌引起的全身性感染、肠道感染，以及可以局部用药。

甲氧苄啶单独使用时易产生耐药性，常与磺胺甲噁唑或磺胺嘧啶合用或制成复方制剂，用于呼吸道、泌尿生殖道、胃肠道感染，也可用于卡氏肺孢子菌感染、伤寒沙门菌和其他沙门菌属感染的治疗。

（2）不良反应

1）过敏反应，其中最常见的是皮疹、药物疹，通常用药后数天到数周出现，偶见多形红斑、剥落性皮炎等；此外，还存在交叉过敏反应，对其中任何一种药物过敏者禁用。

2）损害肾脏，引发结晶尿、血尿等不良反应，因此患者要增加饮水量和碱化尿液以减少不良反应。

3）血液系统反应，长期服用此类药会抑制骨髓造血障碍，因此在用药期间要定期检测血常规。

4）神经系统反应，少见头晕、头痛、精神萎靡、步态不稳等不良反应，因此在用药时避免高空作业、驾驶及精密仪器的操作。

4. 常用制剂及贮存要求

（1）复方磺胺甲噁唑：片剂，每片含磺胺甲噁唑 0.4 g、甲氧苄啶 0.08 g，遮光，密封保存。

（2）磺胺嘧啶：0.5 g，片剂，遮光，密封保存；5 mL∶1 g，磺胺嘧啶注射液，遮光，密闭保存。

思考与练习

1. 简述磺胺类药物的药理作用。
2. 简述氟喹诺酮类临床应用及不良反应。
3. 案例分析：患者刘某某，女性，34 岁。身高 168 cm，体重 58 kg，备孕二胎期间，进行宫腔镜检查，内膜活检显示 CD38、CD138 阳性。

试结合刘某的情况，分析得病原因并推荐用药。

第三节　抗结核药

 学习目标

◆ 熟悉抗结核药的分类；

◆ 了解抗结核药的结构与性质；

◆ 熟悉抗结核药药理作用及作用机制；

◆ 掌握抗结核药临床应用与不良反应；

◆ 掌握抗结核药常用制剂及贮存要求。

结核分枝杆菌是一类引起结核病的病原体，可侵犯全身及各个器官，其中以肺结核最为常见，是严重威胁人类健康的传染病之一。抗结核药是一类可以抑制结核分枝杆菌的药物，主要用于治疗结核病和防止结核病的传播，治疗结核病的方案复杂，服药周期长，需多药联用并服药六个月以上才能达到良好的效果。

一、合成抗结核药

1. 代表药物结构与性质

异烟肼，其化学结构为 4 -吡啶甲酰肼，呈现无色或白色结晶性粉末，微苦，性质稳定，易溶于水。异烟肼分子中含有肼的结构，具有还原性。弱氧化剂如溴、碘、溴酸钾等，在酸性条件下，均可氧化异烟肼，生成异烟酸并释放氮气。异烟肼受光、重金属、温度、pH 值等因素影响变质，分离出游离肼，使毒性变大。

对氨基水杨酸钠，其化学结构为 4 -氨基水杨酸钠，呈现白色至米色细结晶粉末，无臭，味甜带咸，在水中易溶，在乙醇中略溶，在乙醚中不溶，常温常压下稳定。

盐酸乙胺丁醇分子中含有两个手性碳，但由于分子呈对称性，仅有三个旋光异构体，呈现白色粉末，易溶于水，微溶于乙醇，不溶于乙醚。

2. 药理作用及作用机制

（1）药理作用

异烟肼的作用机制尚未完全明了，其杀菌作用可能通过多种机制进行：①通过干扰结核菌细胞壁中磷脂和分枝菌酸的合成，使细胞壁通透性增加，细菌因失去抗酸性而死亡；②异烟肼在菌体内被氧化为异烟酸，从而取代烟酰胺，形成烟酰胺腺核苷酸（NAD）的同系物，这一过程可干扰酶的活性，使之失去递氢作用，导致氢自身氧化成过氧化氢，从而抑制结核菌的生长；③异烟肼可使烟酰胺腺核苷酸降解，从而影响脱氧核糖核酸（DNA）的合成；④异烟肼能够与结核菌的某些酶所需的铜离子结合，使酶失去活性，进而发挥抗菌作用。

对氨基水杨酸钠抑制结核分枝杆菌的作用较弱，且耐药性产生较慢，需与其他抗结核病药联合使用以达到更好的效果。

乙胺丁醇对各型分枝杆菌都具有高度的抗菌活性，对对异烟肼、链霉素及其他抗结核药物耐药的分枝杆菌菌株仍具有敏感性，结核菌对本品及其他药物之间无交叉耐药现象。单独应用本品时，结核菌逐渐产生耐药性，故不宜单独应用，需与其他抗结核药联用。

（2）作用机制

异烟肼的作用机制主要是抑制细胞壁分枝菌酸的合成，破坏细胞壁的完整性，从而抑制结核分枝杆菌的生长。

对氨基水杨酸钠的作用机制是通过与对氨基苯甲酸竞争二氢叶酸合成酶的活性位点，阻碍二氢叶酸的合成，进而抑制结核分枝杆菌的生长和繁殖。

乙胺丁醇的作用机制主要是其与二价离子（如锌、镁等）络合，干扰多胺和金属离子的功能，进而影响戊糖代谢和脱氧核糖核酸、核苷酸的合成。这些作用共同阻碍了核糖核酸的合成，从而达到抑制结核菌生长的目的。

3. 临床应用与不良反应

（1）临床应用

异烟肼主要应用于结核病的预防和治疗以及部分非结核分枝杆菌病的治疗。

对氨基水杨酸钠主要用于耐药性、复发性结核病的治疗，还可用于患者对某些抗结核药不耐受时的替代治疗。

乙胺丁醇与其他抗结核药联合使用，可以治疗由结核分枝杆菌所致的肺结核和肺外结核，同时可用于非结核分枝杆菌的治疗。乙胺丁醇对结核杆菌的生长繁殖期细胞有较强活性，对静止期细菌几乎无作用。

（2）不良反应

异烟肼常见不良反应包括肝脏毒性、神经系统毒性以及变态反应，如发热、多形性皮疹、淋巴结病、静脉炎等，这些多发生在用药 3～7 周，一旦发生上述反应应立即停药。

对氨基水杨酸钠常见不良反应为胃肠道反应及肝肾损害。

乙胺丁醇发生率较高的不良反应是球后视神经炎以及胃肠道反应，一般较轻，患者多能耐受。过敏反应发生率相对较少，表现为畏寒、关节肿痛、病变关节表面皮肤发热拉紧感。

4. 常用制剂及贮存要求

（1）异烟肼：0.1 g、0.3 g，片剂，遮光、密封，在干燥处保存；2 mL∶100 mg，注射液，遮光，密闭，不超过 25 ℃保存。

（2）对氨基水杨酸钠：0.5 g，片剂，遮光、密封保存；2 g，注射剂，遮光，密闭保存。

（3）乙胺丁醇：0.25 g，片剂，遮光，密封保存。

【知识链接】

抗结核病的治疗原则

（1）早期用药：结核病的早期，病变以渗出性为主，病变区域血液循环良好，药物浓度较高，细菌对药物的敏感性较好。

（2）联合用药：治疗结核病需要两种以上的药物合用，才能提高治疗效果并避免耐药性的形成。

（3）规律用药：目前多采用短程治疗方案，通常开始阶段使用多种药物，随后根据病情调整药物种类和剂量，一定要在专科医生指导下规律用药。

（4）适量用药：对任何疾病治疗都必须有一个适当的药物剂量，只有这样才既能将毒副作用降到最低又可以起到杀菌作用。

（5）全程用药：医生根据患者的病情判定整个治疗过程所需时间，一个完整的疗程通常包含多个阶段，每个阶段的药物种类和剂量可能有所不同。

二、结核类抗生素

1. 代表药物结构与性质

硫酸链霉素，呈现白色或乳黄色结晶性粉末，微臭，在水中微溶，在乙醇、氯仿或乙醚中不溶。硫酸链霉素具有耐酸性，有良好的抗耐药金黄色葡萄球菌的作用。

利福平，是在利福霉素 SV 的基础上，通过在 8 位引入甲酰基，再与 1 -甲基- 4 -氨基哌嗪缩合制得，其化学结构为一个包含 27 个碳原子的大环内酯酰胺，环中含有一个萘核。本品为鲜红色或暗红色的结晶性粉末，无臭，在甲醇中溶解，在水中几乎不溶。具有多种晶型，其中有药效的是 I 型和 II 型，含 1，4 -萘二酚结构，在碱性条件下会氧化成醌类化合物，其腙基在强酸性条件下易分解，释放醛基和氨基哌嗪，pH 值控制在 4 ~ 6.5。

2. 药理作用及作用机制

（1）药理作用

链霉素是一种氨基糖苷类抗生素。链霉素对结核分枝杆菌有强大的抗菌作用，其最低抑菌浓度一般为 0.5 mg/mL。非结核分枝杆菌对链霉素大多耐药。此外，链霉素对许多革兰阴性杆菌如大肠埃希菌、克雷伯菌属、变形杆菌属、肠杆菌属、沙门菌属、志贺菌属、布鲁菌属、巴斯德杆菌属等也具有良好的抗菌作用。脑膜炎奈瑟菌和淋病奈瑟菌也对链霉素敏感。链霉素对葡萄球菌属及其他革兰阳性球菌的抗菌作用弱。各组链球菌、铜绿假单胞菌和厌氧菌对链霉素耐药。

利福平对革兰阳性和阴性杆菌、部分非结核分枝杆菌、麻风杆菌以及某些病毒具有抑制作用，利福平在低浓度时主要起抑菌作用，在高浓度时主要起杀菌作用。

（2）作用机制

链霉素主要与细菌核糖体 30S 亚单位结合，抑制细菌蛋白质的合成。然而，细菌与链霉素接触后极易产生耐药性。因此，链霉素常与其他抗菌药物或抗结核药物联合应用，以减少或延缓耐药性的产生。

利福霉素类抗生素的作用机制是与分枝杆菌敏感菌的 DNA 依赖性 RNA 聚合酶形成稳定的化合物，从而抑制该酶的活性，进而抑制 RNA 的合成，影响结核菌的生长，其作用位点为 rpo 基因。利福平则与 DNA 依赖性 RNA 聚合酶的 β 亚单位牢固结合，抑制细菌的 RNA 合成，但对哺乳动物的 DNA 依赖性 RNA 聚合酶无影响。利福平对细胞内外繁殖期和偶尔静止的结核分枝杆菌均具有杀菌作用。

3. 临床应用与不良反应

（1）临床应用

链霉素主要用于兔热症、鼠疫、严重布氏杆菌病和鼻疽的治疗，常与四环素或氯霉素联用以提高治疗效果，也可用于结核病的二线治疗药物，常与其他抗结核药联用。

利福平临床上广泛用于抗结核病，一般不单独使用，常见与异烟肼、乙胺丁醇等联用以减少耐药性的产生。利福平是短程化疗方案的重要组成部分，用于各种类型的结核病治疗。

（2）不良反应

链霉素的不良反应有血尿、排尿次数减少或尿量减少、食欲减退、口渴等肾毒性症状，影响前庭功能时可有步履不稳、眩晕等症状，影响听神经则可能导致听力减退、耳鸣、耳部饱满感，部分患者可能出现面部或四肢麻木、针刺感等周围神经炎症状，偶可发生视力减退

（视神经炎）、嗜睡、软弱无力、呼吸困难等神经肌肉阻滞症状以及皮疹、瘙痒、红肿等过敏反应。少数患者停药后仍可能发生听力减退、耳鸣、耳部饱满感等耳毒性症状，应引起高度注意。

利福平的不良反应以消化道反应最为多见，口服后可出现厌食、恶心、呕吐、上腹部不适、腹泻等；肝毒性为主要不良反应之一，表现为转氨酶升高，肝大，严重时可伴有黄疸，胆道梗阻者更易发生上述情况；间歇用药较每日连续用药更易发生过敏反应；类流感样综合征发生率较少但应注意，表现为畏寒、呼吸困难、头晕、发热、头痛、寒战，采用间歇疗法时易发生；此外，服用利福平后，尿、唾液、粪便、痰、汗液及泪液可能呈橘红或红棕色。

4. 常用制剂及贮存要求

（1）硫酸链霉素：1 g，注射剂，密闭，在干燥处保存；0.1 g，片剂，密闭，在干燥处保存。

（2）利福平：0.15 g、0.3 g、0.45 g，片剂、胶囊剂，密封，在阴暗干燥处保存。

【练一练】

案例分析

案例介绍：患者林某某，男性，52 岁，因发现肺部病灶一月入院。查体显示神志清醒，精神状况良好，呼吸平稳，口唇无紫绀。住院十天，无黄染，颈部浅表淋巴结未触及肿大，气管居中，肋间隙无增宽，叩诊两肺呈清音，听诊两肺呼吸音清晰。两肺未闻及明显干湿性啰音，心律齐，心脏各瓣膜听诊区未闻及病理性杂音。腹部柔软，无压痛及反跳痛，肝脾肋下未触及，移动性浊音阴性，双下肢未见浮肿，无杵状指。检查结果显示超敏 C 反应蛋白 <0.20（mg/L），血小板 186.00（10^9/L），中性粒细胞比率 75.30（%），中性粒细胞数 4.58（10^9/L），血红蛋白 146.00（g/L），红细胞 4.88（10^{12}/L），白细胞 6.09（10^9/L）。生化检查显示甘油三 3.60（mmol/L），总胆固醇 3.82（mmol/L），肌酐 89（μmol/L），尿素 6.40（mmol/L），谷草转氨酶 20（U/L），谷丙转氨酶 18（U/L），白蛋白 42.20（g/L），总胆红素 23.60（μmol/L）。凝血功能常规检查正常，核杆抗体（ICT）阴性，结核分枝杆 IgG 抗体阴性。结核杆菌涂片检查显示阳性三次。

入院后治疗经过：入院后给予异烟肼片 0.3 g，口服，每日一次；注射用利福平 0.6 g，静脉输液，每日一次；吡嗪酰胺 0.5 g 口服，每日三次；盐酸乙胺丁醇片 1 g，口服，每日一次。同时辅以护肝、降压、降脂治疗，加（达喜）铝碳酸镁咀嚼片 500 mg，嚼服，每日三次。

用药分析：

（1）乙胺丁醇为治疗结核病的一线用药，为半合成的广谱杀菌剂，抗菌作用强，抗菌谱广。

（2）吡嗪酰胺在抗结核治疗中对顽固菌具有较好作用，是短程化疗中不可缺少的化疗药物。

（3）异烟肼对各型结核分枝杆菌都有高度选择性抗菌作用，是目前抗结核药物中具有最强杀菌作用的合成抗菌药。

（4）抗结核药物常见不良反应有胃肠道反应，因此用铝碳酸镁咀嚼片进行护胃。

思考与练习

1. 简述抗结核药的分类及其药理作用。
2. 简述结核类抗生素的临床应用及不良反应。
3. 案例分析：患者林某，女性，53 岁，职业为医院清洁工，突发咳血，紧急住院检查。试结合林某的职业特点，分析其得病原因并推荐用药。

第四节　抗真菌药

 学习目标

◆ 熟悉抗真菌药的分类；
◆ 了解抗真菌药的结构与性质；
◆ 熟悉抗真菌药药理作用及作用机制；
◆ 掌握抗真菌药临床应用与不良反应；
◆ 掌握抗真菌药常用制剂及贮存要求。

根据真菌侵犯人体的部位不同，可将真菌感染性疾病分为浅部真菌病和深部真菌病。侵害人体的黏膜深处、内脏、泌尿系统、脑和骨骼等感染称为深部真菌感染。早期真菌感染疾病通常为浅表层感染。现今，条件致病性真菌引起的系统性真菌病日益增多，耐药菌和新的致病菌也在不断增加。抗真菌药是指能抑制或杀灭真菌的药物，通过干扰真菌细胞膜麦角固醇生物合成的途径发挥作用。根据抗真菌药的结构和来源不同可分为抗真菌类抗生素、咪唑类抗真菌药、棘白菌素类抗真菌药。

一、抗真菌类抗生素

1. 代表药物结构与性质

灰黄霉素，是从灰黄青霉菌的培养发酵液中提取制得的抗生素，属于多烯类抗生素。本品呈白色或类白色粉末，无臭或几乎无臭，味微苦，对热稳定，易溶于四氯乙烷，溶于丙酮或氯仿，微溶于甲醇或乙醇，极微溶于水。

制霉菌素，是一种共轭四烯衍生物，也是首个应用于临床的多烯类抗真菌药，局部外用可用于治疗多种真菌感染，口服给药可以治疗口腔和胃肠道感染，但对全身真菌感染无效。

两性霉素 B，是一种七烯衍生物，其结构中含有一氨基和羧基，呈现橙黄色针状或柱状结晶，无臭无味，不溶于水、无水乙醇、醚、苯及甲苯，微溶于二甲基甲酰胺（DMF）、甲醇，溶于二甲基亚砜（DMSO）。两性霉素 B 具有阴湿性，在日光下易被破坏失效。两性霉素 B 可以静脉注射，是治疗全身性、有致命危险的真菌感染的首选药物。该药物不能通过血脑屏障，治疗中枢神经系统的真菌感染时，需要鞘内注射给药。

2. 药理作用及作用机制

（1）药理作用

灰黄霉素主要对毛发癣菌、小孢子菌、表皮癣菌等浅部真菌有良好抗菌作用，对念珠菌属、隐球菌属、组织胞浆菌属、孢子丝菌属、芽生菌属、球孢子菌属等无抗菌作用。该药物通过干扰真菌核酸的合成而抑制其生长。

制霉菌素是多烯类抗真菌药，具广谱抗真菌作用，对念珠菌属的抗菌活性高。新型隐球菌、曲菌、毛霉菌、小孢子菌、荚膜组织浆胞菌、皮炎芽生菌及皮肤癣菌对制霉菌素亦敏感，可与真菌细胞膜上的固醇相结合，导致细胞膜通透性的改变，从而使重要细胞内容物漏失而发挥抗真菌作用。制霉菌素主要通过破坏细胞膜结构中的固醇成分发挥抗真菌作用。

两性霉素 B 含有一条多烯疏水侧链和一条多羟基的亲水侧链，其多烯侧链能和真菌细胞膜上的麦角固醇相互作用，形成一种复合物。该复合物在细胞膜上形成许多亲水性的微孔，使细胞膜的通透性增加，导致细胞内的小分子物质和电解质外泄，进而发挥杀菌作用。

（2）作用机制

该类抗生素主要用于治疗深部真菌感染。它们与真菌细胞膜上的麦角固醇结合，损伤膜的通透性，导致真菌细胞内钾离子、核苷酸、氨基酸外漏，破坏正常代谢而起抑菌作用。同时，它们通过对真菌细胞膜通透性的影响，使得一些药物易于进入细胞，从而产生协同作用。

3. 临床应用与不良反应

（1）临床应用

灰黄霉素用于头癣、须癣、体癣、股癣、手癣、足癣和甲癣的治疗，不宜用于轻症、局限的浅部真菌感染及局部用抗真菌药有效的情况。

制霉菌素被推荐用于治疗由白色念珠菌引起的艾滋病患者的鹅口疮和食管炎，可单独使用或与 5-氟胞嘧啶合用，也用于治疗由新型隐球菌引起的艾滋病患者的脑膜炎。

两性霉素 B 为广谱抗真菌药，对用于多种深部真菌如假丝酵母菌属、新生隐球菌、粗球孢子菌、荚膜组织胞浆菌、曲霉、毛霉菌等，具有良好的抗菌作用，高浓度时具有杀菌作用。部分菌属对该药耐药。它首选用于治疗由上述真菌引起的内脏或全身感染，如真菌性肺炎、脑膜炎、心内膜炎及尿路感染等。该药物应静脉给药，口服给药仅用于胃肠道真菌性感染，局部外用可用于治疗眼科、皮肤科和妇科的真菌性感染。

（2）不良反应

灰黄霉素不良反应主要涉及神经系统，头痛较为常见。少数患者可能出现上腹不适、恶心或腹泻，通常症状较轻，可耐受，3%患者可出现过敏反应，如皮疹。灰黄霉素偶致周围血象白细胞减少，偶见可引起肝毒性及蛋白尿。

制霉菌素较大剂量口服可能导致恶心、呕吐、腹泻，局部用药刺激性不大。

两性霉素B静脉滴注不良反应较多，主要为发热、寒战，有时出现呼吸困难、血压下降，滴注速度过快甚至可能诱发心室颤动或心脏停搏等严重情况。此外，还常见贫血、头痛、恶心、呕吐、全身不适、体重下降、注射局部静脉炎、电解质紊乱等不良反应。

4. 常用制剂及贮存要求

（1）灰黄霉素：0.1 g，片剂，密封保存；0.125 g，胶囊，密封保存。

（2）制霉菌素：10万单位，密闭，阴暗（不超过20 ℃）干燥处保存。

（3）两性霉素B：5 mg，注射用两性霉素B，遮光，密闭，冷处（2～10 ℃）保存；50 mg：100 mg，注射用两性霉素B脂质体，未开启的本品应保存于15～30 ℃中，在使用之前，本品应置于包装盒内。

二、咪唑类抗真菌药

1. 代表药物结构与性质

联苯苄唑，本品为白色、晶状粉末，不溶于水，在二氯甲烷和甲醇中能很好溶解，在丙酮、二甲亚砜和N，N-二甲基酰胺中能自由地溶解。它对热稳定，不易氧化及吸潮，在酸性和中度碱性环境下保持稳定。

克霉唑，本品为白色粉末或无色结晶性粉末，无臭，无味，在酸溶液中迅速分解，溶于无水乙醇、丙酮、氯仿，几乎不溶于水。

醋酸益康唑，是乙醇的取代物，其中羧基为对氯苯甲醚，C-1被二氯苯基取代，C-2通过N与咪唑基联结。因此，C-1是手性碳，药物具有旋光性，常用其消旋体。本品为白色结晶性粉末，极微溶于水，溶于多种有机溶剂。

酮康唑，是一种咪唑类抗真菌药。为了提高代谢稳定性和降低亲脂性，对该类药物进行结构修饰，从而得到了酮康唑。本品为白色结晶性粉末，不溶于水。

2. 药理作用及作用机制

（1）药理作用

联苯苄唑对皮肤丝状菌、二相性真菌、酵母状真菌等有良好作用。其药理作用机制为二元性，低浓度时阻止细胞膜脂质成分麦角固醇的合成，高浓度时则与细胞膜脂质特异性结合，使膜性质发生变化，从而使细胞膜结构机能发生障碍，产生抗真菌作用。

克霉唑属吡咯类广谱抗真菌药，对红色毛癣菌、石膏样毛癣菌、新型隐球菌、曲菌、藻菌、白色念珠菌等均有显著抑制作用。

硝酸咪康唑是通过抑制真菌细胞色素P450的活性，进而抑制真菌细胞内麦角固醇的生物合成。它对深部感染真菌如念珠菌属、着色真菌属、球孢子菌属、组织浆胞菌属、孢子丝菌属等均具抗菌作用，对毛发癣菌等亦具抗菌活性，对曲霉、申克氏孢子丝菌、某些暗色孢科、毛霉属等作用较差。

（2）作用机制

克霉唑的主要作用机制是高度选择性干扰真菌的细胞色素 P450 的活性，从而抑制真菌细胞膜上麦角固醇的生物合成。

酮康唑既可用于浅表真菌感染，又可用于深部真菌感染的治疗，但酮康唑存在严重的肝毒性，使用风险利大于弊，因此其口服制剂已经撤出市场，但其外用制剂仍在临床使用。

【知识链接】

何谓念珠菌病？

念珠菌病是念珠菌属引起的急性、亚急性和慢性炎症，其中以白色念珠菌感染最为常见。念珠菌主要侵犯皮肤黏膜和内脏，大多继发感染于体内平衡失调或免疫功能低下患者。近年来，本病有日渐增加的趋势，是目前发病率最高的深部真菌病之一。白色念珠菌是一种酵母样菌，属条件致病菌，广泛存在于自然界，也可寄生于正常人的消化道、皮肤、黏膜等处。传染途径分为内源性和外源性两种，前者主要通过消化道散播至全身，后者通过接触感染。本病发病机制是通过溶蛋白酶及糖酵解酶对组织起破坏作用。本病多为散发性，四季均可发病，任何年龄组包括胎儿可感染，但以免疫功能低下者多见。

3. 临床应用与不良反应

（1）临床应用

联苯苄唑适用于急性及慢性皮肤真菌病的治疗，特别是针对皮肤毛癣菌属、小孢子菌属、絮状表皮癣菌、酵母菌（如白色念珠菌及其他种类的酵母菌）、霉菌（如曲霉菌所致的皮肤真菌病），以及秕糠状鳞斑霉导致的花斑糠疹、棒状杆菌引起的红癣等。上述真菌所致皮肤浅表感染也有显著疗效。

克霉唑栓是一种抗真菌药物，主要是用于治疗念珠菌性外阴性阴道炎，这是一种常见的阴道感染性疾病。另外，克霉唑溶液主要用于治疗真菌引起的各种癣症，如体癣、手足癣、头癣等，同时也适用于念珠菌性甲沟炎和真菌感染性皮肤病的治疗，其中以体癣和手足癣较为常见，可用于这些真菌性皮肤病的局部治疗手段。

酮康唑是首个口服用于治疗真菌感染疾病的唑类药物，具有广谱抗真菌活性，它不仅可以局部用于由敏感菌引起的皮肤、毛发、指甲感染，也适用于阴道假丝酵母病的治疗。

（2）不良反应

联苯苄唑不良反应偶见过敏反应，使用本品时，用药部位可能发生疼痛及其外周水肿，还可能发生接触性皮炎。

克霉唑口服后常见胃肠道反应，如恶心、呕吐、腹痛、腹泻等，这些症状通常在开始服药后即出现，严重者常需中止服药；由于本药大部分在肝内代谢，因此可能出现肝毒性，表现为血清胆红素、碱性磷酸酶和氨基转移酶升高，停药后可逐渐恢复；偶见暂时性神经精神异常，表现为抑郁、幻觉和定向力障碍，如出现此类反应，必须中止治疗。

酮康唑常见红斑、灼热、瘙痒、刺痛或其他刺激症状，也可能导致毛囊炎、皮肤萎缩变薄、毛细管扩张、色素沉着以及继发感染，还可见皮肤干燥、多毛、萎缩纹以及对感染的易感性增加。长期用药可能会引起皮质功能亢进症，表现为多毛、痤疮、满月脸、骨质疏松等症状。偶见变态反应性皮炎。

4. 常用制剂及贮存要求

（1）联苯苄唑：0.1 g，喷雾剂，密闭，在凉处保存；1%联苯苄唑溶液，密封，在阴凉处（不超过20 ℃）保存；15 g：0.15 g，乳膏，密闭，在25 ℃以下保存。

（2）克霉唑：0.5 g，克霉唑阴道片，储存在厂家的铝塑包装中，使用前打开，在25 ℃以下保存；0.15 g，克霉唑栓，密封，在30 ℃以下保存。

（3）酮康唑：10 g：0.2 g，酮康唑乳膏，密封，在凉暗处（避光不超过20 ℃）保存。

【练一练】

案例分析

案例介绍：患者杨某某，女性，56 岁。手足起皮瘙痒已持续20 余年。大约20 年前，患者无明显诱因出现手足起皮，水泡指（趾）间起透明样水泡，伴有瘙痒感，挠破后有透明水样液体流出，当时无发热、局部疼痛等症状，患者外用皮炎平后瘙痒症状有所改善，脱皮症状无变化。20 年来，患者先后使用多种药物治疗均无明显效果。每天睡前热水洗脚后瘙痒感可以减轻。入院就诊。

入院后治疗经过：体温 36.4 ℃，心律 78 次/分钟，呼吸 18 次/分钟，血压 120/75 mmHg。查体，全身皮肤黏膜无黄染及出血点，浅表淋巴结未触及肿大，头颅五官对称，眉毛无脱落，眼睑无水肿，眼球活动自如，结膜正常，巩膜无黄染。双侧瞳孔等大等圆，直径约3 mm，对光反射灵敏。耳鼻对称无畸形，未见异常分泌物，唇无发绀，咽部无充血，扁桃体不大，颈软，气管居中，甲状腺未触及肿大。胸廓对称无畸形，双肺呼吸音粗，双肺未闻及干湿性啰音。心前区无隆起，心尖搏动在左锁骨中线第5 肋间外侧约2 cm，叩诊心界无扩大，心律齐，各瓣膜听诊区未闻及病理性杂音。腹平软，全腹无压痛反跳痛，肝脾肋下未触及，肠鸣音正常。脊柱四肢无畸形，双下肢无水肿。双手掌及双脚可见坏死角质层覆盖。局部颜色发黄。生理反射存在，病理反射阴性。门诊检查后诊断为手足癣。既往体健。治疗方案为：口服伊曲康唑胶囊，同时采用中药雄黄、黄连、苦参、土茯苓、防风、地肤子、冰片水煎滤渣后，加入灰黄霉素搅拌均匀，用于浸泡手足，表面角质层泡软后刮除，每日一次。治疗一周后，患者手足表面角质层基本消失，瘙痒症状明显好转，再未出现指（趾）间水泡。治疗两周后，瘙痒症状消失。表面皮肤恢复正常，无破损及异常角质层形成。停止使用中药浸泡，嘱继续口服伊曲康唑巩固两周。

用药分析：

（1）伊曲康唑是一种三唑类抗真菌药物，适用于真菌感染患者。这种药物通常口服或静脉注射。伊曲康唑的作用机制与其他氮唑类抗真菌药物一样，能抑制细胞膜色素 P450 氧化酶介导的麦角固醇的合成。

（2）根据患者的用药使和住院后的检查，该患者具有使用伊曲康唑和灰黄霉素药物的用药指征，灰黄霉素用于头癣、须癣、体癣、股癣、手癣、足癣和甲癣的治疗，与中药一起外用，可以增强抗菌作用。

三、棘白菌素类抗真菌药

1. 代表药物结构与性质

卡泊芬净，是一种发酵半合成技术开发的脂肽类化合物，具有高引湿性，极易溶解于甲醇、水，微溶于乙醇，是首个获准用于治疗侵袭性真菌感染的棘白菌素类药物。

2. 药理作用及作用机制

（1）药理作用

棘白菌素类具有广谱抗真菌活性，对耐氟康唑及两性霉素 B 的念珠菌属、曲霉菌、组织胞浆菌属、芽生菌属、球孢子菌属等均有较好的活性，但对隐球菌作用相对较差。卡泊芬净是一种杀菌剂，在体外具有广谱抗真菌活性。它对烟曲霉、黄曲霉、土曲霉和黑曲霉具有良好的抗菌活性，对白念珠菌、光滑念珠菌、热带念珠菌具有高度抗真菌活性，这种活性明显优于氟康唑及氟胞嘧啶。此外，卡泊芬净对丝状真菌和一些双相真菌具有抗菌活性，对组织胞浆菌和卡氏肺孢菌有一定的作用。对于治疗免疫功能正常及免疫缺陷动物白色念珠菌和烟曲霉感染模型，卡泊芬净显示出良好疗效。

（2）作用机制

卡泊芬净是一种半合成的棘白菌素药物，通过非竞争性抑制 β-（1，3）-D-糖苷合成酶来发挥作用，这种抑制作用影响葡萄糖多聚糖 β-（1，3）-D-葡聚糖的合成，从而破坏真菌细胞壁糖苷的合成。卡泊芬净能有效破坏念珠菌属和曲霉细胞壁的合成，导致真菌细胞死亡。

3. 临床应用与不良反应

（1）临床应用

该类药物主要用于治疗念珠菌血流感染和下列念珠菌感染：腹腔脓肿、腹膜炎和胸腔感染；食道念珠菌病；难治性或者不能耐受其他抗真菌药物治疗的侵袭性曲霉病；中性粒细胞缺乏伴发热、经广谱抗菌药物治疗无效，且怀疑为真菌感染等。

（2）不良反应

该类药物常见不良反应包括发热、畏寒、血栓性静脉炎、乳糜泻、恶心、呕吐、皮疹、头痛、腹痛及腹泻等。常见的实验室检查异常有血清氨基转移酶、胆红素、碱性磷酸酶、血肌酐、血尿素氮等指标升高，以及血钾、红细胞压积和血红蛋白等指标降低。

4. 常用制剂及贮存要求

（1）注射用醋酸卡泊芬净：50 mg、70 mg，密闭的瓶装冻干粉末应储存于 2 ~ 8 ℃ 药瓶中；在制备患者的输注液之前，复溶液在 25 ℃ 或 25 ℃ 以下最长可储存一小时；稀释后在静注袋或瓶中的最终用于患者的输注液在 25 ℃ 或 25 ℃ 以下最长可储存 24 小时，而在 2 ~ 8 ℃ 的冰箱中最长可储存 48 小时。

（2）注射用米卡芬净钠：50 mg，避光室温 10 ~ 25 ℃ 保存。

思考与练习

1. 简述抗真菌药的分类及其药理作用。

2. 简述棘白菌素类药物的临床应用及不良反应。

3. 案例分析：患者刘某，女性，63 岁，于一年前无明显诱因出现手部痒，脱屑，微痛。发病后在县级医院诊断手癣，治疗无效来诊。既往体健，无肝炎、结核及糖尿病等遗传性疾病。无外伤手术及药物过敏史。体格检查显示血压 135/90 mmHg，心肺腹未见明显异常。手部情况瘙痒、脱屑、微痛。

试结合刘某的症状推荐用药。

第五节　抗病毒药

 学习目标

◆ 熟悉抗病毒药的分类；

◆ 了解抗病毒药的结构与性质；

◆ 熟悉抗病毒药药理作用及作用机制；

◆ 掌握抗病毒药临床应用与不良反应；

◆ 掌握抗病毒药常用制剂及贮存要求。

病毒是一类没有细胞结构，具有遗传、复制等特征的微生物。这些微生物具有高度寄生性，完全依赖于宿主的能量和代谢系统来获取生命所需的物质。由于各种病毒具有不同的结构和形态，它们通常表现出寄主专一性，即只能在特定活细胞中增殖。大多数病毒具有较高变异性，这使抗病毒药研究比较困难，但随着科技的发展，抗病毒药也得到了进一步的发展和优化。

一、抗疱疹病毒药

1. 代表药物结构与性质

阿昔洛韦，是一种人工合成的鸟嘌呤核苷类似物，呈现为白色结晶粉末，无臭、无味，在冰醋酸或热水中略溶，在乙醚或二氯甲烷中几乎不溶，在氢氧化钠溶液中易溶。由于其水溶性小，口服吸收效果差，且容易产生耐药性。

阿糖腺苷，是一种嘌呤核苷类抗病毒药，既可以从链霉菌的培养液中提取得到，也可以全合成制备。本品为白色细小针状结晶或结晶性粉末，无臭、无味，微溶于水、甲醇，几乎不溶于乙醚。

更昔洛韦，是一种具有 C3′-OH 和 C5′-OH 的开环脱氧鸟苷衍生物，呈白色粉末。它属于非环状脱氧鸟苷类似物，其化学结构与阿昔洛韦相似，但具有优异的抗巨细胞病毒（CMV）活性，对病毒胸苷激酶的亲和力比阿昔洛韦高，对耐阿昔洛韦的单纯疱疹病毒也仍然有效。

2. 药理作用及作用机制

（1）药理作用

抗疱疹病毒药物属于核苷或核苷酸类似物，抗病毒机制主要为抑制或干扰裂解期病毒 DNA 的合成。此类药物对病毒感染的裂解期复制过程有抑制作用，对于潜伏期的病毒没有明显抑制作用。

（2）作用机制

核苷类抗疱疹病毒药物在感染细胞内经酶作用转化为核苷类似物。这些类似物可以竞争性抑制病毒 DNA 聚合酶，阻断病毒 DNA 的复制与合成。非核苷类抗疱疹病毒药物则拥有不同的作用机制。阿昔洛韦主要抑制由病毒编码的胸苷激酶和 DNA 聚合酶，从而显著抑制感染细胞中 DNA 的合成，但并不影响非感染细胞 DNA 的复制。

3. 临床应用与不良反应

（1）临床应用

阿昔洛韦是治疗单纯疱疹病毒感染的首选药物，对于单纯疱疹病毒脑炎患者应优先考虑静脉给药方式，对于免疫缺陷者或正在接受放疗、化疗的患者，可以用此药预防单纯疱疹病毒（HSV）、水痘-带状疱疹病毒（VZV）的感染。此外，与其他药物合用时阿昔洛韦可用于治疗乙型病毒性肝炎，其滴眼剂和软膏剂可局部使用。阿昔洛韦是一种广谱抗病毒药，是抗疱疹病毒的首选药物，用于疱疹性角膜炎、生殖器疱疹、全身性带状疱疹和疱疹性脑炎的治疗。阿糖腺苷对于水痘-带状疱疹病毒 1 型和 2 型均有效，临床上主要用于治疗单纯疱疹病毒性脑炎和免疫缺陷患者的带状疱疹和水痘感染。更昔洛韦则主要用于治疗巨细胞病毒引起的严重感染。

（2）不良反应

阿昔洛韦最常见的不良反应为头痛、恶心。此外，阿昔洛韦还可见以下反应：①神经系统方面，如头晕、失眠、嗜睡、感觉异常等；②消化系统方面，如腹泻、腹痛、消化不良、便秘等；③全身反应，如疲劳、疼痛、发热、寒战等；④其他不良反应，如皮疹、瘙痒、咽炎等。在长期口服用药情况下，还可能会有关节痛、白细胞下降等不良反应，偶见失眠、月经紊乱等。

4. 常用制剂及贮存要求

（1）注射用阿糖腺苷粉针剂：0.1 g、0.2 g，遮光，密封在干燥处保存，室温（10～30 ℃）保存。

（2）阿昔洛韦：0.1 g、0.2 g、0.3 g、0.4 g，片剂，密封保存；10 g：300 mg，软膏，密闭，在凉暗干燥处保存；5 mL：250 mg，注射剂，遮光，密封，室温（10～30 ℃）保存。

（3）更昔洛韦：2 mL、5 mL、10 mL，注射剂，密闭，避光保存；0.25 g，胶囊，密封保存；0.25 g，分散片，密封，在干燥处保存。

二、抗流感病毒药

1. 代表药物结构与性质

奥司他韦，本品为白色或类白色结晶性粉末，在水中或甲醇中易溶，在 N－N－二甲基甲酰胺中微溶，在乙醚中几乎不溶。

金刚烷胺，具有对称的三环状胺结构，本品为白色结晶或结晶性粉末，无臭但味苦，易溶于水、乙醇，在氯仿中溶解。

扎那米韦，是一种神经氨酸酶水解神经氨酸-糖蛋白复合物，形成稳定的趋于平坦的含氧离子六元环过渡态。应用生物电子等排原理，科学家们发现了二氢吡喃的扎那米韦，其C－4 连有一个胍基，有较强的亲水性。本品为无色结晶固体，在水中的溶解度为 10 mg/mL，溶液澄清透明，具有一定的引湿性。

2. 药理作用及作用机制

（1）药理作用

神经氨酸酶是流感病毒表面的一种糖蛋白酶，其活性对新形成的病毒颗粒从被感染细胞中释放以及感染性病毒在人体中的进一步播散具有关键作用。奥司他韦的代谢产物能选择性抑制流感病毒神经氨酸酶活性，从而防止病毒颗粒从感染细胞中释放。扎那米韦则通过抑制甲型和乙型流感病毒的神经氨酸酶活性，有效阻断病毒从被感染的细胞中释放、复制，进而减少甲型、乙型流感病毒的播散，发挥抗病毒作用。

（2）作用机制

金刚烷胺的作用机制在于抑制病毒颗粒穿入宿主细胞的过程，也可以抑制病毒早期的复制和阻断病毒的脱壳以及核酸进入宿主细胞的过程。

3. 临床应用与不良反应

（1）临床应用

奥司他韦对甲型和乙型流感病毒的神经氨酸酶均具有抑制活性，临床上主要用于预防和治疗 A 型和 B 型流感病毒导致的流行性感冒。它也是预防和治疗 H5N1 型禽流感的首选药物之一。

金刚烷胺临床上能有效预防和治疗所有 A 型流感病毒，尤其是亚洲流感病毒 A_2 型毒株。此外，它对德国麻疹病毒、B 型流感病毒、一般流感病毒、呼吸合胞体病毒和某些 RNA 病毒也具有一定活性。

扎那米韦可用于成年患者和 12 岁以上的青少年患者，治疗由 A 型和 B 型流感病毒引起的流感。

（2）不良反应

奥司他韦常见不良反应有疲乏、精神异常、抽搐、咳嗽、鼻窦炎、咽痛、喉头水肿、结膜炎和皮疹等。

金刚烷胺最常见的不良反应包括腹痛、头晕、高血压或体位性低血压以及产后泌乳等。

扎那米韦的不良反应发生率为 1.5%，常见为鼻腔症状，其他还可发生头痛、腹泻、恶心、呕吐、支气管炎、咳嗽、窦炎、耳鼻喉感染和眩晕等。少数情况下可发生不适，患者感到虚弱、发烧、腹痛、肌痛、关节痛和出现荨麻疹。

【知识链接】

感染流感后该如何治疗？

1. 对症治疗

高热者可进行物理降温措施，或应用解热药物以降低体温。咳嗽咳痰严重者应给予止咳祛痰药物。根据患者缺氧程度采用适当的方式进行氧疗。

2. 抗病毒治疗

（1）抗流感病毒治疗时机。应尽早给予抗流感病毒治疗，不必等待病毒检测结果；发病 48 小时内进行抗病毒治疗，可减少并发症、降低病死率、缩短住院时间；发病时间超过 48 小时的重症患者依然可从抗病毒治疗中获益。

（2）抗流感病毒药物。神经氨酸酶抑制剂（NAI）对甲型、乙型流感均有效；奥司他韦（胶囊/颗粒），成人用量为每次 75 mg，每日二次，口服；扎那米韦，适用于成人及七岁以上青少年，用法为每日二次，间隔 12 小时，每次 10 mg（分两次吸入）；帕拉米韦，成人用量为 300 ~ 600 mg，每日一次，静脉注射 1 ~ 5 天，重症病例疗程可适当延长。

4. 常用制剂及贮存要求

（1）奥司他韦：15 mg、25 mg，磷酸奥司他韦颗粒剂，密封保存；75 mg，磷酸奥司他韦胶囊剂，25 ℃以下保存；12.5 mL:75 mg，磷酸奥司他韦干混悬剂，密封，干粉在不超过25 ℃（允许短期在 15 ~ 30 ℃）条件下保存，分散后的口服混悬液冷藏（2 ~ 8 ℃）储存不超过 17 天，不得冷冻，或在 25 ℃（允许短期在 15 ~ 30 ℃）条件下储存不超过 10 天。

（2）金刚烷胺：0.1 g，片剂、胶囊，遮光，密封保存；6 g：60 mg，颗粒剂，遮光，密封保存。

（3）扎那米韦：5 mg，吸入粉雾剂，30 ℃以下贮存。

三、抗肝炎病毒药

1. 代表药物结构与性质

聚乙二醇干扰素 α-2a，是聚乙二醇与重组干扰素 α-2a 结合形成的长效干扰素。其中，40 KD 的聚乙二醇（PEG）部分的结构直接影响临床药理学特点，因为聚乙二醇部分的大小和支链结构决定了药物的吸收、分布和消除特性。

利巴韦林，又称为三氮唑核苷或病毒唑，本品为白色结晶性粉末，无臭、无味，常温下稳定，易溶于水，微溶于乙醇，不溶于乙醚或氯仿。

拉米夫定，是通过在扎西他滨糖环上 3 位的-CH$_2$-被电子等排体-S-取代得到的双脱氧硫代胞苷化合物，是一种核苷类似物，属于逆转录酶抑制剂。本品为白色粉末，可溶于水、甲醇，具有较强的抗 HIV-1 活性，在细胞内通过生成三磷酸代谢物而发挥作用。

2. 药理作用及作用机制

（1）药理作用

核苷酸类药物的药理作用均为竞争性抑制脱氧核糖核酸（DNA）聚合酶，从而阻止乙型肝炎病毒（HBV）的 DNA 复制。干扰素类可与细胞表面的特异性 α 受体结合，触发细胞内复杂的信号传递途径并激活基因转录，调节多种生物效应，包括抑制感染细胞内的病毒复制、抑制细胞增殖等，并具有免疫调节作用。利巴韦林是一种合成的核苷类抗病毒药，对呼吸道合胞病毒（RSV）具有选择性抑制作用。

（2）作用机制

核苷酸类在细胞内经磷酸化后，生成三磷酸核苷活性产物，通过竞争性抑制作用，阻止内源性核苷酸参与乙型肝炎病毒 DNA 的复制，从而快速有效地减少其 DNA 合成。利巴韦林的作用机制尚不明确，体外实验显示其抗病毒活性可被鸟嘌呤核苷和黄嘌呤核苷所逆转，这提示利巴韦林可能作为这些细胞的代谢类似物发挥作用。

3. 临床应用与不良反应

（1）临床应用

核苷类药物主要适用于病毒复制活跃的慢性乙肝等的治疗。干扰素类适用于慢性乙型肝炎和慢性丙型肝炎的治疗，最好与利巴韦林合用。利巴韦林用于呼吸道合胞病毒引起的病毒性肺炎与支气管炎，也可用于皮肤疱疹病毒感染的治疗，并在肝功能代偿期的慢性丙型肝炎患者中有一定应用。拉米夫定临床上可单用或与齐多夫定（AZT）合用以治疗病情恶化的艾滋病感染患者。

（2）不良反应

核苷类药物可导致肌酸激酶（CK）升高，常见的不良反应为耳毒性反应，包括前庭和耳蜗神经功能障碍，且通常不可逆。

干扰素类不良反应为流感样症候群、骨髓抑制、精神异常和自身免疫病等。

利巴韦林的主要不良反应是溶血性贫血，其他常见不良反应有疲倦、头痛、皮疹、瘙痒、味觉异常等。

4. 常用制剂及贮存要求

（1）干扰素：1.2 mL：18 MU，重组人干扰素 α2b，应在 2~8 ℃保存，不宜冷冻；10 mL，重组人干扰素 α2b 喷雾剂，2~10 ℃避光保存；5 g、10 g，人干扰素 α2b 凝胶，0~20 ℃避光保存。

（2）利巴韦林：50 mg、100 mg，颗粒剂，密封，在干燥处保存；100 mg，片剂，密封保存；1 mL：100 mg，注射剂，密闭保存。

（3）拉米夫定：300 mg，片剂，30 ℃以下贮存；0.1 g，胶囊，遮光，密封，在 30 ℃以下干燥处保存；240 mL：2.4 g，口服液，25 ℃以下贮存。

【练一练】

案例分析

案例介绍：患者林某某，男性，52 岁，两周前，出现头痛、恶心、发烧或发冷症状，皮肤看起来正常，但患者会感到皮肤下有轻微刺痛、发痒、灼痛或强烈刺痛。干扰素 200 单位肌注，连用五天，症状并未改善，因右肩背部及胸前处出疹伴右腋下剧痛，疼痛不能入睡入院治疗。

入院后治疗经过：经检查查体显示，体温 36.6 ℃，脉搏 78 次/分钟，呼吸 18 次/分钟，血压 121/69 mmHg。神志清楚，无病容，发育正常，营养良好，精神反应好，诊断为带状疱疹。治疗方案为局部火针点刺，口服阿昔洛韦片，外用阿昔洛韦乳膏，用后疼痛减轻也很明显。疗效显著，首次治疗后疼痛大幅减轻，第二次治疗后基本痊愈（腋下无明显疼痛，疱疹变黑色结痂样）。

用药分析：

（1）阿昔洛韦片口服适用于单纯疱疹病毒感染、带状疱疹、免疫缺陷者水痘的治疗以及急性视网膜坏死的治疗。

（2）阿昔洛韦乳膏为嘌呤类抗病毒药，其作用机制是干扰病毒 DNA 聚合酶而抑制病毒的复制，对单纯疱疹病毒、水痘带状疱疹病毒、巨细胞病毒等具有抑制作用。火针点刺之后，涂上乳膏，有利于恢复和结痂。

思考与练习

1. 简述抗病毒药的分类及其药理作用。

2. 简述抗流感病毒药的临床应用及不良反应。

3. 案例分析：患者胡某，男性，39 岁，身高 186 cm，体重 75 kg，手臂带状疱疹，刚开始以为是颈肩腰腿疼进行治疗，但是最近身体疼痛严重。

试结合胡某症状分析得病原因并推荐用药。

第六节　抗寄生虫药

 学习目标

- 熟悉抗寄生虫药的分类；
- 了解抗寄生虫药的结构与性质；
- 熟悉抗寄生虫药药理作用及作用机制；
- 掌握抗寄生虫药临床应用与不良反应；
- 掌握抗寄生虫药常用制剂及贮存要求。

寄生虫病是寄生虫侵入人体后引起的疾病，可分为原虫病和蠕虫病，原虫病包括疟疾、阿米巴病和利什曼病等，蠕虫病包括吸虫病、丝虫病和线虫病等。抗寄生虫病分为抗疟药、抗蠕虫病和抗原虫病。

一、抗疟药

1. 代表药物结构与性质

奎宁，由两部分组成，喹啉环在 4 位上通过羟基亚甲基与奎宁环的 2 位相连，分子中含有 4 个手性碳，其旋光异构体之间的活性各不相同。硫酸奎宁为白色细微的针状结晶，无臭，味微苦，在三氯甲烷与无水乙醇的混合溶液（2∶1）中易溶，在水、乙醇、三氯甲烷或乙醚中微溶。口服吸收后，奎宁可广泛分布于全身，包括脑脊液，并能通过胎盘屏障进入胎儿体内，也可进入乳汁中。

青蒿素，是从黄花蒿茎叶中提取的一种倍半萜内酯过氧化物，为无色针状晶体，易溶于氯仿、丙酮、乙酸乙酯和苯，可溶于乙醇、乙醚，微溶于冷石油醚，几乎不溶于水。由于青蒿素含有特殊的过氧基团，因此对热不稳定，并易受湿、热和还原性物质的影响而分解。青蒿素广泛分布于体内，易通过血脑屏障进入脑组织，对脑型疟疾有显著疗效。

伯氨喹，是一种人工合成的 8-氨基喹啉类衍生物，能溶于醚类溶剂。由于伯氨喹代谢和排泄较快，有效血药浓度维持时间较短，需每天给药以维持疗效。

乙胺嘧啶，本品为白色结晶性粉末，无臭、无味，在乙醇或氯仿中微溶，在水中几乎不溶。乙胺嘧啶性质稳定，但对光敏感。此外，它易燃，与强氧化剂不相容。

2. 作用机制

奎宁能与疟原虫 DNA 结合形成复合物，进而抑制 DNA 的复制和 RNA 的转录，从而抑制原虫的蛋白合成。此外，奎宁还能降低疟原虫耗氧量，抑制疟原虫内的磷酸酶，干扰其糖代谢过程。

青蒿素药物的主要作用机制在于干扰疟原虫的表膜-线粒体功能，进而影响疟原虫在红细胞内期的超微结构，使其结构发生变化，从而阻断疟原虫的营养摄取，最终导致死亡。

伯氨喹主要通过干扰 DNA 的合成和抑制线粒体的氧化作用来发挥抗疟效果，使疟原虫摄氧量显著减少，与引导疟原虫产生活性氧或干扰线粒体电子转运有关。然而，伯氨喹对红细胞内期的疟原虫作用较弱，特别对恶性疟红细胞内期无效，所以不能单独作为控制疟疾症状的抗疟药，它常见与氯喹等药物联合用药。疟原虫对伯氨喹较少产生耐药性。

乙胺嘧啶的主要作用是抑制疟原虫的二氢叶酸还原酶，从而干扰叶酸的正常代谢，影响疟原虫的核酸合成，进而抑制其生长繁殖。临床上乙胺嘧啶可与磺胺类合用增强疗效，并减少产生抗药性。

3. 临床应用与不良反应

（1）临床应用

奎宁主要用于治疗耐氯喹的恶性疟，对红细胞外期无效，长疗程治疗可根治恶性疟，但对恶性疟的配子体亦无直接作用，故不能用于中断传播。

青蒿素主要用于控制间日疟和恶性疟的症状以及耐氯喹疟原虫株的治疗，也可用于治疗凶险型恶性疟，如脑型疟和黄疸型疟疾。疟原虫对青蒿素产生耐药性，但与乙胺嘧啶合用可延缓耐药性的发生，与伯氨喹合用有助于降低良性疟的复发风险。

伯氨喹主要用于杀灭良性疟疾的红细胞外期疟原虫及各种类型的疟原虫配子体。因此，它被作为控制疟疾复发和阻止疟疾传播的首选药物之一。

乙胺嘧啶对原发性红细胞外期的恶性疟和间日疟原虫有抑制作用，对于各种疟原虫红细胞内期的抑制作用主要限于未成熟的繁殖体阶段，对成熟的繁殖体效果较弱，所以不能迅速控制症状。但乙胺嘧啶可以阻止疟原虫在体内的繁殖，进而有助于阻止传播。

（2）不良反应

奎宁在日剂量超过 1 g/d 时，可能导致“金鸡纳反应”，表现为胃肠道的恶心、呕吐、腹泻等，也可能出现头晕、头痛等神经系统不良反应。

青蒿素最常见的不良反应是胃肠道反应，偶见四肢麻木和心动过速，剂量过大会引起造血功能和肝损害。

伯氨喹的毒性较其他的抗疟药高，治疗剂量会引起疲倦、头晕、恶心、呕吐、腹痛等不良反应，有时还会出现发绀，少数出现药物热、粒细胞缺乏症，停药后即可恢复。红细胞缺乏葡萄糖 6-磷酸脱氢酶者禁用伯氨喹，因为容易发生急性溶血性贫血。

乙胺嘧啶不良反应主要包括长期大量服用后可能出现叶酸缺乏症，这可能引起巨幼红细胞性贫血或白细胞减少，可用亚叶酸钙治疗。此外，乙胺嘧啶偶见引起皮疹，过量使用可能会引起急性中毒。

4. 常用制剂及贮存要求

（1）奎宁：0.3 g，硫酸奎宁片，避光，密封保存；1 mL：0.25 g，二盐酸奎宁注射液，遮光，密闭保存。

（2）双氢青蒿素：20 mg，片剂，遮光，密封，在阴凉处（不超过20 ℃）保存。

（3）伯氨喹：13.2 mg，磷酸伯氨喹片，遮光，密闭保存。

（4）乙胺嘧啶：6.25 mg，片剂，遮光，密封保存。

二、抗蠕虫药

1. 代表药物结构与性质

吡喹酮，是一种异喹啉衍生物，呈现为白色或类白色结晶性粉末，味苦，易溶于氯仿，溶解于乙醇，不溶于乙醚或水。在体内分布时，肝中浓度最高，也可以分布至脑脊液，吡喹酮可由乳汁分泌。

阿苯达唑，呈现为白色或类白色粉末，无臭，在丙酮或三氯甲烷中微溶，在乙醇中几乎不溶，在水中不溶，在冰醋酸中溶解。

氯硝柳胺，本品为白色至棕色结晶粉末，无臭、无味，不溶于水，溶于热乙醇、氯仿、环己酮、乙醚和氢氧化钠溶液。

2. 药理作用及作用机制

（1）药理作用

吡喹酮对虫体的主要药理作用包括：①使虫体肌肉发生强直性收缩而产生痉挛性麻痹；②使虫体皮层损害并影响宿主免疫功能；③使虫体表膜去极化，降低皮层碱性磷酸酶活性，进而使葡萄糖的摄取受抑制，导致内源性糖原耗竭；④可抑制虫体核酸与蛋白质的合成。

阿苯达唑的药理作用主要是阻断虫体对多种营养和葡萄糖的摄取，使虫体糖原耗竭，达到寄生虫无法生存和繁殖的效果。

氯硝柳胺的药理作用是杀灭血吸虫尾蚴和某些其他寄生虫。

（2）作用机制

吡喹酮是一种新型的广谱抗寄生虫药，对日本血吸虫有杀灭作用。吡喹酮低浓度（5 μg/mL）时可刺激血吸虫，使其活性加强；较高浓度时（5 mg/mL）虫体会收缩。吡喹酮对虫的糖代谢有明显的抑制作用，能影响虫体对葡萄糖的摄入，并促进虫体内糖原的分解，使糖原明显减少或消失。吡喹酮对三种血吸虫病均有效，特别是对日本血吸虫的作用更加突出，具有疗效高、疗程短、代谢快、毒性低的优点。

阿苯达唑的作用机制是通过抑制寄生虫对葡萄糖的吸收，导致虫体糖原耗竭，从而对线虫、血吸虫、绦虫有明显的驱除作用。

氯硝柳胺的作用机制是通过抑制虫体线粒体氧化磷酸化过程，从而达到杀灭虫体的效果。

【知识链接】

寄生虫病的致病机理

（1）掠夺营养，如蛔虫、绦虫等。

（2）机械性损伤，如蛔虫等。

（3）虫体毒素和免疫损伤，如华支睾吸虫、血吸虫等。

（4）继发感染，如蚤传播鼠疫杆菌等。

3. 临床应用与不良反应

（1）临床应用

吡喹酮适用于治疗各种血吸虫病、华支睾吸虫病、肺吸虫病、姜片虫病、绦虫病和囊虫病等。

阿苯达唑主要用于治疗蛔虫病、蛲虫病和钩虫病。

氯硝柳胺主要用于治疗绦虫病和血吸虫病。它可用于人体和动物的绦虫感染，是治疗牛带绦虫、短小膜壳绦虫、阔节裂头绦虫等感染的良好药物。氯硝柳胺对猪带绦虫亦有效，但服药后可能会增加感染囊虫病的可能性。

（2）不良反应

吡喹酮常见的不良反应包括头昏、头痛、恶心、腹泻、腹痛、乏力、四肢酸痛等，少数患者出现心悸、胸闷等症状。

阿苯达唑治疗中常见不良反应有恶心、口干、乏力、发热、皮疹、头晕等，停药后可自行消失。

氯硝柳胺偶见不良反应有乏力、头晕、胸闷、胃肠道功能紊乱、发热等。

4. 常用制剂及贮存要求

（1）吡喹酮：0.2 g，片剂，遮光，密封保存。

（2）阿苯达唑：100 mg、200 mg、300 mg，密封保存；1 g:0.1 g，颗粒剂，密封，在干燥处保存；0.1 g，糖丸，密封保存。

（3）氯硝柳胺：50 mg、100 mg，片剂，遮光，密封保存。

三、抗原虫药

1. 代表药物结构与性质

双碘喹啉，本品为淡黄色或黄棕色微结晶性粉末，无味，几乎无臭，不溶于水，溶于乙醇、丙酮、乙醚。

哌嗪，易溶于热水，溶于水，不溶于乙醇或乙醚。其水溶液具有右旋性，即呈现旋光性。

葡萄糖酸锑钠，本品为白色或微显淡黄色无定形粉末，无臭。

2. 药理作用及作用机制

抗阿米巴药双碘喹啉具有特定的抗阿米巴作用，其疗效可能与抑制肠内共生性细菌的间接作用有关。因阿米巴的生长繁殖依赖于与肠内细菌的共生关系，而双碘喹啉抑制了肠内共生细菌，从而阻碍了肠内阿米巴的生长繁殖。双碘喹啉主要对阿米巴滋养体有作用，对包囊并无直接杀灭作用。

哌嗪的抗虫作用机制可能在于它可以在虫体神经肌肉接头处发挥抗胆碱作用，通过阻断乙酰胆碱对蛔虫肌肉的兴奋作用，从而改变虫体细胞膜对离子的通透性，进而影响神经冲动的正常传递，达到驱虫的效果。

抗利什曼原虫药葡萄糖酸锑钠作为五价锑化合物，在体内必须还原成三价锑才能发挥作用，对利什曼原虫产生抑制作用，然后通过单核-吞噬细胞系统的作用将其消灭。

3. 临床应用与不良反应

（1）临床应用

双碘喹啉适用于轻症慢性阿米巴痢疾或无症状的带包囊者。因此，双碘喹啉对肠内阿米巴感染、无症状的肠阿米巴带包囊状态可作为首选药物。此外，它也可用于阴道滴虫病的治疗。

哌嗪主要用于肠蛔虫病的治疗，以及蛔虫所致的不全性肠梗阻和胆道蛔虫病绞痛的缓解期，也可用于钩虫和蛲虫感染。

葡萄糖酸锑钠主要用于黑热病的病因治疗。

甲硝唑、替硝唑有抗滴虫和抗阿米巴原虫作用，广泛地应用于抗厌氧菌感染，是治疗阴道滴虫病的首选药物。

（2）不良反应

双碘喹啉最主要的不良反应应包括胃肠道反应，如恶心、呕吐，但腹泻不常见。在治疗开始后2、3日时开始出现，无须停药，数日后症状会自动消失。

哌嗪过敏者可发生流泪、流涕、咳嗽、眩晕、瞌睡、哮喘等不良反应。

葡萄糖酸锑用药后会出现心电图的改变。

4. 常用制剂及贮存要求

（1）双碘喹啉：0.2 g，片剂，密闭，避光阴凉贮存。

（2）哌嗪：100 mg，阿魏酸哌嗪片，遮光，密封保存；0.25 g、0.2 g，磷酸哌嗪宝塔糖，密闭，在干燥处保存。

（3）葡萄糖酸锑钠注射液：6 mL，含有五价锑0.6 g，遮光，密闭保存。

【练一练】

案例分析

案例介绍：患者韩某某，男性，66 岁。肝区胀痛，有牧区生活史，来医院检查。

入院后治疗经过：CT 检查显示肝右叶前下段见一较大类圆形水样低密度灶，张力较高，与周围肝实质境界清楚，病灶内可见多个大小不等的小囊样圆形更低密度灶，散在分布于大囊的边缘部分，增强扫描病灶强化不明显。影像表现为典型的囊中囊现象，即大囊套小囊，小囊密度更低，结合患者有牧区生活史，确诊包虫病无疑。给予患者阿苯达唑每天 15~20 mg/kg，分两次服用；甲苯咪唑，口服，一次两片，嚼碎后一次服用。包虫病是我国西北边疆地区的非常广泛的寄生虫病之一，对人体健康危害较大。

用药分析：

（1）阿苯达唑是抗棘球蚴的首选药物，在肝内代谢为丙硫咪唑亚砜，可透过囊壁进入囊液，通过抑制虫体摄取葡萄糖，使虫体生发层细胞糖原耗竭、内质网小体和线粒体变性，溶酶体增加，最终导致虫体死亡。妊娠期间和哺乳期的妇女、两岁以下的儿童，以及存在蛋白尿、化脓性皮炎及各种急性疾病的患者禁用。

（2）甲苯咪唑对虫体的 β-微管蛋白有很强的亲和力，在很低浓度下就能与之结合，从而抑制微管的聚合，导致虫体表皮或肠细胞的消失，降低其消化作用并减少营养物质如葡萄糖的吸收，进而导致虫体死亡。少数患者可出现轻微头昏、腹泻、腹部不适等不良反应。本品可致畸胎，故孕妇禁用。

思考与练习

1. 简述抗寄生虫药的分类及其药理作用。
2. 简述抗原虫病药的临床应用及不良反应。
3. 案例分析：患者潘某某，女性，40 岁，身高 182 cm，体重 70 kg，云南少数民族，所处地区喜欢生食，喜食生猪肉蘸辣椒，近期身体不舒服去医院检查，发现感染了绦虫。

试分析潘某某得病原因并推荐用药，说明用药的药理作用及临床应用。

第十二章

抗肿瘤药

肿瘤是一种常见病和多发病，按照其细胞特性以及对人体的危害程度，可以分为良性和恶性肿瘤两类。通常意义上来说的"癌症"是一种可影响身体任何部位的多种疾病的通称，一般即指恶性肿瘤。抗肿瘤药物是指用于治疗恶性肿瘤的药物，又可以称作抗癌药。近年来，随着生命科学从理论到技术的快速发展，一些新的肿瘤相关基因和细胞信号通路被陆续发现，极大地推动了抗肿瘤药物的研发过程。抗肿瘤药物也从过去低选择性、高毒性的传统化疗药逐步转向高选择性、低毒性的分子靶向药及新兴的肿瘤免疫治疗，并努力开创多种疗法联合及协同治疗的新局面。此外，将传统抗肿瘤药物与不断发展、优化的放射治疗相结合，进一步延长了肿瘤患者的生命，并提高了患者的生存质量。传统化疗药物根据作用原理和来源，可以分为生物烷化剂、分子靶向药物、抗代谢药物和其他抗肿瘤药。

第一节 生物烷化剂

 学习目标

- 熟悉生物烷化剂的分类；
- 了解生物烷化剂的结构与性质；
- 熟悉生物烷化剂药理作用及作用机制；
- 掌握生物烷化剂临床应用与不良反应；
- 掌握生物烷化剂常用制剂及贮存要求。

烷化剂是抗肿瘤药物中应用最早且最重要的一类药物。这类药物具有高度的化学活性，在体内能与生物大分子如脱氧核糖核酸（DNA）、核糖核酸（RNA）以及某些酶类中的氨基、巯基、羧基及磷酸基等发生烷化反应，故又称生物烷化剂。当生物大分子发生烷化反应后，使细胞的结构和生理功能发生变异，抑制细胞分裂，从而导致细胞死亡。烷化剂在抑制肿瘤细胞生长的同时，对增生较快的正常细胞，如肠上皮细胞、骨髓细胞和毛发细胞等也有影响，因而会产生许多严重的副作用，如恶心、呕吐、骨髓抑制和脱发等。按照化学结构分类，目前在临床上广泛使用的该类抗肿瘤药可分为氮芥类、亚硝基脲类、金属铂配合物等。

【知识链接】

肿瘤细胞的增殖周期

细胞从一次分裂结束到下一次分裂完成，称为细胞增殖周期。肿瘤细胞主要由增殖细胞群和非增殖细胞群组成。增殖细胞群可分为四个时期：G_1 期（DNA 合成前期）、S 期（DNA 合成期）、G_2 期（DNA 合成后期）和 M 期（有丝分裂期）。非增殖细胞群主要由 G_0 期（静止期）细胞构成，这些细胞有增殖能力，但暂时不进行增殖。当增殖细胞群大量被杀灭后，G_0 期细胞即可补充进入增殖周期。

目前已知肿瘤细胞群中只有部分细胞处于持续生长分裂的过程中，这部分细胞被称为增殖细胞群。生长分裂迅速的肿瘤具有较高生长比率（growth fraction，GF），因此对化疗药物敏感性高；相反，生长分裂慢的肿瘤 GF 值较小，对化疗药物敏感性低。

另一部分有增殖能力，但暂不进行分裂的细胞称为静止期细胞（G_0 期非增殖细胞群），这些细胞对各类化疗药物均不敏感。当增殖细胞群被大量杀灭后，此期细胞即可进入增殖期，从而导致肿瘤的复发。

一、氮芥类

1. 代表药物结构与性质

盐酸氮芥，其化学名为 N 甲基-N-(2-氯乙基)-2-氯乙胺盐酸盐。这种盐酸氮芥在 pH 值 7 以上的水溶液中不稳定，在 pH 值为 3~5 时最稳定。本品为白色粉末，具有吸湿性，对皮肤和黏膜有腐蚀性，因此作为注射液使用时，仅能用于静脉注射并防止其漏至静脉外。盐酸氮芥在水中及乙醇中易溶。

环磷酰胺，化学名为 P-[N，N-双（β-氯乙基)]-1-氧-3-氮-2-磷杂环己烷-P-氧化物一水合物。本品为氮芥与磷酰胺基结合的化合物，水溶液不稳定，在 pH 值为 4~6 时，磷酰胺基会发生开环反应；在加热情况下易分解，从而失去其生物烷化作用。本品为白色结晶或结晶性粉末，一旦失去结晶水即液化，易溶于乙醇，可溶于水和丙酮。

2. 药理作用及作用机制

（1）药理作用

盐酸氮芥作为一种双功能烷化剂，主要抑制 DNA 合成，同时对 RNA 和蛋白质合成也有一定抑制作用。它对肿瘤细胞的 G_1 期和 M 期杀伤作用最强，大剂量时对各期细胞均有杀伤作用，属细胞周期非特异性药物。

环磷酰胺可在肿瘤细胞中转变为磷酰胺氮芥和丙烯醛，前者与 DNA 发生烷化反应，破坏其结构和功能；后者则对泌尿道产生刺激作用。环磷酰胺也属于周期非特异性药物，可杀伤各期细胞，有效抑制肿瘤细胞的生长繁殖。

（2）作用机制

盐酸氮芥可与鸟嘌呤的 7 位氮发生共价结合，导致 DNA 的双链内交叉联结或 DNA 的同链内不同碱基的交叉联结，从而阻止 DNA 复制，造成细胞损伤或死亡。环磷酰胺作为一个前体药物，在体外几乎无抗肿瘤活性，进入体内后在肝脏内经酶的作用，其 4 位会被氧化成 4-羟基环磷酰胺。该物质通过互变异构与醛型平衡存在，在正常组织中，4-羟基环磷酰胺在酶催化下分别生成无毒的 4-酮基环磷酰胺及羧基磷酰胺，因此对正常组织无影响。但由于肿瘤细胞中缺乏正常组织所具有的酶，不能进行上述转化，4-羟基环磷酰胺开环成醛磷酰胺，进而分解成磷酰胺氮芥和丙烯醛。磷酰胺氮芥转化成乙烯亚胺离子，发挥抗肿瘤作用，因此环磷酰胺对肿瘤细胞或组织具有高度选择性，对人体的毒性比其他氮芥类小。

3. 临床应用与不良反应

（1）临床应用

盐酸氮芥主要应用于恶性淋巴瘤，尤其是霍奇金病的治疗，腔内用药对控制癌性胸腔、心包腔及腹腔积液有较好疗效。

环磷酰胺的抗肿瘤应用范围较广，主要用于恶性淋巴瘤、多发性骨髓瘤、急性淋巴细胞白血病、神经母细胞瘤以及肺癌等的治疗，对卵巢癌、乳腺癌、鼻咽癌也有效。

（2）不良反应

盐酸氮芥不良反应主要有骨髓抑制和生殖功能受影响，其他不良反应还包括脱发、乏力、头晕等。注射于血管外时可能导致溃疡发生，局部涂抹还可产生迟发性皮肤过敏反应。常规剂量下盐酸氮芥对肝肾功能无明显影响。

环磷酰胺不良反应主要有胃肠道反应和骨髓抑制，同时可能出现脱发、头痛、四肢关节疼痛等不良反应。出血性膀胱炎是该药特有的毒性作用，为减轻对膀胱的毒性，可分次给药和采用利尿药进行治疗，此外，应用美司钠（即巯乙磺酸钠）也有助于减轻毒性。大剂量环磷酰胺可引起肺毒性（如肺纤维化）和心脏毒性（如急性出血性心肌炎等）。

【知识链接】

霍奇金病

霍奇金病又称霍奇金淋巴瘤，是青年人中最常见的恶性肿瘤之一。其病变主要发生在淋巴结，以颈部淋巴结和锁骨上淋巴结最为常见，其次是纵隔、腹膜后、主动脉旁淋巴结。病变通常起源于单个或一组淋巴结，并呈慢性、无痛性进展，通常表现为由原发灶沿淋巴道向邻近淋巴结有规律的逐站播散。在晚期，霍奇金淋巴瘤可发生血行播散，侵犯血管，累及脾、肝、骨髓和消化道等部位，并伴有发热、盗汗、乏力、全身瘙痒等症状。多数患者经规范治疗后，能长期存活。

4. 常用制剂及贮存要求

（1）盐酸氮芥酊：50 mL∶25 mg，遮光，密闭，保存；盐酸氮芥注射液，1 mL∶5 mg，遮光，密闭保存；盐酸氮芥搽剂，30 mL∶3 g，遮光，密封，置阴凉处保存（不超过 20 ℃）。

（2）环磷酰胺片：50 mg，遮光，密封，在 30 ℃以下保存；注射用环磷酰胺，0.1 g、0.2 g，遮光，密闭，在 30 ℃以下保存；注射用异环磷酰胺，0.5 g、1.0 g，遮光，密封，在冷处保存。

【知识链接】

氮芥的发现与应用

1949 年，第一个肿瘤化疗药物氮芥的发现开启了肿瘤化疗的历史。而氮芥的发现，实际上源于战争期间一场意外的空袭。氮芥的前身就是被称为"战争恶魔"的芥子气。自第一次世界大战被一些"战争狂人"研制出来后，芥子气因为杀伤力巨大，在第二次世界大战中成为多个国家的战略性武器。

1943 年 2 月，德国对意大利巴里港口发动了空袭，其中一艘秘密装载了 2 000 枚液态芥子气炸弹的船舰遇难，液态芥子气流入海中，导致很多幸存者因皮肤接触了已经污染的油污而未做任何处理和防护措施，结果出现了皮肤红肿、水疱等中毒症状，甚至不幸身亡。巴里的驻军请来化学专家史都华·亚历山大进行调查后，迅速识别出这是明显的芥子气中毒症状，但这件事被美国军方掩盖下来。

亚历山大继续对事故受害者进行深入研究，并对死亡患者进行了解剖，他发现芥子气对细胞分裂有抑制作用。亚历山大的上司罗兹上校正好也在从事癌症及相关疾病的诊治，他觉得既然芥子气可以抑制白细胞的有丝分裂，那么它在低剂量下应该能够用于抑制快速增殖的恶性白细胞，从而可能用于治疗白血病。

后来，经过试验，罗兹发现氮芥比芥子气更为稳定，在微小剂量下可以用于癌症治疗，这一重大发现最终在 1949 年成功获得美国药监局的批准，氮芥正式被用于治疗非霍奇金淋巴瘤。氮芥的意外发现开启了癌症化疗时代，也激发了人们研制其他化疗药物的动力。

二、亚硝基脲类

1. 代表药物结构与性质

卡莫司汀，其化学名为 1, 3 -双（2 -氯乙基）-1 -亚硝基脲，又名卡氮芥。本品为无色至微黄或微黄绿色结晶或结晶性粉末，无臭，熔点为 30~32 ℃，熔融时会同时发生分解。本品脂溶性高，在甲醇或乙醇中溶解，在水中不溶。其注射液是聚乙二醇的灭菌溶液。在酸性和碱性条件下卡莫司汀均不稳定，分解时会释放二氧化碳和氮气。在氢氧化钠条件下水溶液发生水解，再加入稀硝酸进行酸化，接着添加硝酸银试液，可生成氯化银白色沉淀。

司莫司汀，其化学名为 1 -（2 -氯乙基）-3 -（4 -甲基环己基）-1 -亚硝脲。本品为淡黄色略带微红的结晶性粉末，对光具有较高敏感性，本品在三氯甲烷中极易溶解，在乙醇或环己烷中溶解，在水中几乎不溶。

2. 药理作用及作用机制

（1）药理作用

亚硝基脲类具有抑制 DNA 修复和 RNA 合成的功能，同时对控制脑肿瘤也展现出显著效果。在体内，它们可以转化为抑制 DNA 聚合酶的活性分子，从而抑制 DNA 修复和 RNA 合成，属于周期非特异性化疗药物。卡莫司汀脂溶性较高，可以通过血脑屏障，在脑脊液内的浓度可以达到血浆浓度的 50%～70%，因此常用于治疗原发性脑肿瘤和转移性脑肿瘤。

（2）作用机制

亚硝基脲类的作用机制在于使 DNA 上鸟嘌呤第六位氧原子发生烷基化反应，导致 DNA 链发生交联，进而破坏 DNA 的结构和功能，从而影响 DNA 的正常复制过程，达到抑制癌细胞复制的目的。

3. 临床应用与不良反应

（1）临床应用

由于亚硝基脲类能够通过血脑屏障，因此对脑瘤（恶性胶质细胞瘤、脑干胶质瘤、成神经管细胞瘤、星形胶质细胞瘤以及室管膜瘤等）、脑转移瘤和脑膜白血病均有良好的治疗效果，与其他抗肿瘤药合用可进一步增强疗效。

（2）不良反应

亚硝基脲类不良反应主要包括消化道反应和迟发性骨髓抑制，也可引起肝、肾功能损伤。

4. 常用制剂及贮存要求

（1）卡莫司汀注射液：2 g∶125 mg，遮光，密闭，在冷处保存。
（2）司莫司汀胶囊：10 mg、50 mg，遮光，密封，在冷处保存。

三、金属铂配合物

1. 代表药物结构与性质

顺铂，是核心由二价铂原子同两个氯原子和两个氨分子结合的一种重金属络合物，其性质类似于双功能烷化剂，又称顺氯氨铂。其化学名为顺式-二氨二氯铂，是第一代铂类配合物。本品为亮黄色至橙黄色的结晶性粉末，无臭，易溶于二甲基亚砜，略溶于 N，N-二甲基甲酰胺，微溶于水，在乙醇中不溶。

卡铂，其化学名为顺-1，1-环丁烷二羧酸二氨铂，本品为白色粉末或结晶性粉末，无臭，在水中略溶，在乙醇、丙酮、三氯甲烷或乙醚中不溶。

奥利沙铂，其化学名为（1R，反式）-(1，2-环己烷二胺-N，N)［乙二酸（2-）-O，O］络铂，本品为白色或类白色结晶性粉末，无臭，在水中微溶，在甲醇中极微溶解，在乙醇中几乎不溶。

2. 药理作用及作用机制

（1）药理作用

金属铂配合物属于细胞周期非特异性抗肿瘤药，具有抗瘤谱广、对乏氧细胞有效的显著特点。该类药物在细胞内低氯环境中迅速解离，以水合阳离子的形式与细胞内 DNA 结合，形成链间、链内或蛋白质-DNA 交联，从而破坏 DNA 的结构和功能，达到抑制肿瘤生长的目的。

（2）作用机制

金属铂配合物进入细胞后，会发生水合解离，形成带正电水合物，这些带正电水合物在静电引力作用下进入细胞核，与 DNA 配位形成复合物。这一复合物能阻碍 DNA 复制和转录，最终导致细胞死亡。

3. 临床应用与不良反应

（1）临床应用

金属铂配合物抗瘤谱广、作用强，对卵巢癌及睾丸癌疗效显著。与多柔比星（阿霉素）联用可使 40% 以上卵巢癌取得较好疗效；与博来霉素、长春碱联用可根治睾丸癌。金属铂配合物对肺癌、膀胱癌、宫颈癌、乳腺癌、前列腺癌、黑色素瘤、头颈部肿瘤及各种鳞状上皮癌和恶性淋巴瘤也有效，与常用的抗肿瘤抗生素无交叉耐药性。

（2）不良反应

本类药物长期应用易产生耐药性，并易产生严重的肾毒性、耳毒性、神经毒性及胃肠道毒性。

4. 常用制剂及贮存要求

（1）注射用顺铂：10 mg、20 mg、30 mg，遮光，密闭保存。

（2）卡铂注射液：10 mL：50 mg、10 mL：100 mg，避光，不超过 30 ℃保存。

（3）注射用奥沙利铂：50 mg、100 mg，遮光，密闭，在 25 ℃以下保存。

【练一练】

案例分析

案例介绍：刘叔是一位 75 岁的老烟民，已有 40 多年的吸烟史，尽管家人多次劝他戒烟，但他始终不予理会，直到去年年初连续咳嗽了一个多月，且在家吃了抗生素及止咳药物都没有效果后，才下定决心戒烟并到医院就诊。

入院后治疗经过：刘叔入院后，医生为他完善了血常规、肝肾功能、凝血功能以及肿瘤标志物等一系列检查，结果提示肺癌标志物癌胚抗原升高至 124.6 ng/mL，表明刘叔存在恶性肿瘤的可能，进一步检查发现，刘叔左上肺恶性占位，并伴左肺门及纵隔淋巴结转移以及肝内多发转移瘤，诊断为肺癌伴淋巴转移合并肝转移。结合临床经验及相关诊疗指南，考虑刘叔情况，决定为刘叔使用顺铂联合培美曲塞化疗方案，并辅以贝伐珠单抗进行抗血管生成治疗。

用药分析：

（1）顺铂是临床上常用的实体肿瘤化疗药，它是一类金属铂配合物，其作用靶点为癌细胞的 DNA，它可以通过干扰细胞内 DNA 的复制或者结合核蛋白及胞浆蛋白，从而起到抗癌的效果。

（2）顺铂的抗癌谱广、作用强，能与多种抗肿瘤药物产生协同效果，并且无交叉耐药的特点，同时与培美曲塞联用能产生协同效果，有效抑制体内癌细胞进一步扩散，延长患者生存时间。而贝伐珠单抗是一种抗肿瘤血管生成药物，它可以特异性结合并阻断血管内皮生长因子（VEGF）的抗体，通过抑制血管生成机制发挥作用。

（3）药物是把双刃剑，杀伤杀死癌细胞的同时也对患者的身体造成损伤，例如，顺铂联合培美曲塞化疗期间患者就有可能会出现肝肾毒性，恶心、呕吐等消化道症状，骨髓抑制以及神经毒性等不良反应，因此，在使用顺铂联合培美曲塞化疗时，可以静滴泮托拉唑抑酸保胃、昂丹司琼止吐、双环醇保肝，并进行静脉水化治疗。同时也建议患者饮食清淡，注意休息，以减少药物的不良反应发生。贝伐珠单抗也具有胃肠道出血、动脉血栓、皮肤黏膜出血、乏力、高血压等不良反应，所以患者在治疗时应当密切关注自身症状，并密切监测血压等生命体征。

思考与练习

1. 简述生物烷化剂按照化学结构的分类及其代表药物。

2. 简述金属铂配合物的作用机制和临床应用。

3. 患者杨某某，男性，61 岁，煤厂退休职工，因工作环境问题导致平时饮食习惯较差且食无定时，并有食烫吃辣的嗜好。经上消化道钡透检查显示：食管中下段病变长度 10～15 厘米。

请列举治疗食管癌临床效果较好的药物。

第二节　分子靶向药物

 学习目标

- 熟悉分子靶向药物的分类；
- 了解分子靶向药物的结构与性质；
- 熟悉分子靶向药物药理作用及作用机制；
- 掌握分子靶向药物临床应用与不良反应；
- 掌握分子靶向药物常用制剂及贮存要求。

分子靶向治疗是指利用肿瘤与正常细胞在分子生物学上的差异，选择恶性肿瘤相关的特异性分子为靶点，通过针对性地干预和调节肿瘤细胞的恶性生物学行为。分子靶向治疗能够有效抑制肿瘤细胞的生长和增殖，具有高选择性和低毒副作用等优点，很大程度上弥补了传统抗肿瘤药毒副作用大的缺点。靶向抗肿瘤药物是指利用肿瘤组织或细胞表面的特异性结构分子为靶点，使用能与这些靶分子特异性结合的抗体、配体等分子，达到直接治疗或导向治疗目的的一类疗法。一些分子靶向药物在相应的肿瘤治疗中已表现出较好疗效，患者耐受性好、毒性作用较轻，但并非所有肿瘤都具有可利用的靶点或靶向药物，因此分子靶向治疗还不能完全取代传统的细胞毒性药物，在实际应用中多为两者联合应用。此外，肿瘤细胞携带的靶点在治疗前后的表达和突变往往决定分子靶向药物的疗效和疾病预后，因此对该类药物的个体化治疗提出了更高要求。

一、激酶小分子抑制剂

1. 代表药物结构与性质

甲磺酸伊马替尼，为白色至微黄色的结晶性粉末，在 pH 值小于 5.5 的缓冲水溶液中可溶，在中性或碱性缓冲水溶液中微溶或不溶，在二甲亚砜、甲醇和丙酮等有机溶剂中溶解度逐渐减小。

【知识链接】 ··

伊马替尼的发现背景

伊马替尼的发现是转化医学的一个经典案例。经过 20 世纪 60 年代至 90 年代的长期研究，人们发现了慢性粒细胞白血病的一个重要发病机制。很多慢性粒细胞白血病细胞内可观察到一种异常染色体——费城染色体（Ph），这种染色体是由 9 号染色体长臂异位至 22 号染色体短臂上生成的。该异位导致了一个新的 BCR 和 ABL 融合基因的生成，进而表达一种定位于细胞质的 BCR-ABL 融合蛋白。该蛋白属于非受体型蛋白酪氨酸激酶，并可持续活化，从而激活细胞内相关信号通路，加速细胞增殖，导致慢性粒细胞白血病的发生。

蛋白酪氨酸激酶具有相似的拓扑结构，它们折叠成一个由铰链区连接的二叶状结构，激酶的催化位点位于两个小叶的接触面，而 ATP 也是结合于两小叶之间的裂隙。因此，设计小分子化合物结合于该 ATP 结合位点，能非常有效的抑制激酶的活性。

···

2. 药理作用及作用机制

甲磺酸伊马替尼是一种小分子蛋白酪氨酸激酶抑制剂（TKI），有效抑制 BCR-ABL 酪氨酸激酶（TK）及多个 TK 受体活性，通过抑制这些受体激活后介导的细胞行为，实现抑制肿瘤细胞增殖和诱导凋亡的药理作用。

3. 临床应用与不良反应

（1）临床应用

该药物临床主要用于慢性粒细胞白血病（CML）急变期、加速期或干扰素 α 耐药的慢性期患者以及不能切除或发生转移的恶性胃肠道间质瘤患者。

【知识链接】

慢性粒细胞性白血病

慢性粒细胞性白血病（CML）是一种血癌，即白血病的一种类型。癌细胞是积累了很多基因突变的细胞，具有无限增殖的能力。这些基因突变细胞在患者血液中主要表现为各种粒细胞。粒细胞是白细胞的重要组成部分，如占比最高的中性粒细胞能够占到全部白细胞的40%～70%。中性粒细胞是免疫系统负责天然免疫的主力军之一。当人体出现损伤时，中性粒细胞可以在短时间内到达损伤部位，吞噬入侵的病原体等异物。血细胞主要都是在骨髓中"生产制造"出来的，在CML患者的骨髓中，造血细胞出现异常，不受控制地生产出了大量的粒细胞。当CML发展到急变期之后，骨髓内的粒细胞急剧增多，挤压了正常造血细胞的生存空间。而血细胞的寿命都是很有限的，如红细胞的寿命只有不到四个月的时间。因此，这些血细胞都需要不断补充再生。当CML患者的正常造血细胞减少时，身体必然就会出现各种严重症状，包括免疫机能的丧失，最终导致患者死亡。

（2）不良反应

该药物的不良反应从轻度到中度主要有恶心、呕吐、腹泻、肌肉痉挛、水肿、头痛、头晕等。长期用药会有耐受性。

4. 常用制剂及贮存要求

甲磺酸伊马替尼：0.1 g，片剂、胶囊，30 ℃以下保存。

二、组蛋白去乙酰化酶抑制剂

1. 代表药物结构与性质

伏立诺他，其化学名为N-羟基-N′-苯基辛二酰胺。本品为白色至类白色结晶粉末。作为一种异羟肟酸衍生物，伏立诺他极性较大，在二甲亚砜中的溶解度大于或等于15 mg/mL。

贝利司他，其化学名为N-羟基-3-（3-苯基氨基磺酰基苯基）丙烯酰胺。本品为白色至浅色至浅橙色粉末晶体，在二甲亚砜中的最大溶解度为64.0 mg/mL。

帕比司他，其化学名为2-丙烯酰胺，N-羟基-3-[4-[[[2-（2-甲基-1H-吲哚-3-基）乙基]氨基]甲基]苯基]-，（2E），本品为黄色固体。

2. 药理作用及作用机制

（1）药理作用

组蛋白去乙酰化酶抑制剂通过去除组蛋白赖氨酸残基和一些非组蛋白残基上的乙酰基，增加乙酰化组蛋白和其他蛋白的含量，诱导转化细胞周期阻滞或凋亡，对肿瘤细胞具有优先的细胞毒性。

（2）作用机制

组蛋白去乙酰化酶（HDAC）通过组蛋白的去乙酰化作用去除乙酰基，使DNA更紧密地缠绕在组蛋白上，从而导致DNA不易被基因转录因子接触，使与细胞分化、细胞周期阻滞、肿瘤免疫、受损细胞凋亡等有关蛋白表达受到抑制，进而促进肿瘤的发生。组蛋白去乙酰化酶抑制剂能特异性地结合并阻断 HDAC 作用，进而阻止肿瘤细胞的异常基因表达，诱导肿瘤细胞凋亡。

3. 临床应用与不良反应

（1）临床应用

伏立诺他主要用于皮肤 T 淋巴瘤的治疗，贝利司他则适用于治疗复发或难治性外周 T 细胞淋巴瘤（PTCL），帕比司他常联合硼替佐米和地塞米松用于既往接受至少两种治疗方案，但治疗失败的多发性骨髓瘤（MM）患者群体。

（2）不良反应

组蛋白去乙酰化酶抑制剂常见不良反应有血液毒性、肿瘤溶解综合征、肝毒性和胃肠道毒性，严重不良反应可能导致多器官衰竭致死。

4. 常用制剂及贮存要求

（1）伏立诺他胶囊：100 mg，20～25 ℃干燥处储存。

（2）贝利司他冻干粉：500 mg，密闭干燥处储存。

（3）帕比司他胶囊：10 mg、15 mg、20 mg，20～25 ℃干燥处储存。

三、蛋白酶体抑制剂

1. 代表药物结构与性质

硼替佐米，是由亮氨酸、苯丙氨酸和吡嗪酰胺组成的三肽化合物，其中亮氨酸的羧基由硼酸基取代，硼酸基在硼替佐米的抗肿瘤中发挥重要作用。本品为黄色固体，可溶于水。

2. 药理作用及作用机制

（1）药理作用

单药治疗复发及难治性多发性骨髓瘤时，在临床Ⅱ期、Ⅲ期实验中有很好疗效，多项临床试验表明，硼替佐米单药或联合治疗对于初发患者与复发难治性 MM 患者均具有较好疗效，完全缓解/非常好的部分缓解（CR/VGPR）率较高。

（2）作用机制

硼替佐米特异性结合蛋白酶体中 20S 核心颗粒中的 β_1、β_2、β_5（尤其是 β_5）亚基，与这些亚基中的苏氨酸可逆性结合，竞争性抑制蛋白酶体活性，通过阻止某些特异性蛋白质尤其是抑癌因子如 IkBα、p21、p27、p53、Rb、PTEN 等的降解，从而抑制肿瘤生长。

3. 临床应用与不良反应

（1）临床应用

该类药物对多种肿瘤细胞均显示出明显抑制作用，但对多发性骨髓瘤的疗效最好。

（2）不良反应

该类药物主要不良反应是外周神经病变和外周神经痛，其他不良反应包括骨髓抑制、疲劳、乏力、恶心、呕吐等。

4. 常用制剂及贮存要求

注射用硼替佐米：1.0 mg、3.5 mg，避光，不超过 30 ℃保存。

【练一练】

案例分析

案例介绍：患者曾某某，女性，65岁，以面色苍白乏力伴气短一个月为主诉，既往体健，查体见贫血貌。后住院经过多方面检查，诊断为多发性骨髓瘤IgD-λ型（ISSⅡ期）。经过讨论给予其硼替佐米1.3 mg/m²、来那度胺25 mg、地塞米松20 mg进行13天的化疗治疗，化疗结束，病情稳定出院，后于门诊复查血常规及肝肾功能，血象三系逐渐恢复。

用药分析：

（1）MM多以IgG型多见，IgD型MM较为罕见，国外报道占所有MM的1.0%～2.5%，国内报道为4%～8%，较其他类型侵袭性高、预后差。

（2）硼替佐米单药或联合治疗对于初发患者与复发难治性MM患者均具有较好疗效。

（3）硼替佐米是一种蛋白酶体抑制剂，能够阻断癌细胞中的蛋白质降解系统，从而促进癌细胞凋亡；来那度胺是一种免疫调节剂，可以增强免疫系统对癌细胞的攻击，并抑制骨髓内异常细胞的生长；地塞米松是一种类固醇药物，具有抗炎和免疫抑制作用。这个组合方案旨在通过不同的机制抑制骨髓瘤细胞的生长和扩散，并提高患者的生存率和生活质量。

思考与练习

1. 简述分子靶向药物的分类及其代表药。

2. 简述甲磺酸伊马替尼的不良反应。

3. 案例分析：患者林某某，女性，12岁，因发热、反复鼻出血七天就诊。检查见牙龈增生似海绵状，胸骨压痛明显。血红蛋白偏低为60 g/L，血小板偏低为20×10^9/L，骨髓检查显示原始细胞增多，过氧化物酶染色（POX）阴性，糖原染色（PAS）阳性呈粗颗粒状，非特异性酯酶阴性，血清溶菌酶正常。医生诊断为急性淋巴细胞性白血病。

请列举适用于此患者的药物。

第三节　抗代谢药物

 ## 学习目标

◆ 熟悉抗代谢药物的分类；

◆ 了解抗代谢药物的结构与性质；

◆ 熟悉抗代谢药物药理作用及作用机制；

◆ 掌握抗代谢药物临床应用与不良反应；

◆ 掌握抗代谢药物常用制剂及贮存要求。

抗代谢药物的化学结构与核酸代谢所必需的物质如叶酸、嘌呤、嘧啶等相似，通过干扰核酸代谢，导致肿瘤细胞死亡。理论上由于肿瘤细胞增生活跃，抗代谢药物的选择性高，但实际上抗代谢药物对自身增殖较快的正常细胞如骨髓、消化道上皮细胞也存在杀伤作用。抗代谢药物相对于烷化剂的抗瘤谱要窄，但由于抗代谢药物的作用靶点各异，交叉耐药性相对较少。常用的抗代谢药物有嘧啶类抗代谢药、嘌呤类抗代谢药和叶酸类抗代谢药。

一、嘧啶类抗代谢药

1. 代表药物结构与性质

氟尿嘧啶，其化学名为 5 -氟- 2，4(1H，3H) -嘧啶二酮，也被称为 5 - FU。本品为白色或类白色的结晶或结晶性粉末，易溶于稀盐酸或氢氧化钠溶液，略溶于水，微溶于乙醇，几乎不溶于三氯甲烷。本品在水和空气中稳定，在亚硫酸钠水溶液中相对不稳定。在反应过程中，亚硫酸氢根离子首先在氟尿嘧啶 C5 和 C6 双键上进行加成反应，形成不稳定的 5 - 氟- 5，6 -二氢- 6 -磺酸尿嘧啶，然后脱去 5 位氟原子，生成 6 -磺酸基尿嘧啶；若在强碱性环境下，氟尿嘧啶则在 3，4 位酰胺基上发生开环反应，最后生成 2 -氟- 3 -脲丙烯酸和氟丙醛酸。

盐酸阿糖胞苷，其化学名为 1 - β - D -阿拉伯呋喃糖基- 4 -氨基- 2(1H) -嘧啶酮。本品为白色或类白色细小针状结晶或结晶性粉末，极易溶于水，略溶于乙醇，几乎不溶于乙醚。

2. 药理作用及作用机制

（1）药理作用

氟尿嘧啶作为一种尿嘧啶抗代谢物，在体内转变为 5 -氟尿嘧啶脱氧核苷酸，通过抑制脱氧胸苷酸合成酶的活性，阻断脱氧胸苷酸的合成，进而影响 DNA 的合成过程，属于细胞周期特异性药物。氟尿嘧啶抗瘤谱广，是治疗实体瘤的首选药物，对绒毛膜上皮细胞癌及恶性葡萄胎疗效显著，对结肠癌、直肠癌、胃癌、乳腺癌和头颈部肿瘤等多种肿瘤均有效。

阿糖胞苷在体内经过代谢转化为三磷酸阿糖胞苷，通过抑制 DNA 聚合酶的活性而干扰 DNA 的合成过程，主要作用于细胞周期 S 期的细胞。由于作用机制不同，与其他常用抗肿瘤药无交叉耐药性。主要用于治疗成人急性粒细胞白血病或单核细胞白血病。

（2）作用机制

氟尿嘧啶通过阻止脱氧胸苷酸的合成，从而影响 DNA 合成，进而抑制肿瘤细胞增殖。

阿糖胞苷通过抑制 DNA 聚合酶的活性而干扰 DNA 的合成过程，从而抑制肿瘤细胞增殖。

【知识链接】

DNA 和 RNA 基础知识

DNA（脱氧核糖核酸）和 RNA（核糖核酸）是生物体内两种重要的核酸分子，它们承担着生命的遗传信息传递与表达功能。DNA 是双螺旋结构，由腺嘌呤（A）、胸腺嘧啶（T）、鸟嘌呤（G）和胞嘧啶（C）四种碱基组成，并通过碱基间的氢键连接在一起。DNA 的功能主要有遗传信息的存储和复制两个方面。DNA 携带了生物体遗传信息的蓝图，在细胞核中以染色体的形式存在。当细胞需要进行分裂或者合成新的蛋白质时，DNA 可以复制自身，确保遗传信息的传递和继承。RNA 也是由碱基组成，但相比 DNA，RNA 含有核糖糖苷而非脱氧核糖糖苷，由腺嘌呤（A）、胸腺嘧啶（T）、鸟嘌呤（G）和尿嘧啶（U）四种碱基组成，即胸腺嘧啶（T）被尿嘧啶（U）替代。RNA 的结构有多种形式，包括 mRNA（信使 RNA）、rRNA（核糖体 RNA）和 tRNA（转运 RNA）等。不同类型的 RNA 在细胞中承担着不同的功能。

3. 临床应用与不良反应

（1）临床应用

氟尿嘧啶主要用于绒毛膜上皮细胞癌、恶性葡萄胎及消化系统肿瘤的治疗，如食管癌、胃癌、结肠癌、直肠癌等，也可用于乳腺癌、卵巢癌、宫颈癌、膀胱癌、前列腺癌等的治疗。

阿糖胞苷主要用于治疗成人急性粒细胞白血病或单核细胞白血病。

（2）不良反应

氟尿嘧啶不良反应较大，可引起严重的消化道反应和骨髓抑制等不良反应；阿糖胞苷主要的不良反应是消化道反应和骨髓抑制，静脉注射可致静脉炎。

4. 常用制剂及贮存要求

（1）氟尿嘧啶乳膏：4 g：20 mg、4 g：100 mg，密封，在阴凉处保存。

（2）氟尿嘧啶注射液：5 mL：0.125 g、10 mL：0.25 g，遮光，密闭保存。

（3）注射用盐酸阿糖胞苷：50 mg、100 mg、0.3 g、0.5 g，遮光，密闭，在冷处保存。

【练一练】

案例分析

案例介绍：患者宋某某，女性，57 岁，2022 年 8 月出现乏力、头晕等情况，休息后可缓解，2023 年 2 月因突发晕厥，失去意识。

入院后治疗经过：2023 年 3 月入院治疗，经过一系列检查，诊断为急性髓系白血病 M5，给予脂质体柔红霉素阿糖胞苷进行化疗，化疗期间出现发热症状，给予抗感染治疗，有效控制了感染，不再发热。经过两个周期化疗后，5 月复查显现血常规正常，7 月患者处于完全缓解状态，生活质量较好。

用药分析：

（1）急性髓系白血病 M5，即急性髓系白血病部分分化型，是白血病的一种特定类型。急性髓系白血病 M5 多见于儿童，与急性白血病有所区别，而急性白血病则以青少年多见。急性白血病是造血干细胞的恶性克隆性疾病，而急性髓系白血病 M5 则是一种急性髓系白血病的亚型，属于粒系原始细胞，多见于白细胞中原始细胞以外阶段以及细胞形态类似于急性粒细胞白血病。

（2）化疗药物柔红霉素和阿糖胞苷组成的固定剂量复方药物是首款针对特定类型急性髓性白血病（AML）的上市治疗药物，通过将两种常用化疗药组合使用，能显著提高化疗效果，延长患者的生存时间。

（3）柔红霉素阿糖胞苷是用于注射的脂质体制剂，其柔红霉素和阿糖胞苷的固定摩尔比为 1:5，该配比已被证明在体外和鼠模型中具有协同杀死白血病细胞的作用。柔红霉素具有抗细胞毒性和细胞毒活性，通过与 DNA 形成复合物、抑制拓扑异构酶 II 活性、抑制 DNA 聚合酶活性、影响基因表达调控和产生 DNA 损伤自由基来实现。阿糖胞苷是细胞周期相位特异性抗肿瘤药物，仅在细胞周期 S 期才影响细胞。阿糖胞苷主要通过抑制 DNA 聚合酶起作用。

二、嘌呤类抗代谢药

1. 代表药物结构与性质

巯嘌呤，其化学名为 6-嘌呤巯醇一水合物，简称为 6-MP。本品为黄色结晶性粉末，无臭，味微甜，极微溶于水和乙醇，几乎不溶于乙醚。遇光易变色。

2. 药理作用及作用机制

（1）药理作用

本品通过抑制腺嘌呤、鸟嘌呤的合成干扰嘌呤代谢，阻碍核苷酸合成，进而影响 DNA 的合成过程，对细胞周期 S 期细胞作用强，属于细胞周期特异性药物。

（2）作用机制

巯嘌呤作为一种嘌呤类抗肿瘤药物，结构与黄嘌呤相似，在体内经酶促转变为有活性的 6-硫代次黄嘌呤核苷酸（即硫代肌苷酸），抑制腺酰琥珀酸合成酶，阻止次黄嘌呤核苷酸（肌酸）转变为腺苷酸（AMP）；此外，它还可抑制肌苷酸脱氢酶，阻止肌酸氧化为黄嘌呤核苷酸，从而抑制 DNA 和 RNA 的合成。

3. 临床应用与不良反应

（1）临床应用

巯嘌呤主要用于急性淋巴细胞性白血病的维持治疗，大剂量时可用于治疗绒毛膜上皮细胞癌。

（2）不良反应

1）巯嘌呤较常见不良反应为骨髓抑制，可有白细胞及血小板减少症状。

2）肝脏损害，可致胆汁郁积出现黄疸。

3）消化系统反应，如恶心、呕吐、食欲减退、口腔炎、腹泻等，但较少发生，可见于服药剂量过大的患者。

4）高尿酸血症，多见于白血病治疗初期，严重的可发生尿酸性肾病。

5）间质性肺炎及肺纤维化少见。

4. 常用制剂及贮存要求

巯嘌呤片：25 mg、50 mg、100 mg，遮光，密封保存。

三、叶酸类抗代谢药

1. 代表药物结构与性质

甲氨蝶呤，其化学名为 L-（＋）-N-［4-［［（2，4-二氨基-6-蝶啶基）甲基］甲氨基］苯甲酰基］谷氨酸，也被称为 MTX。本品为橙黄色结晶性粉末，几乎不溶于水、乙醇、三氯甲烷或乙醚，易溶于稀碱溶液，溶于稀盐酸。

2. 药理作用及作用机制

（1）药理作用

甲氨蝶呤可竞争性抑制二氢叶酸还原酶，干扰叶酸代谢过程，抑制胸腺嘧啶脱氧核苷酸（dTMP）的合成，继而影响细胞周期 S 期细胞 DNA 的合成，属于周期特异性药。

（2）作用机制

甲氨蝶呤中的蝶啶基羟基被氨基取代后，与二氢叶酸还原酶的亲和力比二氢叶酸强 1 000 倍，几乎不可逆地与二氢叶酸还原酶结合，使二氢叶酸不能转化为四氢叶酸，从而影响辅酶 F 的生成。这一过程干扰了胸腺嘧啶脱氧核糖核酸和嘌呤核苷酸的合成，从而对 DNA 和 RNA 的合成均有抑制作用，有效阻碍了肿瘤细胞的生长。此外，甲氨蝶呤结构中的 1-N 原子与二氢叶酸还原酶中的天冬氨酸的羧基形成较强的结合形式，从而较强地抑制二氢叶酸还原酶的活性。甲氨蝶呤还被发现对胸腺嘧啶合成酶（TS）也有抑制作用，对所有细胞的核酸代谢都产生致命作用。

3. 临床应用与不良反应

（1）临床应用

甲氨蝶呤主要用于急性白血病的治疗，儿童效果尤佳；对绒毛膜上皮癌、恶性葡萄胎、骨肉瘤、卵巢癌、睾丸癌、头颈部及消化道肿瘤等均有疗效。

（2）不良反应

甲氨蝶呤常见的不良反应为消化道反应，对骨髓的抑制也较明显，表现为白细胞、血小板甚至全血细胞的下降。肾功能不全患者或大剂量使用甲氨蝶呤引起中毒时，可用甲酰四氢叶酸钙解救。

4. 常用制剂及贮存要求

（1）甲氨蝶呤片：2.5 mg，遮光，密封保存。

（2）注射用甲氨蝶呤：5 mg、0.1 g、1 g，遮光，密闭，在阴凉处保存。

思考与练习

1. 简述抗代谢药物的分类以及代表药。

2. 简述甲氨蝶呤的作用机制及不良反应。

3. 案例分析：患者黄某某，女性，50 岁，因发现右乳肿块一年余，增大一周，到社区卫生服务中心就诊。患者于一年前洗澡时触及右侧乳房肿块，大小约 1 cm × 1 cm，质韧，边界不清楚，无压痛，无乳头溢液，未予以重视。一周前，患者自觉乳房肿块较前增大，大小约 1.5 cm × 2 cm，伴轻微触痛。经过一系列检查，诊断为右侧乳腺癌。

根据你所学的知识，该患者术后进行化学药物治疗时可以用哪些药物？

第十三章

维生素

　　维生素是人和动物为维持正常生理功能而必需的一类低分子化合物，在人体生长、代谢、发育过程中发挥着重要作用。作为人体六大营养要素（糖、脂肪、蛋白质、矿物质、维生素和水）之一，大多数维生素必须从食物中获得，仅少数可在体内合成或由肠道细菌产生。维生素可分为脂溶性及水溶性两类，脂溶性维生素易溶于脂肪和大多数有机溶剂，不溶于水，在食物中常与脂类共存；水溶性维生素则易溶于水。目前已经发现的维生素有 60 余种，多数已能通过人工合成。人体每日对维生素的需求量相对较小，但一旦缺乏可引起维生素缺乏症，严重影响健康。

第一节　脂溶性维生素

 学习目标

- ◆ 熟悉脂溶性维生素的分类；
- ◆ 了解脂溶性维生素的结构与性质；
- ◆ 熟悉脂溶性维生素药理作用及作用机制；
- ◆ 掌握脂溶性维生素临床应用与不良反应；
- ◆ 掌握脂溶性维生素常用制剂及贮存要求。

　　脂溶性维生素是疏水性化合物，包括维生素 A 类、维生素 D 类、维生素 E 类、维生素 K 类。

一、维生素 A 类

1. 代表药物结构与性质

　　维生素 A_1，即视黄醇，主要存在于动物肝脏、血液及眼球视网膜中，是黄色或橙色结晶性粉末。本品溶于无水乙醇、甲醇、氯仿、醚、脂肪和油类，几乎不溶于水或甘油。

维生素 A_2，即 3-脱氢视黄醇，其生理活性为维生素 A_1 的 40%，主要存在于淡水鱼肝脏中。本品溶于无水乙醇、甲醇、氯仿、醚、脂肪和油类，几乎不溶于水或甘油。

β-胡萝卜素，是维生素 A 的一种前体物质，在体内酶的催化作用下，可根据人体需要转化成维生素 A。其广泛存在于动物与植物的叶、花、根等部位中。纯品 β-胡萝卜素呈现为红紫色至暗红色结晶性粉末，略有特异臭味，稀溶液呈橙黄色，易溶于二氯甲烷、氯仿、二硫化碳等有机溶剂。

2. 药理作用及作用机制

（1）药理作用

1）维生素 A 能参与构成感光物质，是眼睛光感细胞的重要组成成分，能够维持正常的视觉功能。当维生素 A 缺乏时，可产生夜盲症。

2）维生素 A 在促进生长发育方面发挥重要作用，维生素 A 参与细胞 DNA、RNA 的合成过程，促进细胞分化与组织更新。维生素 A 缺乏时，可导致蛋白质合成过程的异常，进而引起儿童生长发育延迟、长骨及牙齿发育障碍，使得皮肤粗糙、干燥以及眼角膜软化，出现干眼症等问题。

3）其他作用，例如，促进 T 淋巴细胞产生淋巴因子，从而增强机体细胞免疫功能；有助于提高生殖能力；在血液转运方面，能促进肝内储存的铁元素释放到血液，预防贫血；有效抑制氧自由基的活性，保护细胞免受损害，避免细胞发生癌变等。

（2）作用机制

维生素 A 在体内能够合成眼光感细胞中存在的视紫红质与视紫蓝质两种感光色素，它们都是由视蛋白与视黄醛结合而成的。当维生素 A 供应充足时，视紫红质的再生过程迅速而稳定，从而确保在暗处视觉快速恢复。维生素 A 被吸收后，贮存于肝脏中，其中 90%~95% 的维生素 A 与维生素 A 结合蛋白结合。当肝脏中维生素 A 储存达到饱和状态时，再摄入大剂量维生素 A 将超出结合能力，导致游离的维生素 A 增高进而可能造成中毒现象。β-胡萝卜素在小肠中被吸收后，会在人体内类胡萝卜素裂解双氧化酶的作用下转化为维生素 A，从而发挥与维生素 A 相似的生理作用。

3. 临床应用与不良反应

（1）临床应用

维生素 A 临床上主要用于治疗维生素 A 缺乏症，如干眼症、夜盲症、角膜软化症以及皮肤干燥粗糙等。此外，维生素 A 还常用于补充特定人群对维生素 A 的需要，如妊娠、哺乳期妇女和婴儿等。而 β-胡萝卜素用于肿瘤防治以及防治动脉硬化、冠心病、脑卒中、白内障等疾病，同时也作为免疫性疾病辅助用药。

（2）不良反应

婴幼儿对大量或超量的维生素 A 较敏感，应谨慎使用。长期使用大剂量维生素 A 可引起维生素 A 过多症，甚至发生急性或慢性中毒，中毒症状表现为食欲缺乏、皮肤发痒、毛发干枯、脱发、口唇皲裂、骨痛骨折、颅内压增高等。在停药 1~2 周后症状可消失。成人一次剂量超过 100 万单位，或者小儿一次超过 30 万单位，即有发生急性中毒的风险。

4. 常用制剂及贮存要求

（1）维生素 A 软胶囊：5 000 单位、2.5 万单位，遮光，密封保存。

（2）维生素 AD 胶囊：维生素 A 1 500 单位与维生素 D 500 单位、维生素 A 3 000 单位与维生素 D 300 单位、维生素 A 10 000 单位与维生素 D 1 000 单位，遮光，密封，在阴凉干燥处保存。

（3）维生素 AD 滴剂：每 1 g 含维生素 A 5 000 单位与维生素 D 500 单位、每 1 g 含维生素 A 9 000 单位与维生素 D 3 000 单位、每 1 g 含维生素 A 50 000 单位与维生素 D 5 000 单位、每粒含维生素 A 1 200 单位与维生素 D 400 单位、每粒含维生素 A 1 500 单位与维生素 D 500单位、每粒含维生素 A 1 800 单位与维生素 D 600 单位、每粒含维生素 A 2 000 单位与维生素 D 700 单位，遮光，满装，密封，在阴凉干燥处保存。

二、维生素 D 类

1. 代表药物结构与性质

维生素 D_2，其化学名称为 9，10 -开环麦角甾-5，7，10（19），22 -四烯-3β -醇，本品为无色针状结晶或白色结晶性粉末，无臭，遇光或空气均易发生变质。本品在三氯甲烷中极易溶解，在乙醇、丙酮或乙醚中易溶，在植物油中略溶，在水中不溶。

维生素 D_3，其化学名称为 9，10 -开环胆甾-5，7，10（19）-三烯-3β -醇，呈无色针状结晶或白色结晶性粉末，无臭，遇光或空气均易发生变质。本品在乙醇、丙酮、三氯甲烷或乙醚中极易溶解，在植物油中略溶，在水中不溶。

阿法骨化醇，其化学名称为（5Z，7E)-9，10 -开环胆甾-5，7，10（19）-三烯-1α，3β -二醇，呈白色结晶性粉末，无臭，遇光、湿、热均易发生变质。本品在乙醇或二氯甲烷中易溶，在乙醚中溶解，在水中几乎不溶。

骨化三醇，其化学名称为 1，25 -二羟胆钙化醇，是一种无色结晶性固体，在无水环境下稳定，但在湿度较高的条件下可能分解为维生素 D_3，对空气和光敏感，不溶于水。它是维生素 D_3 经肝脏和肾脏羟化酶代谢的重要产物。

2. 药理作用及作用机制

（1）药理作用

维生素 D 本身不具有生理活性，经肝脏和肾脏转化为 25 -羟基维生素 D_3 及 1，25 -二羟维生素 D_3 才具有活性。其药理作用主要体现在以下方面。

1）促进肠道对钙、磷的吸收，能促进小肠黏膜刷状缘对钙、磷的吸收和转运，从而有效提高血中钙、磷的含量。

2）影响骨骼发育和代谢，在甲状旁腺激素和降钙素的协同作用下，使未成熟的破骨细胞前体细胞转变为成熟的破骨细胞，进而促进骨质吸收。同时，它还能溶解骨质中的骨盐，使其中的钙、磷释放并转运到血中，以提高血钙和血磷浓度。此外，维生素 D 还能刺激成骨细胞的活动，促进骨样组织成熟及骨盐沉着。

3）促进肾脏对钙磷的重吸收，能提高近曲小管对钙、磷的重吸收效率，从而使血钙、血磷浓度维持在正常水平。

（2）作用机制

维生素 D 在体内主要通过促进钙的吸收来调节多种生理功能。研究证明，维生素 D_3 能诱导肠黏膜细胞产生一种专一的钙结合蛋白（CaBP），增加肠黏膜细胞对钙离子的通透性，从而促进钙在肠道内的吸收。当骨钙与钙结合蛋白结合并随血液流动时，它们能促进骨无机盐化过程，刺激成骨细胞活动，促使钙、磷沉着于骨骼中。此外，维生素 D 也可通过远端肾小管细胞受体，与甲状旁腺激素（PTH）协同作用，增进钙的回吸收。当血钙浓度升高时，会抑制 PTH 的分泌（PTH 增多会导致尿磷排出增加）。这一系列过程共同刺激成骨细胞活动，促进骨样组织成熟及骨盐沉着。

3. 临床应用与不良反应

（1）临床应用

维生素 D 类药物在临床主要用于防治佝偻病和骨软化症，也适用于胰腺功能不全伴吸收不良综合征、肝胆疾病、小肠疾病等维生素 D 缺乏症的患者，还可应用于甲状旁腺功能低下症及慢性肾功能衰竭，尤其是血液透析的肾性骨营养不良的患者，对于绝经后的老年骨质疏松症及手足抽搐者也有显著效果。

（2）不良反应

短期内超量服用或者长期服用维生素 D 类药物可能出现中毒症状，具体表现为厌食、恶心、呕吐、腹痛、持续性腹泻、全身乏力、嗜睡、头痛、尿多、口渴、心悸、血压升高等，尿钙检查也可能阳性。妊娠妇女使用过量，可致胎儿瓣膜损伤、主动脉狭窄、脉管受损以及甲状旁腺功能抑制，从而使新生儿出现长期低血糖和抽搐症状。维生素 D 一般口服，注射剂比口服更容易中毒。

4. 常用制剂及贮存要求

（1）维生素 D_2：0. 125 mg（5 000 单位）、0. 25 mg（1 万单位），软胶囊；1 mL：5 mg（20 万单位）、1 mL：10 mg（40 万单位），注射液，遮光，密封保存。

（2）维生素 D_3：0. 5mL：3. 75 mg（15 万单位）、1 mL：7. 5 mg（30 万单位）、1 mL：15 mg（60 万单位），注射液，遮光，密闭保存。

（3）阿法骨化醇：0. 25 μg、0. 5 μg，片剂；0. 25 μg、0. 5 μg，软胶囊，遮光，密封，在干燥凉暗处保存。

【知识链接】--

食物之最

（1）含维生素 A 最多的是鸡肝，每百克含量为 50 000 IU。

（2）含维生素 B_1 最多的是花生米，每百克含量为 1. 03 mg。

（3）含维生素 B_2 最多的是羊肝，每百克含量为 3. 57 mg。

（4）含维生素 C 最多的是猕猴桃，每百克含量为 568 mg。

（5）含维生素 D 最多的是干香菇，每百克含量为 12 800 IU。

（6）含维生素 E 最多的是鲜大枣，每百克含量为 729 mg。

（7）含维生素 P 最多的是茄子，每百克含量为 750 mg。

（8）含胡萝卜素最多的是紫菜，每百克含量为 1230 mg。

（9）含核酸最多的是芸豆，每百克含量为 485 mg。

三、维生素 E 类

1. 代表药物结构与性质

维生素 E，分为合成型和天然型两种，其中合成型为 dl－α－生育酚醋酸酯，天然型则为 d－α－生育酚醋酸酯。本品为微黄色至黄色或黄绿色澄清的黏稠液体，几乎无臭，遇光色渐变深。天然型放置会固化，且在大约 25 ℃ 时会熔化。本品在无水乙醇、丙酮、乙醚或植物油中易溶，在水中不溶。取本品加无水乙醇溶解后，随后加入硝酸并摇匀，然后在 75 ℃ 加热约 15 分钟，溶液显橙红色。

2. 药理作用及作用机制

（1）药理作用

维生素 E 也被称为生育酚，具有多重药理作用，能维持和促进生殖功能；能维持神经、骨骼肌、平滑肌和心肌的正常结构和功能；还能参与酶系统的活动，并发挥显著的抗氧化抗衰老作用。

（2）作用机制

维生素 E 通过增加垂体促性腺激素的释放，进而促进卵泡的生长发育和排卵过程，同时加速黄体的生成，从而有助于提高生殖功能；此外，维生素 E 能降低组织中的耗氧量，提高氧的利用率，优化细胞的呼吸作用；作为酶系统的辅助因子，维生素 E 参与多种酶活动，特别是在促进血红素等物质的合成中发挥重要作用。并且，维生素 E 还能减轻自由基对生物膜的破坏，对生物膜进行保护、稳定和调控，进而降低红细胞脆性，防止溶血现象发生，从而达到抗氧化抗衰老效果。

3. 临床应用与不良反应

（1）临床应用

维生素 E 临床常用于以下疾病治疗和预防。

1）心血管疾病，服用维生素 E 可以有效保护心血管，抑制血小板聚集，对于血栓性疾病、动脉硬化等引起的心血管疾病有一定的预防作用；患有高血压、高血脂等疾病的患者，遵医嘱服用维生素 E 有一定的治疗效果。

2）骨质疏松症，维生素 E 可在一定程度上促进骨骼与骨骼肌的发育，有利于维持骨骼结构与功能，改善骨质疏松症患者的症状。

3）习惯性流产，适当补充维生素 E，可以提高女性体内维生素 E 水平，增强女性体内雌激素与孕激素水平，有助于预防习惯性流产。

4）不育症，适当服用维生素 E，有助于维持机体正常的生育功能，对于不育症具有一定的辅助治疗作用。

5）其他疾病，适当服用维生素 E，对于糖尿病、高血压、冠心病、慢性肾炎等疾病引起的乏力、水肿等症状，具有一定的缓解作用；此外，也可在医生指导下辅助治疗习惯性便秘、更年期综合征等。

（2）不良反应

长期大量使用（每日量 400～800 mg）维生素 E，可引起视力模糊、乳腺肿大、腹泻、头晕、流感样症状、头痛、恶心、胃痉挛、乏力等症状，个别患者有皲裂、唇炎、口角炎、胃肠功能紊乱、肌无力等症状。停药后上述反应可逐渐消失。

4. 常用制剂及贮存要求

（1）维生素 E 片：5 mg、10 mg、100 mg，遮光，密封，在干燥处保存。

（2）维生素 E 软胶囊：5 mg、10 mg、50 mg、100 mg，遮光，密封，在干燥处保存。

（3）维生素 E 注射液：1 mL∶5 mg、1 mL∶50 mg，遮光，密闭保存。

四、维生素 K 类

1. 代表药物结构与性质

维生素 K_1，又名叶绿醌，其化学结构为 2 -甲基-3 -植醇基-1，4 -萘醌，属于多环芳香酮类化合物。本品为黄色至橙色澄清的黏稠液体，无臭或几乎无臭，遇光易分解。在三氯甲烷、乙醚或植物油中易溶，在乙醇中略溶，在水中不溶。取本品加甲醇与 5% 氢氧化钾的甲醇溶液混合并振摇，溶液显绿色，随后置热水浴中溶液即变成深紫色，经过一段时间放置后显红棕色。

维生素 K_2，又名甲萘醌，其化学结构为 2 -甲基-3 -多异戊烯基-1，4 -萘醌。本品为黄色晶体或油状液体，不溶于水，易溶于有机溶剂和植物油中。它具有耐热性，但易被光破坏。

2. 药理作用及作用机制

（1）药理作用

维生素 K 也称为凝血维生素，能促进血液凝固，当血小板受到破坏或者是局部受到损伤时，在血液凝固过程中需要维生素 K 参与。此外，维生素 K 还可以改善骨骼结构，通过调节钙在骨基质中的沉积，对骨质疏松引起的骨质结构调整有一定的效果。维生素 K 还可以起到镇痛作用，当患者因为胆管痉挛引起绞痛时，通过维生素 K 肌肉注射能缓解患者的疼痛。

（2）作用机制

维生素 K 是微粒体酶系统活化前体蛋白所必需的辅基。它参与凝血因子前体蛋白的活化过程，使氢醌型维生素 K 转化为氧化型，后者又在维生素 K 环氧化物还原酶的作用下，还原成氢醌型维生素 K 再循环利用。维生素 K 缺乏时，依赖于维生素 K 的凝血因子表现为无生物活性的前体蛋白状态，导致凝血功能出现障碍。此外，维生素 K 还可以促进骨组织钙化过程，同时抑制破骨细胞活性，减少骨吸收，进而增加骨密度。

3. 临床应用与不良反应

（1）临床应用

1）促进血液凝固，维生素 K 可以参与促进血液凝固，用于纠正维生素 K 缺乏所致的出血症状，如新生儿出血、生理期大出血、血液正常凝固障碍等。

2）解痉镇痛，维生素 K 在服用之后还能达到解痉镇痛的功效，对于长期不良饮食习惯、受到严重感染、占位性疾病等原因引起的胆管痉挛和肠痉挛等都有很好作用。维生素 K 可以通过静脉注射治疗，舒缓局部黏膜平滑肌，达到缓解痉挛和疼痛的作用。

3）改善骨骼结构，维生素 K 在服用之后能逐渐被胃肠道吸收，同时能有效增加骨密度，对于骨质疏松引起的关节部位有响声和松动等都有良好的效果。

（2）不良反应

维生素 K 服用后可能会出现过敏反应，如皮肤瘙痒、红肿、恶心、呕吐等，严重时还可能会出现过敏性休克。如果空腹服用，可能会刺激胃肠道，从而出现恶心、呕吐、腹泻等胃肠道不良反应。长期过量服用维生素 K，可能会加重肝脏、肾脏负担，从而引起头晕等症状。过量摄入维生素 K 可能会导致体内维生素 K 浓度过高，从而引起溶血反应，可能会出现发热、头痛、呕吐等症状。如果出现上述不良反应，应及时停药并及时就医治疗。

4. 常用制剂及贮存要求

（1）维生素 K 注射液：1 mL：10 mg，遮光，密闭，防冻保存。

（2）维生素 K 软胶囊：0.5 g，遮光，密闭保存。

（3）钙维生素 D 维生素 K 咀嚼片：1.5 g，含钙 200 mg、维生素 K_2 30 μg、维生素 D_3 3 μg，遮光，密闭保存。

【练一练】

案例分析

案例介绍：患儿林某某，男性，八个月，发热四天，皮疹一天。患儿四天前无明显诱因出现发热，体温 38.9 ~ 39.8 ℃，持续不退，伴轻咳，进食减少，不伴呕吐，精神尚可。曾在当地医院给予青霉素治疗，症状无明显改善，仍发热。一天前热退，即发现面部及躯干有散在的皮疹，一天之内皮疹布满全身。既往常有多汗、夜惊，睡眠不安。

入院后治疗经过：查体显示，体重 8.5 kg。精神状态尚可，有轻度烦躁表现，皮肤可见散在充血性斑丘疹，皮疹主要集中于头颈部及躯干。右耳后可触及黄豆大小淋巴结一个，头部检查显示轻度方颅，前囟大小为 1.5 cm×1.5 cm，触感平软，无鼻翼扇动，口唇无发绀。患儿尚未出牙，咽部略充血，可见轻度郝氏沟及肋缘外翻，双肺未闻及干湿性啰音。心率 126 次/分钟，律齐，心音有力，未闻及杂音。腹平软，肝位于肋下 1.0 cm 处，肠鸣音正常。初步诊断为幼儿急疹和营养性维生素 D 缺乏性佝偻病（活动期）。初步治疗方案要求患儿注意休息，多饮水，保持皮肤清洁。增加富含钙、磷及维生素 D 的食物，增加户外活动。给予维生素 D_3 滴丸和葡萄糖酸钙口服液。

用药分析：根据人工喂养，有多汗、夜惊、睡眠不安症状，结合轻度方颅，前囟大小为 1.5 cm×1.5 cm，轻度郝氏沟及肋缘外翻，初步诊断为营养性维生素 D 缺乏性佝偻病。因为是新生儿，因此选择适合婴儿服用的维生素 D_3 滴丸和补充钙含量的葡萄糖酸钙口服液。不

建议选用维生素 D_2 制剂，因为维生素 D_2 需要在体内转化成维生素 D_3 才能被身体吸收，吸收率较低，因此建议选择维生素 D_3。

思考与练习

1. 简述脂溶性维生素的分类及其代表药物。

2. 简述维生素 D 类药物的药理作用及临床应用。

3. 案例分析：患者新生儿，在生后一至两个月出现溶血性贫血，网织细胞增高，异形红细胞增多，血小板计数升高，形态异常，聚集性增高。新生儿全身水肿，开始以下肢、会阴、阴囊、阴茎为主，以后眼睑水肿逐渐全身出现水肿。

请根据病情分析原因并给出合理用药建议。

第二节　水溶性维生素

 学习目标

◆ 熟悉水溶性维生素的分类；

◆ 了解水溶性维生素的结构与性质；

◆ 熟悉水溶性维生素药理作用及作用机制；

◆ 掌握水溶性维生素临床应用与不良反应；

◆ 掌握水溶性维生素常用制剂及贮存要求。

水溶性维生素是可溶于水而不溶于非极性有机溶剂的一类维生素，包括维生素 B 类和维生素 C 类。

一、维生素 B 类

1. 代表药物结构与性质

维生素 B_1，其化学名称为氯化 4 -甲基- 3 -[（2 -甲基- 4 -氨基- 5 -嘧啶基）甲基]- 5 -（2 -羟基乙基）噻唑鎓盐酸盐，本品为白色结晶或结晶性粉末，有微弱的臭味，味苦。在干燥状态下，维生素 B_1 会迅即吸收空气中约4%的水分。维生素 B_1 在水中易溶，在乙醇中微溶，在乙醚中不溶。

维生素 B_6，其化学名称为 6-甲基-5-羟基-3，4-吡啶二甲醇盐酸盐，呈现白色或类白色的结晶或结晶性粉末，无臭，遇光渐变质。本品在水中易溶，在乙醇中微溶，在三氯甲烷或乙醚中不溶。取本品加水溶解后，分别置于甲、乙两支试管中，各加 20% 醋酸钠溶液，随后甲管中加入水，乙管中加入 4% 硼酸溶液，各迅速加氯亚氨基-2，6-二氯醌试液，甲管中显蓝色，随后几分钟即消失并转变为红色，乙管中不显蓝色。

维生素 B_{12}，其化学名称为 $Co\alpha$-[α-(5，6-二甲基苯并咪唑基)]-$Co\beta$ 氰钴酰胺，呈现深红色结晶或结晶性粉末，无臭，引湿性强。本品在水或乙醇中略溶，在丙酮、三氯甲烷或乙醚中不溶。取本品加入硫酸氢钾置于坩埚中，灼烧至熔融，冷却后加水煮沸使溶解，随后加酚酞指示液一滴，滴加氢氧化钠试液至显淡红色后，加醋酸钠、稀醋酸与 0.2% 萘酚磺酸钠溶液后，即显红色或橙红色；加入盐酸煮沸一分钟，颜色保持不变。

2. 药理作用及作用机制

（1）药理作用

维生素 B 族常见的有维生素 B_1、维生素 B_2、烟酰胺、维生素 B_6 以及维生素 B_{12} 等。维生素 B_1 是碳水化合物代谢所需的重要辅酶成分；维生素 B_2 为组织呼吸所需的重要辅酶成分；烟酰胺是辅酶 I 及 II 的组分，对脂质代谢、组织呼吸的氧代作用和糖原分解至关重要；维生素 B_6 为多种酶的辅基，参与氨基酸及脂肪的代谢；泛酸钙为辅酶 A 的前体，参与碳水化合物、脂肪、蛋白质的代谢；维生素 B_{12} 在维持脑、神经系统正常功能和血液形成等方面发挥关键作用。维生素 B 参与了机体新陈代谢众多过程，是体内多种代谢环节所必需的辅酶，并为组织呼吸提供重要辅酶。

（2）作用机制

维生素 B 族的作用机制主要包括促进糖、蛋白质和能量代谢，以及参与神经递质的合成等。维生素 B_1 在体内形成焦磷酸硫胺素，参与碳水化合物的代谢，作为 α-酮酸氧化脱氢酶系的辅酶，参与糖代谢中酮酸的氧化脱羧反应；维生素 B_2 作为黄素酶类的辅酶，参与细胞的氧化还原反应，黄素酶类在氧化还原中起递氢作用，与糖类、脂肪、蛋白质代谢密切相关；维生素 B_6 在体内与腺苷三磷酸（ATP）经酶作用迅速转化具有生理活性的 5'-磷酸吡哆醛和 5'-磷酸吡哆胺，这些物质参与构成氨基酸和脱羧酶的辅酶，与氨基酸代谢相关；烟酸在体内转化为烟酰胺而发挥作用，烟酰胺是体内多种酶系统中的辅酶，催化体内重要氧化还原反应；维生素 B_{12} 是几种变位酶的辅酶，如催化甲基丙二酰 CoA 转变为琥珀酰 CoA 的甲基丙二酰 CoA 变位酶，维生素 B_{12} 辅酶也参与甲基及其他一碳单位的转移反应。

3. 临床应用与不良反应

（1）临床应用

维生素 B_1 主要用于防治维生素 B_1 缺乏症，如脚气病、心功能不全、多发性神经炎等，也用于治疗全身感染、高热、甲状腺功能亢进、心肌炎消化道疾病等；维生素 B_2 主要用于口角炎、舌炎、结膜炎、角膜血管化、脂溢性皮炎等维生素 B_2 缺乏症的治疗，也可用于长期慢性感染、发热、甲状腺功能亢进、肠道疾病、恶性肿瘤等的辅助治疗；维生素 B_6 主要用于治疗婴儿惊厥以及异烟肼、肼屈嗪所致的周围神经炎、失眠、中枢兴奋等，也可用于动脉粥样硬化、脂溢性皮炎、白细胞减少症、慢性肝炎的辅助治疗；维生素 B_3 主要用于治疗因为缺乏维生素 B_3 所产生的糙皮病、皮炎、舌炎、腹泻、烦躁失眠，维生素 B_3 也可用作血管扩张的药物，起到辅助治疗高脂血症的作用，对于血管性偏头痛和脑动脉血栓的形成以及内耳眩晕症和头痛，也具有辅助治疗的功效；维生素 B_{12} 主要用于治疗恶性贫血及巨幼红细胞贫血，还可用于神经炎的辅助治疗，如特发性面神经麻痹、急慢性格林 – 巴利综合征、糖尿病性周围神经病、慢性酒精中毒性周围神经病，以及各种中毒、肿瘤以及免疫性的周围神经损伤等。

（2）不良反应

服用 B 族维生素片患者中，小部分会有皮肤过敏、胃肠道反应以及神经性副作用等不良反应。皮肤过敏常见不良反应有皮肤瘙痒、出现皮疹、出现潮红等。患者服用过量 B 族维生素会有食欲减退、恶心、腹痛等胃肠道不良反应。此外，神经性不良反应临床上常见有血压升高、心跳加快、焦虑烦躁、头晕、运动障碍、感觉障碍等。

4. 常用制剂及贮存要求

（1）维生素 B_1：5 mg、10 mg，片剂；2 mL：50 mg、2 mL：100 mg，注射剂，遮光，密闭保存。

（2）维生素 B_2：5 mg、10 mg，片剂，遮光，密闭保存。

（3）维生素 B_6：10 mg，片剂；1 mL：25 mg、1 mL：50 mg、2 mL：50 mg、2 mL：0.1 g、5 mL：0.2 g，注射剂，遮光，密闭保存。

（4）维生素 B_{12}：1 mL：0.05 mg、1 mL：0.1 mg、1 mL：0.25 mg、1 mL：0.5 mg、1 mL：1 mg、2 mL：0.5 mg，注射剂；10 mL：2 mg，滴眼液，遮光，密封保存。

【知识链接】

脚气病

维生素 B_1（硫胺素）缺乏病，又称脚气病，是常见的营养素缺乏症之一。若以神经系统表现为主被称为干性脚气病，以心力衰竭表现为主则称为湿性脚气病。前者典型症状为上升性对称性周围神经炎，表现为感觉和运动障碍、肌力下降，部分病例发生足垂症及趾垂症，行走时呈跨阈步态等；后者表现为软弱、疲劳、心悸、气急等。

脚气病主要是由于母乳喂养时母亲饮食缺乏维生素 B_1，较大儿童饮食长期以精制米为主而缺乏粗米中的维生素 B_1，儿童患慢性腹泻、肠道寄生虫慢性疾病，以及甲状腺功能亢进导致代谢旺盛等。治疗维生素 B_1 缺乏病除改善饮食营养外，推荐口服维生素 B_1，同时给予治疗剂量的烟酸、维生素 B_2、维生素 B_6 和维生素 B_{12}。湿性脚气病应肌肉注射维生素 B_1 连续 7～10 天，之后改为口服。

二、维生素 C 类

1. 代表药物结构与性质

维生素 C，其化学名称为 L - 抗坏血酸，为白色结晶或结晶性粉末，无臭，味酸，久置色渐变微黄，水溶液显酸性反应。本品在水中易溶，在乙醇中略溶，在三氯甲烷或乙醚中不溶。取本品加水溶解后分成二等份，在一份中加硝酸银试液即生成银的黑色沉淀；在另一份中加二氯靛酚钠试液一至两滴，试液颜色即消失。

2. 药理作用及作用机制

（1）药理作用

维生素 C 积极参与体内物质代谢及生化反应，包括参与体内氨基酸中苯丙氨酸、酪氨酸的代谢过程，以及促进蛋白质、脂肪和多种神经递质的合成。此外，维生素 C 参与氧化还原反应，如在体内将 Fe^{3+} 还原为 Fe^{2+}，促使叶酸在体内还原为四氢叶酸，并防止甲基四氢叶酸被氧化为不可逆的甲酰叶酸。维生素 C 能够促使胆固醇转为胆汁酸，从而降低血中胆固醇的含量；维生素 C 也能提高细胞内第二信使的含量，能抑制亚硝酸转化为具有致癌性的亚硝胺等。

（2）作用机制

维生素 C 参与氨基酸代谢、神经递质的合成以及胶原蛋白和组织细胞间质的合成过程。在维生素 C 作用下，甘氨酸和脯氨酸合成前胶原蛋白，而前胶原蛋白转化为胶原蛋白的过程中涉及一个羟基化反应，维生素 C 是脯氨酸、赖氨酸羟化过程中最重要的辅酶。当脯氨酸或赖氨酸被羟基化时，就会消耗一个维生素 C 分子。另外，铁也是人体合成胶原蛋白的辅助因子，维生素 C 可以将铁从氧化状态中还原，使铁可以被重复利用，制造更多的胶原蛋白。

维生素 C 在体内可以起到辅助增强身体免疫力的作用，增加对感染的抵抗力。维生素 C 可以刺激中性粒细胞迁移至感染部位，增强中性粒细胞的吞噬作用及活性氧的产生，有效杀灭微生物，同时可以增强巨噬细胞对战斗过的中性粒细胞的清除能力，促进其凋亡而非坏死，保护宿主免受过度损伤。

维生素 C 对基因突变的肿瘤细胞有抑制作用。研究发现，突变细胞会上调葡萄糖转运体 1（GLUT1）的表达，导致肿瘤细胞的葡萄糖摄取和糖酵解途径增强，这些突变的肿瘤细胞会吸收更多的脱氢抗坏血酸（DHA），而 DHA 和葡萄糖竞争通过 GLUT1 摄取并在细胞中还原为维生素 C，使活性氧增加，引起 DNA 损伤，并激活 PARP（DNA 修复必需的酶），PARP 激活又消耗烟酰胺腺嘌呤二核苷酸（NAD^+）。同时 DHA 的暴露还会抑制磷酸甘油醛脱氢酶（GAPDH），导致糖酵解途径障碍，使细胞出现能量危机，最终导致肿瘤细胞死亡。

3. 临床应用与不良反应

（1）临床应用

维生素 C 在临床常用于防治坏血病，也用于急慢性传染病、骨伤口愈合不良、各类贫血、高胆固醇血症以及动脉粥样硬化等的辅助治疗；对克山病患者在发生心源性休克时，可用大剂量维生素 C 治疗；此外，它还用于肝硬化、急性肝炎以及砷、汞、铅、苯等慢性中毒时的肝脏损伤治疗；维生素 C 也用于各种贫血、过敏性皮肤病、口疮等。

（2）不良反应

过量服用维生素 C（每日 1～4 g）可引起腹泻、皮疹、胃酸增多、胃酸反流等消化系统不良反应，有时可见泌尿系统结石、尿内草酸盐与尿酸盐排出增多、深静脉血栓形成以及血管内溶血或凝血等严重情况，还可能导致白细胞吞噬能力降低。每日用量超过 5 g 时，可导致溶血，严重情况下甚至可能致命。妊娠期妇女服用大量时，可能导致婴儿出生后维生素 C 缺乏症。大量长期服用维生素 C，不能立即停药，需要逐渐减量停药，否则会出现维生素 C 缺乏症症状。儿童长期服用大量偶可引起尿酸盐、半胱氨酸盐或草酸盐结石、腹泻、皮肤红而亮、头痛、尿频、恶心、呕吐、胃痉挛等不良反应。

4. 常用制剂及贮存要求

（1）维生素 C 片：25 mg、50 mg、100 mg、250 mg，遮光，密封保存。

（2）维生素 C 泡腾片：1 g、0.5 g，遮光，密封保存。

（3）维生素 C 泡腾颗粒：0.2 g，遮光，密封，在干燥处保存。

（4）维生素 C 注射液：1 mL∶0.25 g、2 mL∶0.1 g、2 mL∶0.25 g、2mL∶0.5 g、2 mL∶1 g、2.5 mL∶1 g、5 mL∶0.5 g、5 mL∶1 g、10 mL∶1 g、10 mL∶2 g、20 mL∶2 g、20 mL∶2.5 g，遮光，密闭保存。

（5）复方维生素 C 钠咀嚼片：维生素 C 250 g、维生素 C 钠 281 g 加辅料适量制成 1 000 片，遮光，密闭保存。

【练一练】

案例分析

案例介绍：患者林某某，男性，68 岁，因反复头晕、晕厥两年，加重一个月入院。一月来晕厥 4 次，均在坐卧起身数分钟内出现，1～2 分钟自行苏醒，并开始出现踩棉花感、行走不稳、手抖，以及双上肢"手套样"麻木感。入院当日患者晚饭后起身慢走，即感头昏，随即倒地，一分钟内醒来。

入院后治疗经过：查体显示，血压 122/68 mmHg，心房颤动，心率 76 次/分钟。轻度贫血貌，四肢肌力正常、伸舌居中，口齿清楚，双上肢无自主震颤。通过超声心动图、头颅磁共振成像等辅助检查，初步诊断为维生素 B_{12} 缺乏所致神经系统病变及体位性低血压。予以维生素 B_{12} 每日 1 mg 肌注，连续一周，出院后改为每周 1 mg 肌注，连续四周，然后换为每月 1 mg 长期肌注。

用药分析：根据临床表现，结合患者神经系统症状，考虑到是维生素 B_{12} 缺乏所致体位性低血压可能。患者出现的踩棉花感、行走不稳、手抖以及双上肢"手套样"麻木等神经系统症状，是脊髓亚急性联合变性疾病的典型表现，该疾病多是由维生素 B_{12} 缺乏引起的神经系统变性疾病。因此采用肌注补充维生素 B_{12} 能有更好吸收效果，后期应对患者血指标及维生素 B_{12} 水平进行监测。

思考与练习

1. 简述水溶性维生素分类及其代表药物及临床应用。

2. 简述维生素 C 类药物药理作用及不良反应。

3. 案例分析：患儿张某，女性，1 岁，常有一些非特异性症状，如激动、软弱、倦怠、食欲减退、体重减轻及面色苍白等，也可出现呕吐腹泻等消化紊乱症状。患儿主要表现烦躁、急躁不安、食欲减退、精神不振，可伴有低热。肢体可出现明显肿胀，常见于下肢。出血症状易发生在牙龈、黏膜、皮肤、眼结膜等处。骨膜下血肿多见于股骨下端、胫骨上端和肱骨，有时发生病理性骨骺分离。胸肋软骨处出现串珠，胸骨下陷。初步诊断为典型的坏血病。

请结合该患儿情况，给出合理用药及生活建议。